몸의 병을 고치려면
마음을 먼저 다스려라

장현갑 · 변광호 공저

학지사

서 문

필자는 1970년대에서 1980년대까지 10여 년간 동물을 대상으로 관찰한 결과, 어린 시절의 격리 성장 경험과 같은 스트레스 경험이 평생의 행동·신체상 각종 장애와 질병을 일으킨다는 사실을 밝힌 바 있다.

그 후 필자들은 건강심리학, 행동의학, 심신의학, 정신신경면역학 등의 최근 발달한 스트레스 관련 과학을 통해 스트레스가 암, 심장병, 당뇨병, 동맥경화, 궤양, 우울증, 두통, 편두통, 요통, 과민성 대장운동, 피부병 등 온갖 종류의 기질성 질병을 야기한다는 것을 알게 되었다. 책에 따라 추정치가 다소 차이는 있지만 오늘날 병원에 찾아오는 외래 환자의 80~90%가 병에 걸린 직·간접 원인으로 스트레스를 손꼽고 있다. 이는 스트레스가 만병의 근원이 된다는 속설을 뒷받침하는 사례다.

그러나 금년에 들어와 우리나라 의학계에 하나의 획기적인 계기가 마련되었다. 가톨릭대학교 의과대학 강남성모병원에 통합의학과를 신설하고, 스트레스 감소와 이완을 중심으로 하는 CMC 토털케어센터를 설립한 것이다. 이것은 우리나라에서 처음 있는 일이고 21세기 의학의 새로운 패러다임을 제시하는 역사적 사건이라 할 수 있다.

이 책은 바로 이 센터에서 스트레스 감소와 이완훈련을 하기 위한 기본 교재 역할을 할 것으로 기대하여 준비한 것이다.

이 책은 모두 3부로 구성되어 있다. 제1부 '마음, 몸 그리고 건강과의 관계' 편은 마음과 신체와의 관계를 다각도로 밝히고, 마음에 의해 신체에 병이 생기게 되는 것을 '마음과 면역', '적개심과 심장병', '암 발생의 심리적 요인' 과 같은 심신의학적 내용을 쉽게 설명하였다. 이 내용은 2001년 3월부터 2002년 5월까지 생태·환경전문 계간지 『녹색평론』에 「건강을 위해 마음을 어떻게 쓸 것인가」라는 제목으로 다섯 차례에 걸쳐 실었던 글들을 옮긴 것이다.

제2부 '사랑과 명상을 통한 치유' 편은 사랑이 지닌 치유의 힘을 중심으로 사랑이 건강을 증진한다는 최근 과학적 연구 결과를 소개하였다. 명상과 건강 관계는 최근 전 세계적으로 선풍을 일으키고 있으며, 특히 전통적 서양의학이 새로운 통합의학의 수단으로 주목하는 명상의 치유적 의미를 과학적 사실을 바탕으로 설명하였다.

제3부 '스트레스 감소와 이완기법' 편은 스트레스 감소나 이완을 위한 실천방법을 주요 내용으로 다루었다. 첫 부분에서는 스트레스의 본격적인 개념과 스트레스로 질병이 생기는 과정과 스트레스 관리법을 소개하였다. 이어 '최근 경험의 목록 검사' 를 통하여 스트레스에 대한 자신의 취약성을 평가하고 자신의 심리적·신체적 징후를 알아보기 위하여 징후에 따라 효율적으로 스트레스를 감소하는 훈련법을 선택할 수 있도록 하였다. 스트레스 감소 훈련법의 연습 내용으로는 심신의학 또는 건강심리학에서 가장 많이 활용하는 신체각성법, 호흡법, 점진적 이완법, 명상법, 심상법, 자율훈련법 등을 중심으로 비교적 소상하게 소개하여 실제로 활용할 수 있도록 하였다.

날이 갈수록 스트레스는 극심해지고 스트레스 관련 질환자는 늘어나고 있지만 스트레스를 체계적으로 관리해 줄 전문기관도, 전문서적도 거의 없는 실정이다. 이런 현실에서 이 책의 출간이 스트레스로 시달리고 있는 많은 사람들에게 조금이라도 도움이 된다면 더없이 기쁜 일이 아닐 수 없다.

스트레스 감소는 단순히 책을 읽고 이해하는 것만으로는 불완전하다. 이 책에 실려 있는 여러 가지 훈련기법들 가운데 자기의 증상에 가장 알맞은 기법을 선택하여 꾸준히 실천한다면 반드시 좋은 결과가 있을 것이다. 스트레스를 털어 내어 보다 건강하고 행복한, 이른바 웰빙이 이 책과 더불어 이루어지기를 바란다.

끝으로 이 책이 세상에 나오기까지 많은 분들의 도움을 받았음에 감사드리고 싶다. 지난 수년간 이 책의 내용을 바탕으로 함께 공부하고 실습에 참가했던 영남대 심리학과 학부생과 대학원생, 서울여자대학교 특수치료전문대학원생, 대구대학교 재활심리학과 대학원생 그리고 조선대학교 대체의학과 대학원생에게 먼저 감사드린다.

더욱이 심신의학, 행동의학, 건강심리학 분야의 발전에 많은 관심과 후원을 아끼지 않은 많은 동학 여러분께 감사드린다.

힘든 원고 작업과 교정 작업을 도와 오랫동안 수고하신 허동규, 배재홍, 추선희 선생과 학지사 김진환 사장님, 편집부 여러분께도 특별히 감사드린다.

2005년 3월
영남대 건강심리학 연구실에서
장현갑

차 례

제1부 | 마 | 음, 몸 그리고 건강과의 관계

제2부　사 랑과 명상을 통한 치유

제3부   **스** 트레스 감소와 이완기법: 실습

마음, 몸 그리고 건강과의 관계

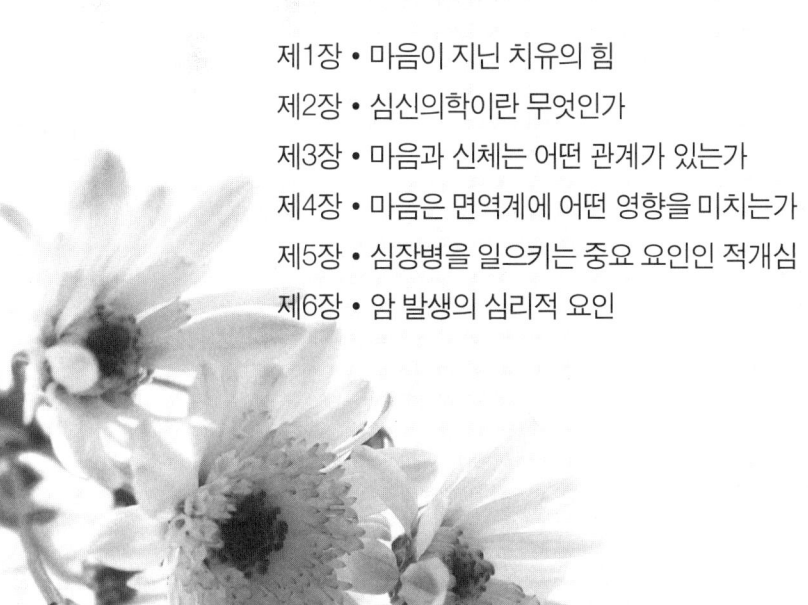

1

마음이 지닌 치유의 힘

"나의 생각이 달라지면 세상이 달라진다."
이는 금세기 인류가 발견한 가장 위대한 발견이다.
– 미국 심리학의 창시자 윌리엄 제임스

오래전 데이비드 린 감독의 '아라비아의 로렌스'라는 영화가 방영되어 장엄한 영상미를 보여 준 바 있다. 이 영화가 방영되고 있을 당시 세계 도처의 영화관에서 기이한 일이 일어났었다. 즉, 이 영화가 상영되고 있는 극장에서 에어컨이 잘 작동되고 있었고, 더구나 서늘한 계절이었는데도 영화 관람 도중에, 또는 관람이 끝나자마자 수많은 관객들이 구내매점으로 몰려들어와 청량음료를 사 마셨다고 한다.

이 영화의 내용은 아라비아 사막을 무대로 뜨거운 모래 벌판이 끝없이 이어지는 황량한 사막에서 주인공 로렌스 소령이 심한 갈증과 허기를 견디면서 인간 의지를 실현하는 인상적인 영화였다. 이 뜨거운 사막 장면과 주인공의 극한적인 갈증에 매료된 관객들은 실제로 땀 한 방울 흘리지도 않았고, 신체적으로 수분 결핍이 일어나지 않았음에도 불구하고 심한 목마름을 느껴 청량음료를 찾았던 것이다.

이처럼 생리학적으로 몸속에 수분 결핍이 일어나지 않아도 이 영화 속 주인공처럼 관객 스스로 뜨거운 모래언덕을 헤매면서 심한 갈증을 느끼는 듯한 목마름을 느끼게 되면, 실제로 갈증이 일어나는 것이다. 이처럼 우리의 몸은 마음과 연결이 끊어진 독립적인 존재가 아니라 우리가 갖는 생각이나 느낌과 연결되어 직접적인 영향을 미친다. 이런 이유로 우리가 갖는 심리적 스트레스나 긴장, 불안, 공포와 같은 부정적인 마음이 각종 신체의 질병 발생과 이런 질병의 진행과정이나 질병의 치료과정에 중요한 역할을 한다. 하버드 대학교 의과대학 내과교수인 허버트 벤슨(Herbert Benson)에 따르면 오늘날 병원을 찾는 모든 환자의 80% 정도가 스트레스나 기타 심리적 이유로 병이 발생한 환자라고 한다.

고도로 과학이 발달한 오늘날, 우리는 기적 같은 새로운 약물이나 획기적인 치료법이 개발되어 혈압을 낮추고, 심장병을 고치고, 암을 치료하며, 면역기능을 강화해서 각종 면역결핍 증세를 치료할 수 있기를 기대한다. 나아가 우리는 관절염, 당뇨병, 위궤양 등 각종 신체적인 질병을 고칠 수 있는 기적 같은 약물이 개발되길 기대하고 있다. 이와 동시에 우리는 환상적인 새 약물이 개발되어 기분을 좋게 하고, 우울감을 낮추어 주며, 불안감을 완화하고, 적개심을 누그러뜨리며, 불면증을 없앨 수 있기를 기대하고 있다. 그러면 과연 이러한 마법의 약물이나 치료법이 개발될 수 있을까?

저명한 심리학자이며 신경과학자인 스탠포드 대학교의 로버트 온스타인(Robert Ornstein)은 이러한 기적 같은 약물은 인위적으로 개발될 수 있는 것이 아니며, 돈을 주고 살 수 있는 것도 아니지만 이미 우리들의 뇌 속에 만들어져 보관되어 있다고 주장한다. 과학자들은 이처럼 마음이 지닌 치유의 힘을 '자연치유력'이라 부르기도 하고 '신념 요인'이라 부르기도 한다. 우리는 이 책을 통하여 현대의 심리학과 의학에 알려져 있는 대표적인 '심신건강요법', 즉 마음이 지닌 치유의 힘을 불러내는 여러 가지 방법들을 소개하고 활용해 볼 것이다.

이러한 심신건강 요법 가운데 앞서 언급한 하버드 대학교 의과대학의 허버트 벤슨이 고안한 '이완반응(Relaxation Response)'이란 간단한 명상법을 먼저 살펴보기로 하자(자세한 내용은 제2부 '사랑과 명상을 통한 치유'를 참조).

이완반응이란 명상을 꾸준히 실천하면 마음이 편안해지면서 동시에 신체적으로 혈압과 심장박동률, 호흡률이 낮아지며, 느린 뇌파(wave)가 나타난다. 또한, 신진대사율이 낮아지는 등의 변화가 수반되는 반응을 일컫는다. 이러한 신체적 변화가 일어나면 장기간 스트레스로 발생하였던 온갖 해로운 신체반응을 상쇄할 수 있으므로 현대인에게 흔히 발생하는 고혈압, 뇌졸중, 심장마비 등의 순환기 질환을 포함하여 온갖 종류의 스트레스 관련 질병을 예방할 수 있고 치유할 수도 있다.

벤슨의 이완반응법은 누구나 쉽게 행할 수 있는 간단한 명상법의 하나로서 '박티요가'라는 데서 연유하였다. 즉, 이완반응을 일으키기 위해서는 다음과 같은 네 가지 단계가 필요하다. 첫째, 새벽녘이나 저녁때 조용한 환경에서, 둘째 신체 근육을 충분하게 이완한 후, 셋째 10분 내지 20분 동안 어떤 특정한 낱말(예컨대, '옴')이나 간단한 기도문(예컨대, '나는 평화롭다.')과 같은 말이나 어구를 반복하여 읊조리면서 의식을 낱말이나 어구에 집중하고, 넷째 명상하는 동안 침범해 들어오는 온갖 잡다한 생각들을 억지로 물리치려고 하지 말고 자연스럽게 물러가게 하는 수동적 태도를 취한다. 이러한 4가지 기본 자세를 갖추어 매일 반복하여 하루 한두 차례(아침 · 저녁) 실천하면 스트레스를 낮출 수 있게 되고, 혈압을 내릴 수 있으며, 신체적 · 정신적 건강을 증진할 수 있다.

　이런 수련을 할 때, '이 수련이 효과가 있고 의미가 있는 것이라는 깊은 종교적 또는 철학적 신념'을 갖고 실천하게 되면 효과가 더욱 클 수 있다. 불교에서는 마음을 수련하는 공부를 흔히 마음 쉬는 공부라고 한다. 즉, 망상이나 번뇌를 쉬는 공부, 마음을 이완하는 공부다. 이런 뜻에서 보면 벤슨의 이완반응법은 곧 불교의 마음 쉬는 공부인 것이다. 벤슨은 박티요가를 배우고 난 후, 인도에 가서 달라이 라마를 만나고, 히말라야의 산중에서 명상을 수련하고 있는 수행자들을 대상으로 명상 중에 일어나는 심신의 변화를 직접 과학적으로 관찰하였다. 그는 이러한 결과를 묶어 『Beyond the relaxation response』라는 명저를 출판하고, 이 책을 통해서 명상이 현대인의 질병을 예방하고 치유하는 데 중요한 방법이 된다는 사실을 널리 알리게 되었다(벤슨의 이 책은 장현갑, 장주영, 김대곤에 의해 『과학명상법』이란 이름으로 번역되었다).

　벤슨은 이완반응을 행하면서 개인적으로 믿음을 갖고(기도하는 심정으로) 행한다면 심신에 미치는 효과가 더욱 증가한다고 강조한다. 이것은 종교적으로 일념을 모아 기도하면 마음의 건강이나 신체의 건강에 엄청난 효과를 얻게 된다는 일반적인 견해를 과학적으로 뒷받침해 주는 것이다. 벤슨은 이완반응훈련을 깊은 믿음을 갖고 수행하게 되면 다음과 같은 심신의 변화가 일어나 만성적인 질병이 치유된다는 사실을 열거하고 있다.

- 두통이 없어진다.
- 협심증에 의한 가슴 통증이 줄어들기 때문에 관상동맥 우회 수술의 필요성이 경감한다(협심증에 따른 가슴 통증이 나아질 수 있다는 긍정적인 믿음을 가지면 80% 정도까지 통증이 감소한다).
- 혈압이 낮아짐으로 고혈압을 통제할 수 있다.
- 정신적으로 돌파구가 꽉 막혀 있을 때 명상을 하면 창의적인 생각이 솟아난다.
- 불면증이 치료된다.
- 과다한 호흡증상을 예방할 수 있다.
- 좌골신경통을 완화할 수 있다.
- 암 치료를 촉진할 수 있다.
- 통증발작을 통제할 수 있다.
- 콜레스테롤 수준을 낮출 수 있다.
- 구토, 메스꺼움, 설사, 변비, 성급함, 남과 잘 어울리지 못하는 등의 각종 불안증후군을 경감시킬 수 있다.
- 전반적으로 스트레스 반응이 감소하고, 내면적 평화와 정서적 균형을 이루게 된다.

한편, 스탠포드 대학교의 심리학자 온스타인은 명상이나 이완반응과 같은 각종 심리학적 기법을 통칭하여 '심신건강처방(mind-body health prescription)' 이라 부르고, 이러한 심리학적 처방을 전통적인 의학적 처방과 동일하게 취급해야 한다고 주장하였다. 그는 이러한 심리학적 처방은 약물처방과 같은 의학치료법과 유사하게 다음과 같은 효과가 있다고 하였다. 즉, 심신건강처방은, 첫째 호르몬 분비나 신경전달물질과 같은 신체의 생화학적 물질 분비를 야기하여 신체적 기능을 강력하게 바꾸어 놓을 수 있다. 둘째, 다양한 종류의 질병을 예방하고 치료하는 데 유용하다. 셋째, 정기적으로 사용하면 더욱 효과적이다.

비록, 약물처방과 '심신건강처방' 간에는 유사점도 많지만 심신건강처방은 약물처방에 비해 다음과 같은 몇 가지 점에서 장점이 있다.

첫째, 심신건강처방은 약물처방보다 부작용이나 유해한 작용이 적고, 과다 수련에 따르는 위험성도 없다.

둘째, 심신건강처방은 약물처방에 비해 경제적으로 비용이 적게 든다.

셋째, 심신건강 처방은 새로운 기술을 학습하여야 하고 거듭되는 실천이 요구됨으로 약물처방보다 효과가 장기간 지속된다. 그러나 대부분의 약물처방은 투약을 멈추면 효과가 정지된다.

넷째, 대부분의 약물처방과는 달리 심신건강처방은 자신의 건강 상태를 지속적으로 유지하고 개선하는 데 효과적이다.

다섯째, 대부분의 약물처방은 병이 발생한 후, 병을 치료하는 데 적용되지만 심신건강처방은 질병의 치유는 물론 예방에도 효과적이다.

심신건강처방의 효과를 과학적으로 연구한 최근의 연구 결과를 소벨과 온스타인(Sobel & Ornstein, 1997)은 다음과 같이 기술하고 있다.

첫째, 신체 화학적 물질의 분비를 변화시킨다

- 심상법, 최면법, 이완법과 같은 심신건강처방을 실천하면 당뇨병 환자의 경우 혈당이 안정되며, 혈우병 환자의 경우에는 출혈을 멈추게 할 수 있다.
- 심신건강처방(예컨대, 명상)에 대한 긍정적인 기대(신념요인)를 가지면 콜레스테롤의 수준이 감소하고, 백혈구의 수가 증가하며, 위산의 감소, 면역기능의 증가, 신체의 통증을 제어하는 엔도르핀의 분비 수준이 증가한다.
- 몸에 마사지를 해 주거나 즐겁게 애무해 주는 신체적 접촉만으로도 스트레스 호르몬의 분비가 감소하며, 우울증 증세를 가볍게 해 주고, 수면을 잘 취할 수 있도록 해 준다.

둘째, 면역기능을 높인다

- 감기를 예방하는 침 속의 항체는 기분 좋은 생각을 가질 때 더욱 증가하게 된다.
- 심상법을 활용하면 항체가 증가하고, 병균과 싸우는 백혈구의 수가 증가하여 감염성 질환을 예방하고 치유할 수 있다.

셋째, 각종 질병을 예방한다

- 교회에 다니는 사람은 그렇지 않은 사람에 비해 심장마비에 걸릴 위험률과 혈압이 낮아진다.
- 낙천적인 성격의 사람은 건강하고, 질병에 잘 걸리지 않는다.
- 우울한 성격을 보이는 관상성 심장병 환자는 심장마비나 심장 통증이 더 자주 오며, 관상성 심장혈관의 우회수술을 더 자주 받게 된다. 그 밖에 심장병과 관련된 문제를 더 많이 보인다. 우울한 성격의 심장병 환자는 관상동맥이 손상되어 있거나, 콜

레스테롤 수준이 높거나, 흡연을 하는 경우보다도 심장마비가 올 확률이 더 높고 관상동맥이 손상될 위험률도 더 높아 가장 위험한 상태가 된다. 심장병 발병 후 살아남은 환자를 대상으로 한 연구 결과 우울증을 보이는 환자는 낙천적 환자에 비해 6개월 이내에 사망할 확률이 3배 이상 더 높다고 한다.

• 정기적으로 신체활동을 하지 않는 사람이 사망할 확률은 흡연, 고혈압, 콜레스테롤이 높은 환자가 사망할 확률과 유사하다.

• 적절한 사회적 지지를 받지 못하는 사람의 사망 확률은 운동 부족, 고혈압, 고지혈의 경우와 유사할 정도로 높다.

• 분노와 적개심을 감소하는 것이 심장병을 예방하고 심장병 발병에 의한 위험률을 감소시키는 데 유효하다.

넷째, 질병 치료를 촉진한다

• 적극적인 기대감과 믿음은 두통, 관절염, 건초열, 감기, 사마귀, 변비, 협심증, 불면증, 각종 통증 등을 완화한다.

• 자신의 건강에 보다 많은 관심을 가진 환자일수록 건강이 좋아진다. 예컨대, 정기적으로 주치의를 찾아가 건강을 상담하는 당뇨병 환자나 고혈압 환자는 혈당이나 혈압을 보다 잘 통제할 수 있다.

• 정기적으로 환자 교육에 참가하는 관절염 환자는 통증이 20% 정도 낮아지고, 병원을 찾는 횟수가 43% 정도 낮아진다.

• 만성통증 환자들 가운데 심신건강처방 강의에 10번만 참석하여도 향후 2년 동안 의사를 찾는 횟수가 36% 정도 줄어들며, 불안과 우울 증세도 줄어든다.

다섯째, 수술 후 회복을 촉진한다

- 정신적으로 준비가 갖추어진 환자는 수술 후 회복도 빠르고, 복합증상도 줄어들고, 고통도 경감하며, 퇴원도 빨리 한다.
- 종교적으로 믿음을 갖고 있는 심장절개수술 환자는 믿음을 갖지 않은 환자에 비해 생존율이 3배 이상 더 높다.

여섯째, 수명을 연장한다

- 점심이나 저녁식사를 시중들어 주고, 밤에 어떤 영화를 볼 것인지 등에 관해 상담을 받았던 노인들은, 시중을 들어 주지 않고 상담도 받지 못한 독거노인들에 비해 훨씬 행복하고, 기력이 강건해지고, 사망률도 반으로 줄어든다고 한다.
- 자기 자신의 건강을 '나쁘다' 고 믿고 있는 환자들은 '좋다' 고 믿고 있는 환자들에 비해 7년의 연구 기간 동안 사망률이 3배 이상이나 더 높았다.
- 절망적인 피부암을 가진 환자들 중 한 그룹에는 일반적으로 적용하는 외과수술법 외에 스트레스 관리법, 이완반응법 그리고 심리적 대처기술 등의 심리적 훈련을 시키고, 다른 그룹에는 외과수술만 실시하였다. 그 결과 6주 동안 심리적 교육을 받았던 집단은 그 후 6년 동안 사망률이 60%나 줄어들었다.

이 책에서는 다음과 같은 건강증진기술(health-promoting skills)을 주로 학습하게 될 것이다.

- 염세적이고 부정적인 생각에서 낙천적이고 희망적인 생각으로 바꾸는 각종 심리훈련을 학습할 것이다.
- 마음을 한 곳에 집중하고, 신체를 이완하여 스트레스에 효과적

으로 대처하는 명상법과 각종 이완법을 학습함으로 집중력을 높이고, 건강을 증진하는 방법을 학습하게 될 것이다.

- 면역기능을 강화하여 질병에 잘 대응하는 심리적 기술을 학습할 것이다.
- 타인과 만족스러운 인간관계를 유지할 수 있는 사회적 지지와 대화기술을 학습할 것이다.
- 이완을 즐기고 감각적인 즐거움을 극대화하여 삶을 진지하고 재미있도록 하는 건강심리학적 방법을 학습할 것이다.

건강하게 살아가는 것과 건강하지 못하게 살아가는 것과의 차이는 우리가 우리의 마음을 어떻게 사용하고, 어떻게 통제하는가 여부에 달려 있다. 당신의 생각, 기분, 태도, 행동이 건강과 삶의 활력에 결정적인 역할을 한다. 마음이 연약해지면 우리 주변에 산재해 있는 바이러스나 박테리아와 같은 나쁜 미생물이나, 암을 일으키는 독성물질이 우리 몸 속으로 침입하여 질병에 걸리게 하고, 결국 죽음에 이르게 한다. 이제 우리는 질병을 예방하고 건강을 증진할 수 있도록 건강한 마음을 갖는 지혜를 공부하는 모임에 참여하기로 하자.

2

심신의학이란 무엇인가

미국 매사추세츠 대학교 의료원의 스트레스관리센터에서는 심장병, 암, 당뇨, 만성요통, 장염과 같은 온갖 종류의 신체질병을 가진 환자들이 눈을 감고 조용히 앉아 아랫배로 호흡하며 호흡이 들어가고 나가고 할 때 느껴지는 감각과 움직임에 초점을 두고 이를 살펴보는 마음챙김 명상(mindfulness meditation)을 하고 있다. 이런 명상을 매일 규칙적으로 실천하는 대부분의 환자들은 고통이 줄어들 뿐 아니라 심지어는 많은 의학적 증후들을 치유할 수 있다. 1980년부터 지금까지 이 스트레스관리센터를 거쳐 나간 환자 수는 2만 명에 육박하고 있다 하는데, 이 치료법은 고대 불교의 위파사나 명상법(觀法 또는 四念處)을 현대의학에 도입한 것이다.

그리고 오하이오 주립 대학교 의과대학에서는 학기말 시험기간 동안 시험 스트레스를 받고 있는 학생들에게 이완반응이란 명상법을 가르친다. 이완반응을 학습한 학생들은 바이러스에 대한 저항력이 높아져 감기에 잘 걸리지 않았지만, 이완반응을 학습하지 않은 학생들은 저항력이 낮아 감기나 몸살 등에 잘 걸렸다. 이 연구 또한 이완반응과 같은 단순한 명상법 실천이 면역기능을 향상하여 건강을 지켜 준다는 새로운 사실을 밝혀 주고 있다.

또, 클리블랜드 시에 있는 한 병원에서는 암으로 만성통증을 보이는 아동들에게 자기 자신이 이완되어 있고, 행복한 장면 속에 있다고 마음속으로 상상하게 하여 고통에서 벗어날 수 있도록 가르친다. 이것 역시 심상법이란 심리적 기법이 암의 통증을 제어하고 암의 진행을 늦추게 한다는 흥미로운 사실을 밝혀 준다.

앞의 사례들은 질병치료에 있어서 심리적 기능의 중요성을 인식하게 하는 첨단적인 예들이다. 명상, 이완반응, 심상법 등을 포함하는 다양한 '심신의학적 접근법(Mind-Body Medicine)'이 지난 수십 년 사이에 서양의학에서도 널리 사용되고 있으며, 새천년의 시작과 더불어 더욱 주목받는 통합의학의 방법으로 환영받고 있다. 오늘날 심신의학은 다음 두 가지 측면에서 새로운 변화를 보여 주고 있다.

첫째, 심신의학적 접근법이 보다 널리 확산되어 세계적으로 이름 난 최첨단 의학연구소의 연구자들도 많은 관심을 갖게 되었다는 것이다.

둘째, 심신의학적 접근법은 심한 질병을 가진 환자들이 그들의 질병을 관리해 나가는 데뿐만 아니라 질병의 대처와 치유 과정에 실제적인 도움을 줄 수 있다는 것이다.

지금까지 행해진 심신의학적 연구들 가운데 가장 인상적인 연구는 스탠포드 대학교 의과대학의 정신의학자 스피겔(David Spiegel)의 연구다. 스피겔은 처음에는 마음이 신체건강에 별다른 영향을 미치지 않을 것으로 예상하였다. 그는 1970년대 중반, 유방암이 심하게 진행되어 암이 몸 전체에 전이한 절망적인 상황에 처해 있는 환자를 대상으로, 한 집단에는 사회적 지지를 해 주고 다른 집단에는 특별한 지지를 해 주지 않았다. 즉, 지지집단의 환자들에게는 일상적인 삶의 고통에 대해 서로 이야기를 나눌 수 있게 했지만 통제집단에게는 대화의 기회를 주지 않았다. 이렇게 서로 대화를 하도록 했던 집단은 대화를 나누지 못했던 집단에 비해 암에서 파생하는 정서적 고통이 줄어들고 삶의 질이 개선되었다. 그런데 더욱 놀라운 일은 그 후 10여 년 후 스피겔 박사는 사회적 지지를 해 주었던 환자들이 얼마나 더 오래 살았는가를 알아보기 위한 조사에서 일어났다. 사실 스피겔의 처음 연구 목적은 1980년대 중반 통속적 의학에서 크게 유행하였던 생각, 즉 정신적 또는 정서적 요인이 암의 진행과정에 영향을 미칠 수 있다고 주장하는 견해를 실험적 근거를 들어 부정하려고 하였던 것이었다. 그런데 밝혀진 사실은 스피겔의 기대와는 정반대로 사회적 지지를 받았던 여성들은 그렇지 못한 여성들에 비해 두 배 이상 더 오래 살았다는 것이다. 지지집단의 여성들은 평균적으로 18개월을 더 오래 살았다. 스피겔은 이 결과를 1989년 세계적으로 유명한 『Lancet』라는 의학 학술지에 발표하였고, 이 결과는 의학계에 엄청난 충격을 주었다. 이것은 많은 연구자들로 하여금 이 연구 결과를 보다 자세하게 알아보게 하는 후속 연구를 자극하는 계기가 되었다. 현재 이 연구 결과를 재확인하기 위해 5~6개의 연구팀이 연구를 진행하고 있으며, 그 사이에 발표된 중간 결과들도 스피겔의 처음 발견을 지지하고 있다.

한편, 마음과 신체가 서로 연결되어 있다는 과학적 근거를 밝히기 위한 또 다른 시도로 정서가 신체건강에 어떤 영향을 미칠 수 있는가를 알아보는 과학적 연구들이 등장하였다. 이러한 실험적 연구 결과와 임상연구 결과를 종합해 보면 서양철학이나 서양 의학에서 오랫동안 당연한 것으로 여겨 왔던 생각, 즉 마음과 신체는 서로 분리되어 있다는 이원론적 생각이 잘못된 견해라는 것이다. 이러한 연구 결과는 의학 연구에 새로운 통합적 사고를 불러일으켰으며, 바로 우리의 마음이 신체건강에 중요한 역할을 한다는 심신의학(Mind-Body Medicine)이란 새로운 의학을 탄생시켰다.

환자들에게는 이러한 새로운 통합적 사고가 매우 실질적인 의미를 갖게 된다. 왜냐하면 사람들이 자신의 고민, 적개심, 습관적인 나쁜 반응, 염세성, 우울과 같은 정서적·정신적 상태에 대해 주의를 기울여 이를 적절하게 통제하면 고통이나 질병의 상태에서 회복되어 건강한 신체를 유지할 수 있기 때문이다. 요컨대, 심신의학의 기본 신조는 인간이란 마음과 신체로 나누어지지 않는 하나의 통합체인 전인적인 존재로 간주해야 한다는 것이다. 즉, 정서적 고통에 관심을 갖고, 이를 효과적으로 다루는 것을 표준적 의료진료체계 안에 포함시켜야 한다는 것이다. 또 하나의 신조는 환자들이 자신의 건강문제에 능동적으로 참여해야 한다는 것과 나아가 자신의 심리상태를 적절하게 관리하면 질병을 예방하고 질병의 기간을 단축할 수 있다는 것이다.

물론, 어느 누구도 행복한 생각을 한다고 해서 자신의 질병이 치유될 것이라고 믿는 사람은 없을 것이다. 이런 단순한 생각은 유전자에 실려 오는 생물학적 기능의 다양성이나 선천적으로 부여받은 기능성을 완전 무시하는 위험한 생각이다. 더욱 나쁜 것은 자신이 어떤 질병에 걸린 것에 대해 스스로 죄의식을 갖는 것인데, 이런 생각은 심신의학의 견해와는 사뭇 다른 생각이다.

그런데도 마음의 상태가 신체건강에 영향을 미칠 수 있다는 증거들은 계속해서 늘어나고 있다. 물론 그 효과가 페니실린 주사 효과만큼 극적인 것은 아니라 하더라도 그 효과는 과학적으로 입증될 수 있는 의미 있는 것이다. 예컨대, 심신의학적 접근을 시도하면 의학적인 징후의 정도나 빈도가 확실하게 경감된다. 즉, 만성두통의 빈도가 줄어들고, 약물치료에 따르는 구토증이 약화되고, 수술에서 회복되는 속도도 빨라지며, 관절염 환자의 경우 통증이 경감한다. 더구나 이 심신의학적 접근법을 적용하면 질병에 대한 신체의 저항력을 강화할 수도 있다.

심신의학의 시작

현대 심신의학의 과학적 기초를 정립한 연구는 처음에는 별다른 주목을 끌지 못한 우연한 발견에서 연유하였다. 이 발견은 1974년 로체스터 의과대학의 심리학자 로버트 아더(Robert Ader)에 의해 이루어진 것이다. 어느 날 아더는 흰쥐의 면역계가 조건반응학습이 가능하다는 결과를 발견하였는데, 이것은 면역계에서는 학습이 일어날 수 없다고 믿었던 당시의 과학적 견해를 뒤엎어 버리는 놀라운 발견이었다. 그때까지는 학습이란 뇌와 같은 중추신경계에서만 일어날 수 있을 뿐 신체의 질병과 싸우는 면역계에서는 결코 일어날 수 없는 것이라고 생각하였다.

아더는 쥐에게 사카린 용액의 물을 마시게 한 후 잇달아 구토를 야기하는 시클로포스파미드(cyclophosphamide)란 약물을 주사하였다. 이렇게 사카린 용액과 구토제를 단 한 번만 결합시켜 주어도 사카린 용액을 마시는 것을 회피하는 조건반응이 일어났다. 그런데 이 실험에서 한 가지 심각한 문제가 발생하였다. 즉, 건강한 쥐들이 구토제를 맞은 후부터 병들어 죽었는데, 그 이유가 구토제로 사용했던 시클로포스파미드란 약물이 면역계의 기능을 억압하였기 때문이다. 특히, 이 약물은 신체를 순환하면서 바이러스나 세균들과 싸우고 있는 면역세포인 T-세포를 감소시켰다. 그 후 아더는 이 쥐에게 면역억제제를 주사해 주지 않고 사카린 용액만 주사해 주어도 쥐의 혈류 속에 T-세포의 수가 감소한다는 것을 알게 되었다. 이것은 사카린 맛이라는 조건자극이 T-세포의 감소라는 조건반응을 일으킨 것을 의미한다. 왜냐하면 그 다음 시행부터 쥐는 사카린 물만 주어도 마치 구토제를 주사받았을 때처럼 면역계의 감소반응을 일으켜 질병에 취약하게 되었고, 끝내는 병들어 죽게 된 것이다.

면역세포는 모든 체세포 하나하나와 접촉하면서 온몸을 순찰한다. 순찰 중인 면역세포가 접촉한 세포를 자신의 몸속에 있는 친숙한 세포로 인식하는 경우에는 그 세포에 머물지 않고 금방 떠나지만, 잘 인식되지 않는 낯선 세포, 즉 종양세포나 바이러스에 감염된 세포인 경우에는 그 세포에 머물면서 낯선 세포에 맞서 싸우게 된다. 이것이 오늘날 뇌와 면역계의 기능을 과학적으로 이해하는 가장 기본적인 지식이다.

아더의 실험이 있기 전에는 해부학자, 생리학자, 생물학자들은 뇌와 면역계는 서로 관련이 없는 별개의 계통으로 보았기 때문에 이 두 계통 사이에 상호 영향을 줄 수 있을 것으로 기대하지 않았다. 당시의 과학자들은 미각을 담당하는 뇌중추와 T-세포를 생성하는 골수 간에는 어떤 연결통로도 없을 것으로 생각하였으므로 아더도 자신이 발견한 것을 처음에는 믿지 못하였다. 그 후 아더는 뇌

중추와 면역중추 간의 연결 가능성을 보다 구체적으로 검증하기 위해 같은 대학의 면역학자 니콜라스 코헨(Nicholas Cohen)과 공동연구를 실시하였다. 이들은 일련의 정교한 실험을 통해 마치 개에게 소리를 들려 준 후 먹이를 주면 나중엔 소리만 들려주고 먹이는 주지 않아도 침을 흘리는 조건반사가 일어난다고 하는 파블로프 식의 고전적 조건반사의 결과와 유사한 조건반사현상이 면역계에도 일어난다는 것을 증명하게 되었다.

아더의 실험결과가 계속 성공적으로 되풀이되었을 때, 그는 이 지속적인 결과로 면역계와 중추신경계 간에 어떤 연결통로가 있다는 것을 확신하게 되었다. 그 후 많은 연구가 진행되면서 이 두 체계 간에는 다양한 생리학적 연결로가 존재할 수 있다는 사실이 드러났다.

이러한 발견들은 심리신경면역학(Psychoneuroimmunology: PNI)이라는 새로운 과학이 탄생하는 계기가 되었다. 여기서 말하는 'Psycho'란 마음 또는 정신이란 뜻이고, 'Neuro'는 신경내분비계(신경계통과 호르몬계통)를 말하며, 'Immunology'란 면역학을 말한다.

아직 어느 누구도 이러한 세 분야 간의 연결이 구체적으로 어떻게 작용하는지 정확하게 알지는 못한다. 그러나 최근에 이러한 관계를 시사하는 몇몇 과학적 발견이 등장하였다. 심리신경면역학에 대한 관심이 높아지면서 많은 종류의 생리학적 기제들의 해부학적·심리학적 기능에 관한 새로운 연구와 관심을 불러일으키게 되었다(보다 최신의 정보와 전문적인 내용에 대해서는 변광호와 장현갑의 『스트레스와 심신의학』을 참고하라).

이런 기제들 가운데는 이미 수십 년 전부터 알려져 온 마음이나

정서가 신체건강에 영향을 미친다고 주장해 왔던 기제들이 관심의
초점이 되었다. 즉, 뇌세포들 간에 의사소통을 하거나 신체의 다른
부위들과 의사소통을 할 때 사용하는 각종 호르몬이나 신경전달물
질의 작용과 기제에 관해 보다 많은 것을 알게 됨으로써 스트레스
반응을 보다 잘 이해할 수 있게 되었다. 과학자들은 스트레스를 받
을 때라든지 정서적으로 불쾌할 때 일어나는 생리학적 변화들, 예
컨대 심장병의 위험률이 증가하고, 당뇨병의 조절이 어려워지고,
어떤 여성들의 경우 임신이 어려워지는 것과 같은 것들이 스트레스
나 불쾌한 정서와 관련 있다고 믿게 되었다.

　오늘날에는 정신상태가 신체건강에 영향을 미치는 통로에 관해
많은 연구들이 진행되고 있다. 물론, 이 통로와 관련된 미세한 생물
학적 기제들을 통합하여 완벽하게 이해하는 데는 다소 시간이 걸리
겠지만, 현재로서는 다음과 같은 세 가지 입장에서 주로 연구되고
있다.

마음이 신체에 미치는 세 가지 증거

　마음이 신체에 미치는 영향에 관한 과학적 증거들은 다음과 같은
세 가지 계열에 따라 주로 연구되고 있다.

　첫째, 생리학적 연구영역에서 나온 것으로 뇌와 신체 간의 생리
　　　학적·생화학적 연결통로를 주로 알아보는 생리학적 연구
　둘째, 역학적 연구영역으로, 많은 수의 사람을 표집대상으로 하
　　　여 심리학적 특성 요인과 특정 신체질병 발생 간에 어떤 상

관관계가 있는가를 알아보는 역학적 연구

셋째, 임상적 연구 분야로, 어떤 특정한 질병의 예방 또는 치료를 위한 특정 심신의학적 접근법의 임상적 효과 연구

만약, 이 세 영역 가운데 어느 특정 영역에서만 기대되는 연구 결과가 나왔다면 해결되지 않는 의문이 계속 제기될 수 있다. 그러나 이 세 영역 모두 동시에 합치된 결과가 나올 경우에는 비록 개입한 심신의학적 접근방식이 상이하다 하더라도 설득력 있는 결과를 이끌어 낼 수 있을 것이다.

심신의학에서 생리학적 연구는 하버드 대학교 의과대학 월트 B. 캐논(Walter B. Cannon)이 제1차 세계대전 당시 스트레스를 만나면 '투쟁 혹은 도피반응'을 보인다고 하는 사실을 발표한 시점부터다. 그러나 현대적 의미의 심신의학은 한스 셀예(Hans Selye)라는 스트레스 연구자가 심리적 스트레스의 생리학적 영향을 연구한 1940년대부터라고 할 수 있다. 이 연구는 심리신경면역학과에 관련하는 미세한 신경과학적 연구에서 분노와 같은 부정적 정서가 심장마비의 발작과 같은 위험한 질병도 일으킬 수 있다는 연구에 이르기까지 다양한 연구를 자극하였다.

생리학자들의 주된 의문은 심리학적 변인에 의해 일어나는 생리학적 변화가 실질적으로 건강에 영향을 미칠 수 있을까 하는 것이다. 예컨대, 스트레스나 우울과 같은 정서가 면역체계의 효율성을 일시적으로 저하시킨다 하더라도 실제로 질병에 걸릴 만큼 면역 기능을 낮출 수 있을까 하는 것이다. 한편, 생리학적 연구들은 주로 동물을 피험 대상으로 하였기 때문에 과연 동물에서 일어난 변화가 인간에게도 그대로 적용될 수 있을지에 대한 의문이 제기되었다.

심신의학 분야에서 이루어진 역학적 연구는 다수의 주민을 표집 대상으로 하여 심리·사회적 요인과 특정 질병 간에 어떤 관련성이 있는가를 알아보는 것이다. 1960년대 초반 미 해군을 대상으로 한 연구가 이 분야의 효시다. 이 연구에서는 이혼, 이사, 실직 등과 같은 삶의 극심한 변화를 겪었던 사람들은 이런 변화를 겪은 후 몇 달 이내에 심각한 질병에 걸릴 확률이 높다는 사실을 보여 주었다. 최근의 여러 연구들에 의하면 사회적 연계가 적은 사람들은 가족, 친구 그 밖의 다른 사회적 연계가 많은 사람에 비해 질병에 더 잘 걸리고 사망률이 더 높다는 사실도 보여 주고 있다. 이와 같은 연구들에서 나온 두드러진 발견들이 임상연구의 새 지평을 열게 되는 계기가 되었다.

임상연구 분야에서는 오늘날 많은 관심을 끄는 새로운 분야의 증거들을 제공한다. 앞서 본 것처럼 유방암을 가지고 있는 여성들에게 사회적 지지를 해 준 스피겔 박사의 연구는 이 분야의 연구와 치료에 새로운 패러다임을 제시해 주는 본보기가 되었다.

이 연구의 한 가지 단점은 비록 이런 연구가 유망하다고 해도 이 연구의 결과가 독립적인 다른 연구들에 의해 반복 지지를 받을 수 있을 때까지는 잠정적인 결과로 간주되어야 한다는 점이다. 또 반복적으로 지지받는 경우라 하더라도 보다 세심한 실험설계를 갖추지 않으면 어떻게 이러한 사회적 지지라는 개입방법이 그러한 양호한 결과를 초래하는지에 대한 인과관계를 명쾌하게 설명해 줄 수 없다. 예컨대, 환자들에게 사회적 지지를 준 것은 주치의가 환자를 위해 마땅히 해야 할 책무를 한 것이므로 당연히 효과가 날 수도 있고, 정서적 지지집단에서 보여 주는 긍정적인 정서적 변화 때문에 면역기능이 높아질 수도 있으며, 또 이 두 가지 요인이 동시에 작용하였기 때문일 수도 있다.

사회적 지지와 이완훈련 그리고 다이어트나 운동의 실천과 같은 개입방법들을 동시에 결합하여 실시하였을 경우에는 문제가 더욱 복잡하게 된다. 그런데 이러한 복합적 생활습관의 변화 프로그램의 적용이 이 분야 연구에서 가장 인상적인 임상연구의 하나로 등장하였다. 캘리포니아 대학교의 샌프란시스코 의과대학 예방의학 연구소 소장이며, 내과 교수인 딘 오니시(Dean Ornish)는 심한 관상성 심장병을 보여 주고 있는 환자를 대상으로 이런 종류의 연구를 하였다. 오니시는 관상성 심장병 환자들을 두 집단으로 배치한 후, 통상적인 약물치료만 해 주는 집단과 저지방 음식을 하루에 섭취하는 열량의 10% 미만이 되도록 처방하면서 동시에 명상과 요가 같은 생활습관의 변화를 시도하게 한 집단 간에 어떤 차이가 있는가를 알아보았다. 결과에 의하면 1년간 이러한 생활습관의 변화를 경험한 환자들은 심한 관상동맥경화가 반전되었다는 것이다. 오니시는 이 프로그램을 몇 년 동안 실천한 환자들이 반전의 정도가 더 많이 이루어졌다는 후속 연구의 새로운 사실도 보였다.

그러나 오니시의 환자들에게서 나타난 성공적 치유효과가 이 프로그램의 복합적인 내용 가운데 과연 어느 특정 요소에 의해 일어났는지 그 여부가 확실하지 않다. 환자들은 매주 한 번씩 집단으로 모여 정서적인 문제점에 관해 서로 이야기를 나누면서 서로 서로 지지해 주었다. 또한, 스트레스가 적으면서 보다 풍족한 삶을 지향하는 생활습관으로 바꾸었고, 매일 규칙적으로 요가와 명상을 실천하였다(오니시 프로그램의 자세한 내용은 장현갑과 장주영이 번역한 『요가와 명상건강법』을 참고하라).

지금 미국의 권위 있는 의학연구소에서는 심신접근법의 효과를 과학적으로 측정하고, 이런 효과의 생리학적 바탕을 이해하기 위한 새로운 임상연구들이 많이 이루어지고 있다. 이런 임상연구의 대표적인 예를 살펴보면 다음과 같다.

첫째, 하버드 대학교 의과대학의 허버트 벤슨은 신체를 이완하도록 하는 이완반응이라는 명상법의 실천이 고혈압에서 편두통 또는 장의 과민반응 증후에 이르기까지 다양한 질병의 개선에 도움을 줄 수 있다는 임상연구를 행하고 있다.

둘째, 듀크 대학교의 레드포드 윌리암스(Redford Williams)는 관상성 심장병을 가진 환자들을 대상으로 적개심과 분노감을 통제하도록 도와주는 집단 프로그램을 실시하였다. 연구자들은 이러한 적개심 통제훈련이 심장병 치유에 직접적으로 도움을 주는지에 대한 여부를 알아보기 위해 연구하고 있으며, 지금까지 나온 결과는 적개심이 심장병의 발작과 악화에 중요한 영향을 미친다는 것이다.

셋째, 캘리포니아 대학교의 로스앤젤레스 대학에서는 앞서 살펴본 데이비드 스피겔의 흥미 있는 발견을 재확인하기 위한 연구가 진행 중이다. 즉, 이 연구에서는 암환자에게 정서적 지지를 해 주면 면역체계의 중요 요소들이 강화되는데, 이런 면역기능의 변화가 생존 기간의 연장과 같은 임상 결과와 어떤 상관이 있는지에 대해 추적 연구하고 있다.

넷째, 마이애미 대학교에서는 AIDS 환자를 대상으로 복합적인 스트레스 관리 프로그램을 적용한다. 즉, AIDS를 가진 남녀 환자들을 매주 월요일과 목요일 저녁에 집단으로 모이게 한 후 그동안 겪었던 스트레스에 대해 서로 이야기를 나누도록 하거나, 이완방법을 훈련시키거나, 어떻게 하면 AIDS 상황을 보다 잘 이겨 낼 수 있는지에 대한 교육을 실시하였다. 그 결과, 스트레스 관리 훈련을 받은 집단은 정서적 탄력성이 증가하고, 면역체계에 긍정적인 영향이 일어나며, AIDS 증후의 출현 시기가 늦어졌다.

심신의학이 완벽한 과학으로 자리매김하는 데는 다소의 시간이 필요하며, 아직도 해결하지 못한 어려운 문제들이 있다. 지금은 잘 설계된 많은 연구 결과들이 쏟아져 나오고 있기 때문에 머지않은 장래에 과학적으로 보다 흥미진진한 발견들이 많이 등장할 것으로 기대된다.

심신의학은 전통의학을 보충하는 대체의학의 한 형태를 넘어 표준적인 전통의학의 의학처치방법과 양립될 수 있을 정도의 독자성을 갖추고 있는 강력한 의학의 한 방법이다. 즉, 통합의학(Intergrated medicine)의 주된 내용이 되고 있다.

인간 중심 의학의 등장

지난 몇십 년 동안 의학이 고도의 기술과학에 의존하면서 의사들은 너무나 좁은 영역에만 치우쳐 전문화의 길을 걸었으며, 경제적 이유 때문에 개별적으로 환자를 돌봐 주는 시간이 점점 짧아졌다. 의사들은 환자들에게 검사를 요구하거나 처치할 때 환자와 충분한 대화를 나누지 못하고 환자의 개인적인 이야기를 잘 들어 줄 수 없다. 비록, 소수의 의사들과 간호사들이 환자에게 세심한 배려를 해 주는 경우도 있지만 대부분의 의사들은 시간이 없을 뿐만 아니라 환자의 불안이나 정서를 다루어 환자들에게 도움을 줄 수 있는 방법론적 훈련을 받지 못하였다. 의사들은 환자의 정서상태가 신체건강과 밀접하게 관련되고, 병의 치료나 회복과정에 많은 영향을 미칠 것이라고 생각하고 있지만 환자의 정서를 잘 다룰 수 있는 기술적 훈련은 받지 못하였기 때문에 이 문제를 간과할 수밖에 없다.

오늘날 미국의 의과대학이나 우리나라의 몇몇 의과대학과 의학 관련 특수단체에서는 의사와 환자의 인간관계를 개선하기 위한 프로그램 개발과 훈련에 박차를 가하고 있다. 이러한 노력은 많은 환자들이 자신의 주치의가 자신의 요구에 대해 무관심하다는 불만스런 여론에 자극받았기 때문이라 한다. 비록, 미국의 경우지만 여론조사에 의하면 환자들은 의사들이 환자를 돌보는 태도에 대해 불만을 갖고 있기 때문에 전통적인 의사를 기피하고, 대신 척추교정요법사(chiropractic), 침술사 또는 동종요법사(homeopathy)와 같은 대체의학 쪽의 의료전문가에 대한 관심이 증가하고 있다고 한다. 우리나라의 경우에도 한의사, 침구사, 요가사, 지압사, 심리치료가 등에 환자가 몰리는 것도 이들이 환자들의 심리적 욕구를 만족시켜 주는 것과 무관하지 않을 것 같다.

한편, 의사와 환자 간의 좋은 의사소통이 신체건강의 증진에 직접적으로 유익한 효과를 나타낸다는 증거들도 늘어나고 있다. 의사와 환자 간의 따뜻한 인간관계가 치료의 중요 부분을 이룬다는 사실은 옛날부터 인정해 왔기 때문에 많은 의사들이 이러한 전통적 가치 지향으로 되돌아가는 것에 대해 환영한다. 그러나 효율적이며 배려 깊은 대화술을 개발하는 것은 심신의학의 한 부분적 영역에 불과하다. 심신의학에서는 대화술 외에도 이완훈련, 명상, 요가, 최

면, 바이오피드백과 같은 환자 스스로 할 수 있는 자조적 치료방법
들을 강조한다. 대부분의 의사들은 이런 방법에 익숙해 있지 않기
때문에 이런 방법의 효율성에 대해 의심하기도 한다. 일반적으로
전통적인 의과대학의 교육에서는 심신의학적 접근법들에 관해 별
다른 관심을 기울이지 못하고 있는 것이 현실이다.

의학 관련 연구문헌들을 성실하게 읽는 의사들조차도 심신의학
의 발달에 관한 정보에 익숙하지 못하다. 심신의학 분야의 많은 연
구들은 정신의학잡지나 심리학잡지에 발표되며, 극소수의 연구 논
문들만이 독자를 가지고 있는 『Lancet』나 『New England Journal
of Medicine』과 같은 의학잡지에 게재되고 있다. 최근 이러한 잡지
들에 발표된 중요한 몇 가지 논문 때문에 심신의학이 보다 광범위
하게 주목을 끌 수 있게 되었고, 심신의학의 연구 수준도 높아지고
있다. 특히, 최근 몇 년 사이에 심신의학 분야의 연구 수준이 괄목
할 만큼 향상하였으며, 중요 의학잡지에 발표되는 논문 수도 증가
하고 있다.

아직도 많은 의사들은 몇 가지 근본적 이유 때문에 심신의학 접
근법 채택을 주저하고 있지만, 심신의학이란 새 분야에서는 보편적
으로 이해되고 통용할 수 있는 통일성을 갖춘 이론을 찾으려고 노
력하고 있다. 심리신경면역학, 즉 PNI가 그중 가장 발전된 분야지
만 과학적인 견지에서 보면 아직도 불완전한 점이 많다. PNI연구들
에서 채택하는 연구 가설은 스트레스와 같은 심리적 고통이 면역기
능을 억압하여 질병의 위험성을 높일 수 있다는 것이다. 따라서 이
완이나 스트레스 관리 또는 그 밖의 심신의학적 접근법을 학습한
사람은 스트레스의 효과를 완화하여 질병에 대한 면역기능을 증가
하며, 질병에 대한 저항성을 높인다. 그러나 이 가설을 지지하는 증

거들이 계속 늘어나고는 있지만 확실하게 기반을 갖추려면 좀 더
시간이 필요할 것 같다.

몇 가지 분명한 이점

비록 심리신경면역학 연구가 심신접근법의 임상 적용을 위한 과
학적 근거를 확보하기 위한 것이지만 아직 이를 광범위하게 사용한
다는 것은 시기상조다. 그러나 심신접근법을 사용해도 좋다는 것을
뒷받침해 줄 수 있는 강력한 증거들이 속출하고 있다. 따라서 의사,
심리학자 그리고 기타 건강 관계 전문가들은 다음과 같은 몇 가지
이유로 현재 사용하고 있는 것보다 더 많이, 더 자주 사용해도 좋다
고 믿고 있다.

첫째, 마음과 신체를 연결하는 통로들이 면역체계와 어떻게 관련
되는지에 대해서는 아직 잘 모르지만 심리학적 스트레스가
내분비계나 순환기계에 영향을 미쳐 많은 질병을 일으킬
수 있고, 악화시킬 수 있다는 근거가 있다. 따라서 심신접
근법은 내분비계와 순환계 관련 질병인 편두통에서 당뇨병
에 이르기까지 많은 질병 관리에 유용하게 적용할 수 있다.
둘째, 마음이 질병 자체의 진행과정에는 별다른 영향을 미치지
않을지라도 사람들이 질병의 징후에 대해 경험하는 정도
에 있어서는 여러 가지 형태로 영향을 미칠 수 있다. 예컨
대, 여기에 두 사람의 만성통증 환자가 있다고 하자. 비록
두 사람이 신체적 증상에 있어서는 똑같은 문제를 가지고

있다 하더라도, 심리적인 이유 때문에 어떤 한 사람은 잘 견디는 반면 다른 한 사람은 잘 견디지 못할 수 있다. 이와 비슷한 경우를 관절염 환자나 민감성대장증후군 환자에게서도 볼 수 있다. 어떤 경우에는 심리적 문제 때문에 진단상 어떤 의학적 질병도 보이지 않는 환자가 신체적 기능이 크게 악화되는 경우도 있다. 심리치료, 스트레스 관리 또는 심신접근법들이 환자의 징후를 크게 개선할 수도 있고, 의료 비용을 줄일 수 있는 것은 바로 이런 이유 때문이다.

셋째, 심신의학적 접근법이 신체적 질병을 가진 사람들의 삶의 질을 크게 개선할 수 있다. 특히, 방사선 항암치료나 항암 약물치료를 받고 있는 암 환자가 극단적으로 불쾌한 부작용을 보이는 경우에는 심신접근법의 효과가 탁월할 수 있다. 또한, 이완반응, 최면, 정신치료 그리고 사회적 지지와 같은 심신접근법들이 암 환자의 질병과 치료과정에서 겪는 공포나 불안을 효과적으로 다룰 수 있다. 이러한 심신접근법이 개개 환자의 생명을 연장하지는 못하더라도 이 접근법으로 얻어지는 정서적 이익이나 삶의 질적 개선이 암 환자의 간호와 투병에 큰 가치가 있다.

넷째, 심신접근법에 따르는 신체적 또는 정서적 위험성은 실제적으로 무시해도 좋다. 비록 심신접근법에 따르는 이점은 아직도 가설 수준에 머물고 있지만 전통적 의학처방을 사용하지 않고 이 방법만 사용하여 초래되는 위험성은 거의 없다고 해도 무방할 것이다.

심신의학적 접근법은 정서적 안녕과 신체적 건강을 증진하기 위한 각종 심리적 처치와 접근법, 예컨대 명상이나 이완훈련, 호흡법, 심상법, 사회적 지지에 이르기까지 다양한 방법들을 포함한다. 이 심신의학적 기법들의 사용을 지지하는 수많은 연구들이 있다. 그럼에도 불구하고 이 기법들은 이것을 사용하여 도움을 받은 극소수의 사람들만 활용하고 있다. 아직도 심신의학에 관해 해결되어야 할 많은 의문이 있지만 심신의학적 접근법은 다음과 같은 몇 가지 이유 때문에 정상적인 의료체계의 한 방법으로 보다 널리 사용될 것으로 기대된다.

첫째, 심신접근법은 여러 종류의 만성질병을 가진 환자의 통증이나 어려운 징후를 감소하고 삶의 질을 개선하는 데 도움을 준다.

둘째, 심신접근법은 어떤 질병의 진행과정을 통제하거나 반전하는 데 도움을 줄 수 있다.

셋째, 심신접근법은 어떤 질병의 진행 자체를 막을 수 있다.

넷째, 심신접근법을 사용함에 따르는 신체적 · 정서적 위험성은 거의 없지만 잠재적 이점은 매우 크다.

다섯째, 심신의학적 접근법은 전통의학 기법과 대립되는 것이 아니라 오히려 도움을 줄 수 있는 방법이기 때문에 쉽게 적용할 수 있다. 따라서 이 방법들은 전통적인 의학기법과 통합하여 사용할 수 있다.

3

마음과 신체는 어떤 관계가 있는가

마음과 신체는 미묘하게 연결되어 있기 때문에 건강과 질병 또는 삶과 죽음의 문제에 심각하게 영향을 미친다. 사랑이나 연민과 같은 따뜻한 감정에서 공포나 분노와 같은 격렬한 감정에 이르기까지 각종 감정상태나 태도 그리고 신념과 같은 심리적 요인들이 혈액의 화학적 상태나 심장박동률 그리고 위나 장의 기능에서 면역계의 반응에 이르는 신체 내의 모든 세포나 조직활동에 연쇄적인 반응을 야기한다.

오늘날 이러한 심신관계의 연쇄반응은 의심할 여지가 없는 객관적 사실로 받아들이고 있지만, 마음이 신체에 미치는 영향의 정도나 이 둘 사이의 자세한 연결 특성에 관해서는 아직 모르는 점이 많다. 이보다 더 큰 논쟁은 마음과 신체의 연결이 질병상태에서 건강한 상태로 회복하는 데 실질적으로 도움을 줄 수 있는지 그리고 도움을 준다면 구체적으로 어떤 방식, 어떤 통로를 통해 이루어지는지다.

스탠포드 대학교의 심리학자 케네스 펠레티어(Kenneth Pelletier)에 의하면 심신의 상호관계에 대해 아직 불명확한 요소가 있기는 해도 미국의 저명한 대학의 부속병원이나 큰 메디컬센터 그리고 개인 클리닉들에서 심신의학적 치료법들을 활발하게 채택하여 활용하고 있으며, 심지어는 『포춘(Fortune)』지가 선정하는 500대 기업, 예컨대 AT & T, 존슨 & 존슨, IBM, GM 등과 같은 세계적 대기업 등도 이 치료법을 건강증진 프로그램으로 채택하여 실시하고 있다고 하였다. 이러한 심신건강 프로그램이 주목받고 있는 주된 이유는 이 프로그램을 실천하는 것이 개인의 건강증진과 함께 자기관리 기술 습득에 직접적으로 도움이 되기 때문이다.

오늘날 마음과 신체의 관계에 관심을 갖는 과학자들은 의사, 심리학자, 간호사, 면역학자, 내분비학자 등인데 이들의 공통 관심은 '심리신경면역학(PNI)' 이란 신생 학문을 통해 잘 이루어지고 있다. 비록 심신신경면역학의 연구가 초기 단계이기는 하지만 건강과 질병의 문제에 있어서 마음과 신체 간의 긴밀한 상호작용이 중요한 역할을 한다는 많은 연구들이 쏟아져 나오고 있다. 사실 심신관계에 관한 이런 견해는 심신신경면역학이 등장하기 이전에도 있었다. 이미 20세기 초부터 스트레스로 간주할 수 있는 심한 심리적 갈등이나 어려운 생활고와 같은 부정적 심리상태가 신체 호르몬이나 심혈관계에 영향을 주어 각종 내과적 질병을 일으킬 수 있다는 견해가 등장하였다. 최근에 들어 심신관계에 관한 연구가 구체적으로 진행되면서 보다 소상하게 알려지고, 이에 따라 신체의 질병이 마음에서 비롯될 수 있다는 심신의학적 견해가 크게 주목받게 되었다.

어떻게 마음의 고통이
신체의 질병을 초래할 수 있는가

　마음이 신체건강에 영향을 미친다는 견해는 의학의 역사와 더불어 존속해 왔다. 물론, 시대에 따라 이 견해가 달리 평가된 것은 사실이지만 의학의 오랜 역사를 통해 볼 때 결코 관심 밖의 문제는 아니었다. 기원전 4세기경 서양의학의 창시자인 히포크라테스(Hippocrates)는 마음, 신체, 환경이 조화롭게 균형을 유지하는 것이 건강이며, 이 세 가지 요소 간에 부조화를 이루는 것이 질병이라고 하였다. 히포크라테스는 '자연이 질병의 치유자(Nature is the healer of disease)'라고 하였는데, 이 견해는 현대의학에서도 부동의 견해로 받아들이고 있다. 또, A.D. 2세기에 희랍 의사 갈렌(Galen)은 감정의 부조화가 질병을 야기한다고 하였다. 예를 들어, '정서적으로 우울한 여성(melancholic women)'이 유방암에 잘 걸린다고 하였다. 르네상스 시대 토마스 시덴햄(Thomas Sydenham)은 일찍이 히포크라테스가 언급하였던 '자연치유력'을 더욱 확신하고, 한 개인의 건강과 질병은 외적인 힘의 작용에 대한 개인의 내적 적응력으로 결정된다고 믿었다. 19세기 중엽, 현대 생리학의 창시자로 불리는 프랑스의 클라우드 베르나르(Claude Bernard)는 건강과 질병을 이해하는 핵심적 내용으로 '내환경(milieu interieur)'이란 개념과 역할을 강조하였다. 20세기가 도래하면서 하버드 대학의 생리학자 월트 B. 캐논은 외적 위협에 대한 신체의 내적 적응반응을 '투쟁 혹은 도피 반응(fight-or-flight response)'이라 불렀는데, 이것이 베르나르의 '내환경' 견해를 과학적으로 뒷받침한다.

투쟁 혹은 도피반응을 보일 때 신체는 '카테콜아민(catechol-amines)'이란 스트레스 호르몬을 분비하는데, 이 호르몬은 신체의 중요 기관을 즉각적으로 자극하여 위험을 가하는 자극이나 장면에 대해 맞서 싸울 수 있게 하거나 도피할 수 있도록 해 준다. 이 호르몬을 에피네프린(epinephrine) 또는 아드레날린(adrenaline)이라고 불리는데, 신장 바로 위에 있는 부신이란 내분비선에서 만들어진다.

사람이 호랑이나 사자와 같은 맹수를 만나 생명에 위협을 느낄 때가 바로 급성 스트레스 장면이다. 이때는 맹수를 직접 공격하거나 아니면 달아나는 것이 최선의 방어책이다. 따라서 공격하거나 달아나는 반응은 이런 위급한 상황에서 살아남기 위한 필수불가결한 생존적 반응이다. 그러나 오늘날과 같은 현대생활에서 우리가 당면하는 스트레스란 호랑이와 마주치는 따위의 스트레스가 아니라 대인관계에서 파생되는 스트레스가 주된 내용이다. 따라서 싸우거나 도망가서 대처할 수 있는 것이 아니다. 이처럼 현대인이 겪는 스트레스는 주로 대인관계적·심리적인 것임에도 불구하고 스트레스에 대한 반응은 마치 신체가 실제적인 위협을 받았을 때 보여 주던 위급반응을 되풀이하려고 한다.

스트레스의 형태는 급성으로 작용하는 단기적 스트레스와 만성으로 작용하는 장기적 스트레스로 대별할 수 있다. 급성 스트레스와 만성 스트레스는 건강에 상이한 영향을 미친다. 만약, 마감시간에 쫓기는 업무에 종사한다거나 배우자와 오랫동안 갈등 속에 있거나 고속도로상에서 위기일발의 순간을 경험한다거나 갑작스런 큰 소리와 같은 다양한 종류의 스트레스를 만났을 때, 신체는 여러 가지 특정적인 생리적 반응을 보이게 된다. 즉, 심장박동률, 혈압,

근육의 긴장도가 증가하고, 위나 장은 운동을 하지 않게 되며, 혈당 수준이 높아지는 등 일련의 위기 시에 나타나는 신체반응을 보인다. 이러한 일련의 위기성 신체반응의 소용돌이는 불안, 급격한 공황적 공포, 산만한 생각 등 일련의 심리적 반응들도 동시에 수반한다.

만약, 장기적인 만성 스트레스하에서도 단기간의 급성 스트레스하에서 보였던 신체반응을 되풀이하면 만성병이 발생할 수 있다. 만성 스트레스하에서는 면역계의 활동이 억압되며, 혈액 내 콜레스테롤 수준이 증가하고, 뼈에서 칼슘이 빠져나가게 된다. 계속 스트레스가 지속되면 일시적으로 상승하던 혈압이 만성화되어 지속적인 고혈압 상태로 바뀌게 되고, 증가된 근육 긴장이 두통을 유발하거나 통증을 악화시키며, 소화활동이 비정상 상태가 되어 설사나 경련을 일으킬 수 있다. 또, 심장박동의 증가로 부정맥이 될 위험성도 높아진다. 이에 더하여 면역계의 활동이 감소하게 되면 감기나 인플루엔자에 잘 걸리게 되고, 이보다 더 무섭고 심각한 질병이 발생할 가능성도 높아진다.

스트레스에 수반되는 반응은 주로 자율신경계의 활동에 의해 통제된다. 자율신경계는 교감신경계와 부교감신경계로 구성되는데, 교감신경계는 앞서 언급한 각종 생리적·심리적 각성상태를 야기하지만, 부교감신경계는 각성상태를 억압하여 안정을 도모하는 이완기능을 담당한다. 일반적으로 부교감신경계는 이완상태를 유도하여 각성상태 때 증가된 혈압, 심장박동률, 근육 긴장 등을 낮추어 신체를 보호하는 역할을 담당한다. 이러한 이완반응은 실제로 신체 기능의 정상적인 회복에 도움을 준다.

명상에서 바이오피드백에 이르기까지 모든 종류의 스트레스 관리기법에는 부교감신경계의 기능을 항진하는 이완반응을 일으키는 것을 목적으로 한다. 앞서 언급한 하버드 대학교 의과대학의 벤슨의 '이완반응(relaxation response)'이란 명상법이 바로 스트레스 관리기법의 하나로 부교감신경계의 반응을 쉽게 불러일으키는 대표적인 방법이다. 일반적으로 스트레스 관리의 목표는 급작스런 스트레스 사건을 잘 다룰 수 있도록 해 주고, 만성적으로 작용하는 스트레스의 유해한 효과를 완화할 수 있도록 하는 데 있다.

최근에는 스트레스와 질병 발생 간의 관계가 보다 구체적으로 이해되고 있다. 이런 연구들은 비록 급성 스트레스하에서는 일시적으로 면역기능이 증가할 수도 있지만 만성 스트레스하에서는 면역계의 기능이 억압된다는 사실을 보여 준다. 연구자들은 스트레스하에서 분비되는 아드레날린이나 코르티솔과 같은 스트레스 관련 호르몬이 면역세포의 활동에 악영향을 미칠 수 있다는 사실을 보여 준다. 또한, 스트레스 호르몬이 당뇨병이나 갑상선 질환과 같은 호르몬성 질환에서 식욕부진, 공황발작, 강박증과 같은 정신적 장애의 발생에 이르기까지 광범위하게 영향을 미칠 수 있다고 한다.

그러면 만성적 스트레스와 심장병 발생과의 관계를 예로 들어 보자. 스트레스나 적개심, 분노와 같은 강력한 정서가 장기적으로 작용하면 심장혈관에 장애를 야기하여 급성심장마비를 일으킬 수 있다. 잦은 분노 표출은 심장근에 혈액 공급을 낮출 수 있기 때문에 평소 심장이 건강한 사람도 위험할 수 있지만 이미 심장병 발병의 위험성을 가진 사람에게는 치명적인 결과를 불러일으킬 수 있다. 이러한 심장근에 혈액 공급이 줄어드는 허혈현상은 화를 낼 때 특히 잘 나타난다. 최근 연구에 의하면 스트레스가 심장에 작용하는 생리적 · 심리적 과정은 매우 다양하고 복잡하다는 사실이 밝혀졌다. 동물과 사람을 대상으로 한 여러 연구들을 통해 스트레스가 심장에 손상을 끼칠 수 있는 몇 가지 방식은 다음과 같다.

첫째, 간단한 암산에서 신체적 불쾌감의 초래에 이르는 다양한 종류의 스트레스 인자가 건강한 사람이나 경미한 고혈압을 가진 사람의 혈압을 상승시킨다. 그러나 스트레스 인자에 의한 혈압 상승은 정상인보다는 고혈압 환자에게 더욱 심하게 일어난다.

둘째, 복잡한 수학 문제를 푸는 것과 같은 정신적 스트레스(이것을 전형적인 실험실 스트레스 인자로 간주함)는 이미 심장질환을 가진 관상성 심장병 환자의 관상동맥을 강하거나 급속하게 수축시킨다.

셋째, 스트레스 호르몬은 혈액 응고를 촉진하고, 혈중 콜레스테롤 수준을 증가시킨다. 또한, 관상동맥의 급작스런 수축을 야기하여 심장근에 대한 혈액 공급을 차단시켜 심장마비를 일으킬 수 있다.

넷째, 극심한 스트레스나 힘든 일을 하고 있는 동안에는 심장박동을 조절하는 뇌의 통제력이 상실되어 급작스런 죽음을 초래할 수도 있다. 최근 가장 왕성하게 일하는 40~50대에서 빈발하는 돌연사는 바로 스트레스의 급증에 따른 것이다.

앞으로 이루어질 연구에서는 스트레스와 심장병과의 관계를 규명하는 연구 외에도 심장병의 예방과 재활을 위한 보다 효과적인 심리적 프로그램이 개발되어야 할 것이다.

사람에 따른 스트레스에 대한 반응성

스트레스에 대한 생리적 반응이 다양한 것처럼 스트레스를 야기하는 원인도 다양하며, 스트레스에 대한 심리적 반응도 신체반응만큼이나 다양하다. 최근 몇 년 동안 스트레스 반응의 심리적 원인을 찾는 연구 결과로 스트레스 반응을 효율적으로 통제할 수 있는 심리적 기술을 학습할 수 있게 되었다.

그런데 우리가 일상생활에서 스트레스를 경험할 때는 무엇이 스트레스인지 알 수 있지만 이것을 과학적으로 기술하려고 할 때는 어렵다. 어떤 사람은 스트레스를 외부에서 작용해 오는 힘이라고 하고, 또 어떤 사람은 외부의 힘에 대한 신체의 반응이라고도 한다. 1986년 초, 미국 애리조나 주 투산(Tucson) 시에서 심리학자, 면역학자, 의사 등 각 분야의 전문가들이 모여 심리신경면역학 분야에서 사용하는 개념, 연구 절차, 측정방법 등에 관한 공동 바탕을 마련하기 위한 모임을 가졌다. 그런데 이 모임에서 처음 부딪힌 과제는 스트레스를 정의하는 문제였다. 우습게도 스트레스에 대한 완벽한 정의를 내리기가 불가능하다고 한 것이 이들이 내린 결론이었다. 그러나 스트레스라는 외부의 힘, 즉 스트레스 인자(stressor)가 어떤 사람에게 그 힘이 단순하게 나타났다는 것이 중요했던 재래의 견해와는 달리 그 사람의 평가와 반응이 더 중요하다는 데 견해에 일치하였다.

이러한 생각은 스트레스에 관한 오랜 논란 끝에 나온 것이다. 스트레스에 관한 초기 연구들에서 대부분의 연구자들은 스트레스를 신체에 작용하는 힘으로 간주하였다. 이러한 생각의 저변에는 배우자의 죽음, 이혼, 상사와의 갈등과 같은 심리적으로 충격을 주는 사건을 경험하고 나면 정도의 차는 있지만 누구나 이런 사건에 대해 비슷한 생리적 반응을 보일 것으로 기대하였다. 따라서 부정적 사건의 경험, 즉 스트레스 경험이 건강에 해를 끼칠 것이라고 결론지었다. 이러한 외부적 사건을 '스트레스 인(因)' 또는 '스트레스 인자(stressor)'로 보는 견해는 워싱턴 대학교 정신의학자 토마스 홈스(Thomas Holmes)와 리차드 라에(Richard Rahe)에 의해 실질적인 연구가 이루어졌다. 즉, 이들은 1950년대 후반부터 1960년대 초반까지 5,000여 명을 대상으로 일상생활에서 일어난 사건들의 경험과 질병 발생과의 상관관계를 알아보는 체계적 방법을 고안하였다. 이들의 연구는 일상생활에서 스트레스 사건을 많이 경험하면 할수록 몇 달 뒤 각종 질병이 발생할 확률이 더 높다는 사실을 입증한 것이다.

질병 발생과 관련 있는 생활 사건으로는 배우자의 죽음, 이혼, 가족의 죽음, 이직, 임신, 은행 채무와 같은 불쾌한 정서적 사건들이 주된 것이지만 결혼과 같은 기쁘고 축하받는 사건들도 개인이 겪어야 할 역할 때문에 스트레스로 작용한다고 보았다. 다시 말해, 일상생활의 변화가 본인이 기대하고 인정할 만큼 변한다면 별 어려움 없이 잘 대처해 나갈 수 있지만 이런 변화가 예상 외로 갑자기 밀려온다거나 장기화되거나 극심해지면 위험한 스트레스 반응, 즉 질병 발생의 확률이 높아진다.

홈스와 라에의 연구는 엄청난 파문을 일으켰는데, 몇몇 다른 연구들에서도 스트레스적인 삶의 사건과 질병 발생 간에 어떤 상관이 있다는 사실을 밝혔다. 예컨대, 의과 대학생을 대상으로 기말시험 스트레스와 감기 발생 간에 유의미한 상관이 있다는 흥미 있는 일련의 연구 결과들이 계속하여 발표되었다. 그러나 그 밖의 대부분의 연구에서는 스트레스 경험과 후속하는 질병 발생 간의 상관관계는 비록 상관관계가 있다 하더라도 그리 높지는 않다는 것이 대부분이다.

삶의 스트레스와 질병 발생 간에 단순하면서도 직접적인 연결로를 찾기는 쉽지 않다. 동일한 스트레스 인자에 노출되었지만 어떤 사람은 병에 걸리고 또 어떤 사람은 병에 걸리지 않는다는 사실이 홈스와 라에의 최근 연구들에서 밝혀졌으며, 이러한 차이점을 설명하기 위한 이론들이 등장하였다(이것은 다음 항에 언급할 성격과 질병 발생과의 관계라든지 스트레스의 대처기술과 같은 연구에서 보다 구체적으로 언급할 것이다).

특별한 질병에 잘 걸리는 성격이 따로 있는가

1950년대에 유행하던 이론 가운데 '특정한 질병에 잘 걸릴 수 있는 특정 성격'이 있다는 이론이 있었다. 예컨대, 류마티스성 관절염은 순종적이고, 완벽성을 보이고, 추종적이며, 신경이 과민하고, 불안정하고, 분노감을 잘 나타내는 성격과 상관이 있고, 암은 비주장적이며, 감정 표현을 잘 못하고, 쉽게 절망감을 갖는 성격과 관련이 있으며, 천식, 위궤양, 편두통과 관련 있는 특정 성격형도 있다고 하였다.

이러한 이론의 어떤 측면은 아직도 가능성이 있는 것처럼 보인다. 다시 말해 관상성 심장병은 특별하게 적개심을 많이 갖는다거나 화를 잘 내는 사람들 또는 조그마한 자극에도 민감하게 반응하는 이른바 '화급하게 반응을 나타내는 사람(hot reactor)' 들에서 잘 나타난다는 것이다. 이들은 별것도 아닌 시시한 스트레스 자극에도 열을 올려 반응한다는 것이다. 그러나 어떤 특정 성격 유형이 천식, 위궤양, 류마티스성 관절염 등과 같은 특정 질환의 발생과 관련 있다고 하는 주장은 아직까지 과학적으로 입증되지 않았다. 특히, 암에 민감한 성격 유형이 있다는 것에 대한 설득력 있는 증거는 찾아보기 어렵다.

그럼에도 불구하고 일반적으로 질병에 잘 걸리는 '일반적 질병-경향성 성격 유형(a general disease-prone personality type)' 이란 것이 있다고 하는데, 이런 유형의 성격을 가진 사람은 전반적으로 질병에 걸릴 확률이 높다는 것이다. 몇 년 전 캘리포니아 대학교의 심리학자 하워드 프리드만(Howard Friedman)과 스테파니 부스-켈리(Stephanie Booth-Kewley)는 특정 성격 유형과 천식, 관절염, 궤양, 두통, 관상성 심장병과 같은 특정 질병과 관련 있는 기존 연구 논문 200여 편의 결과를 통계적으로 분석하였다. 비록, 이들이 성격 유형과 특정 질병 간에 강력한 증거를 얻진 못했지만 우울, 분노와 적개심, 불안, 그 밖에 몇몇 성격 특징이 '일반적 질병-경향성 성격' 이란 점을 보여 주는 증거를 발견하였다. 이들은 이러한 성격 특징들을 가진 사람들은 질병에 걸릴 위험성이 높다고 하였다. 한 개인이 어떤 질병상태로 발전하느냐의 여부는 가족사, 건강 관련 습관(흡연, 음주, 식사), 환경적 요인에 노출되는 정도, 사회경제적 상황, 인종적 배경, 의학적 치료 등과 같은 여러 변인들에 의해 결정된다.

미국 국립정신건강연구소의 유명한 신경과학자 캔더스 퍼트(Candace Pert)는 불안, 적개심과 같은 부정적 정서상태가 면역체계에 직접적으로 영향을 미칠 수 있다는 가설을 제시하였다. 이 가설은 정서상태와 질병을 연결하여 설명하는 중요한 가설이다. 퍼트의 가설이 받아들일 수 있는 근거는 수용기 작용에 관한 신경과학적 연구다. 즉, 어떤 세포가 호르몬이나 뇌 화학물질에 반응하도록 하는 것은 그 세포의 표면에 있는 분자막의 구조에 따른다. 감정을 주로 조정하는 뇌의 한 부분인 변연계(limbic system)에 있는 신경세포들은 신경펩타이드(neuropeptide)란 화학물질에 대한 수용기를 많이 갖고 있다. 신경펩타이드란 어떤 특정 신경세포로 하여금 다른 신경세포에서 온 신호에 따라 반응 방식을 조절하도록 하는 특별한 종류의 화학물질이다. 신경펩타이드 가운데 가장 잘 알려진 물질은 엔도르핀(endorphins)이다. 이 물질은 모르핀과 유사한 화학물질로 몸속에서 스스로 만들어진다. 이 물질은 1970년대 퍼트와 소로몬 스나이더(Solomon Snyder)가 최초로 발견하였으며, 신경과학의 신비를 푸는 데 많은 주목을 끌었다.

　이 신경펩타이드에 대한 수용기가 뇌의 변연계에 특별하게 많이 밀집되어 있다는 것은 곧 이곳이 정서반응에 중요한 역할을 하는 곳이란 뜻이다. 퍼트와 다른 연구자들에 의하면 신경펩타이드는 면역계에도 강력한 영향을 미친다고 한다. 이 가설은 면역세포가 엔도르핀이나 기타 신경펩타이드를 받아들이는 수용기를 갖고 있다는 최근 발견에 의해 더욱 확고하게 지지되고 있다. 나아가 이 이론은 감정과 신경활동 그리고 면역계 간의 연결고리를 설명하는 진일보한 심신관계이론이라 할 수 있을 것이다.

스트레스 대처기술의 중요성

스트레스적 사건에 대처하는 방법상의 개인차가 건강과 질병을 결정하는 데 있어 스트레스 자극 못지않게 중요한 역할을 한다. 정서성, 성격 특징, 대처기술, 분노의 억압, 절망감, 심리적 취약성, 심리적 방어와 같은 다양한 심리적 요인들이 스트레스에 대처하는 개인의 방식에 영향을 미칠 수 있다.

부정적인 심리적 특성은 스트레스의 효과를 보다 심화하는 반면 긍정적인 심리적 대처방식은 스트레스가 신체에 미치는 영향을 약화할 수 있다. 뉴욕 시립대학의 심리학자 수잔 코바사(Suzanne Kobasa)는 스트레스와 질병 간의 관계성을 잘 조절할 수 있는 '강인성(hardiness)'이라 부르는 긍정적 대처방식이 있다는 것을 확인하고, 그 효과를 알아보기 위한 연구를 행하였다. 코바사는 경영상 위기감을 경험하고 있거나 심한 혼란상태에 빠져 있는 회사의 간부를 대상으로 8년 이상 연구를 수행하였다. 이 연구를 통해 발견한 것은 회사를 경영하는 동안 최적의 건강상태를 유지하였던 사람들은 특정한 성격 특질이 있다는 것이다. 그중 한 가지는 삶에서 부딪히는 각종 괴로운 문제들에 대해 지나치게 흥분하거나 억지로 대응하려 하지 않고 담담한 자세로 발생한 문제를 도전적(challenge) 과제로 받아들인다. 이들은 자기가 하는 일이나 소속된 집단, 가족에 대해 어떤 의미를 부여하면서 가치를 느끼는 몰입감(commitment)을 가지며, 정확한 정보를 가지고 어떤 분명한 차이를 보일 수 있을 만한 결정을 내릴 수 있는, 통제감(control)을 갖는다. 이른바 강인한 성격이란 도전감, 몰입감, 통제감이라는 3C를 가진 성격을 말한다.

동물실험에 의하면 통제감을 갖는다는 것이 질병에 걸리지 않는 중요한 요인이 된다. 동물들이 과밀집, 전기 충격, 높은 소음, 천적에게 노출되는 것과 같은 다양한 스트레스 장면에 노출되면 면역세포의 기능이 약화된다. 즉, 동물이 전기 충격을 성공적으로 회피하는 방도를 찾지 못하는 절망적인 스트레스에 노출될 때는 면역계의 기능이 낮아지지만 도망갈 수 있는 방도를 찾을 수 있을 때는 면역기능이 손상되지 않는다.

이러한 통제감의 효과를 가장 극적인 실험을 통해 본격적으로 연구한 사람이 학습된 무기력(learned helpness)이란 개념을 처음으로 언급한 펜실베니아 대학교의 심리학자 마틴 셀리그만(Martin Seligman)이다. 셀리그만은 1998년 미국심리학회 회장에 당선되면서, 심리적 낙천성 등을 강조하는 긍정적 심리학(Positive Psychology)을 주장하여 심리학의 패러다임을 바꾸는 데 큰 기여를 하였다. 셀리그만은 동료 연구자인 마델론 비시타이너(Madelon Visitainer)와 함께 피할 수 없는 전기 충격을 받는 집단, 피할 수 있는 충격을 받는 집단 그리고 충격을 받지 않는 통제집단으로 생쥐를 나눈 후 종양 발생을 일으킬 수 있는 약물을 주사하였다. 세 집단 가운데 충격을 피할 수 없었던 집단의 생쥐는 73%가 종양이 발생하였지만 피할 수 있었던 집단의 생쥐에게서는 37%만이 종양이 생겼다. 이와 유사한 동물실험과 인간을 대상으로 한 많은 연구들에서도 통제감을 갖거나 통제감을 갖지 못한다는 것이 건강에 심각하게 영향을 미칠 수 있다는 사실을 보여 주고 있다. 예컨대, 코버트 A. 카라섹(Kobert A. Karasek)은 심장병 발병이 특정 직무상의 긴장과 연관되어 있음을 발견하였다. 즉, 심한 직무상 압력을 받으면서 이런 요구를 적절하게 통제하지 못하거나 통제감이 없다는 것을 스스로 느끼는 사람들에게서 심장병이 잘 발생한다는 것이다. 예컨대, 이런 위험한 직업이 바로 버스 운전의 경우다. 버스 운전기사는 통제 불가능한 교통 상황하에서 스케줄대로 운행시간을 지켜야 하는 압력을 받는다. 항공통제사나 비서직과 같은 직업에 종사하는 사람들도 고혈압 환자가 많고 심장마비의 위험 신호로 간주되는 좌심실의 확대와 같은 비정상성을 보여 준다.

더 나아가 자신의 스트레스를 통제할 수 있는 능력에는 개인적 통제력이나 개인적 태도에 따른 문제만이 아니라 한 개인이 갖고 있는 사회적 관계망의 범위도 포함할 수 있다. 가족, 친구, 이웃사람들 심지어는 애완동물의 지지조차도 개인의 건강에 중요하다고 하는 증거가 계속 쌓이고 있다. 어떤 이론에 따르면 사회적 접촉은 스트레스적인 사건을 해석하는 방법을 조절한다거나 스트레스 영향을 여과해 주는 역할을 함으로써 스트레스에 대처하는 수단으로 쓰일 수 있다는 것이다.

상호 지지적인 사회적 지지망을 갖고 있는 사람은 사회적 유대가 적은 사람에 비해 전반적으로 건강하고 암이나 심장병에 걸릴 확률도 낮아지고, 관상동맥 폐색이 줄어들고, 병원에 입원하는 경우도 적고, 입원하는 경우 입원 기간이 짧으며, 세균의 감염에 대한 저항력이 강해진다. 이와는 달리 외로운 사람은 전반적으로 사망률이 높고 관절염, 고혈압, 관상성 심장병, 감기, 결핵, 그 밖의 감염성 질환과 같은 각종 질병에 걸릴 확률이 평균보다 더 높다.

이와 유사하게 일반적으로 결혼한 부부는 독신에 비해 더 건강하지만 부부 사이에 갈등이 있으면 면역계에 장애를 일으켜 유해한 영향을 끼친다는 사실도 밝혀졌다. 일반적으로 사별이나 이혼 등에 따라 배우자를 잃게 되면 심장병에 걸릴 위험률이 증가하며, 부인

을 잃은 남편의 경우 질병으로 사망할 확률이 평균 이상으로 많아
진다.

심리신경면역학의 연구

스트레스에 대한 개인의 반응에는 수많은 요인들이 작용할 수 있
기 때문에 이러한 특정 스트레스 요인들의 정확한 영향을 구분하기
란 쉬운 일이 아니다. 앞서 언급한 사회적 · 심리적 요인 외에도 개
인의 나이, 인종, 성, 유전적 특징과 스트레스의 성질이나 작용 기
간과 같은 변인들도 궁극적으로 건강에 영향을 미칠 수 있다. 최근
들어 많은 연구자들이 스트레스에 대한 면역계의 반응을 초점적으
로 연구하고 있기 때문에 스트레스와 신체적 건강과의 관계를 보다
구체적으로 이해할 수 있을 것이다.

심리신경면역학 분야에서 이루어진 대부분의 연구는 시험, 사별,
수면박탈 등과 같은 심리적 · 사회적 · 행동적 스트레스 인자에 관
한 연구가 중심을 이루었다. 대학생을 대상으로 한 연구에서는 기
말시험과 같은 공부 스트레스가 면역계의 반응변화와 밀접하게 관
련 있다는 것이 제시되었다. 예컨대, 오하이오 주립 대학교 의과대
학의 심리학자 제니스 키콜트-글래서(Janice Kiecolt-Glaser)와 그녀
의 남편인 면역학자 로날드 글래서(Ronald Glaser)는 의과대학생들
이 기말시험을 치르는 동안 면역계세포에서 일어나는 변화를 구체
적으로 연구하였다. 이들의 또 다른 연구에서는 사별이란 스트레스
경험이 임파구라 부르는 백혈구의 기능을 감소시킨다는 사실을 밝
혀 주었으며, 실험적으로 수면을 강제 박탈하였을 때 면역세포의

기능이 감소한다는 사실도 밝혔다.

이 모든 면역학적 발견들은 장기간 작용하는 스트레스하에서는 면역계가 효과적으로 작용하지 못한다는 사실을 시사해 주는 것이다. 그러나 이러한 연구들에서 보이는 면역계의 변화가 신체질병을 실제적으로 야기하는 것인지 또는 이 변화가 질병에서 치유되는 과정을 방해하는지 여부에 대해서는 아직까지 확실하지 않다. 비록 몇몇 실험 연구에서 이러한 면역계의 변화가 질병 발생에 통계적으로 의미 있는 결과를 일으킨다고 하지만 이런 결과가 임상적으로 유의미한 것인지에 대해서는 의문의 여지가 많다. 많은 면역세포들은 스트레스하에서도 여전히 정상 범위 안에서 활동하기 때문에 이러한 정도의 미미한 면역 변화가 의학적으로 의미 있는 것인지에 관해서는 계속 연구되어야 할 문제라고 생각된다.

질병의 예방과 치료

심리신경면역학자들이 관심을 갖는 가장 중요한 과제는 건강을 증진하기 위해 면역계의 기능을 최대한 높일 수 있는 방법이다. 연구자들은 궁극적으로 두 가지 치료법, 즉 첫 번째는 보다 새로운 행동학적 중재법의 사용, 두 번째는 행동학적 중재법을 사용하거나 또는 사용하지 않은 채 새로운 약물을 사용하는 치료법 적용을 모색하는 것이다.

명상법, 심상법, 최면법, 바이오피드백법 그리고 기타 여러 가지 이완기법들이 관상성 심장병, 자가면역장애, 만성폐병, 두통, 소화기장애와 같은 신체질병과 공황발작, 우울증, 그 밖에 여러 종류의 심리적 장애의 예방과 치료에 도움이 된다는 것이 널리 입증되었다. 연구자들은 이러한 심신의학적 접근법이 면역계의 반응에도 직접적으로 영향을 미친다는 놀라운 결과도 제시하고 있다. 그중 한 예로 앞서 언급한 오하이오 주립 대학의 글래서의 연구가 두드러진다. 그녀는 양로원에 거주하고 있는 노인들에게 이완법과 심상법을 학습시켰더니 면역세포의 활동이 증가하고, 잠복하고 있는 헤르페스(herpes) 바이러스에 의한 감염을 방지하는 생리학적 기능이 양호하게 되었다는 사실을 보여 주었다. 이 또 다른 연구에서는 유머감을 즐기도록 하고, 긍정적인 정서를 갖고, 최면성 암시를 받도록 하여도 면역계에 양호한 영향을 미친다는 사실을 발견하였다. 어떤 사람은 최면하에서 자신의 혈류 속의 임파구 수도 높일 수 있었다고 한다. 이러한 연구 결과는 비록 결정적인 것은 아니라 하더라도 마음이 면역계의 기능을 조절할 수 있고 최적화할 수 있다는 가능성을 시사하는 점에서 주목을 끈다.

집단 심리치료도 면역반응이나 신체건강에 영향을 미친다고 한다. 캘리포니아 대학교의 정신의학자 포지(Fawzy)는 악성 흑색종(melanoma) 환자 40명을 대상으로 표준적인 의학적 치료에 덧붙여 집단심리치료를 해 주는 집단과 표준적인 의학적 치료만을 해 주는 집단으로 나누어 연구하였다. 결과에 의하면 집단심리치료를 받은 환자들은 의학적 치료만 받았던 환자들에 비해 종양과 싸우는 면역세포의 수와 활동기능이 모두 증가하였고, 스트레스 사건에 대한 심리적 대처능력도 유의미하게 증가하였다.

텍사스 대학교(University of Texas)의 심리학자 제임스 W. 페네베이크(James W. Pennebaker)와 메타 E. 프란시스(Maithar E. Francis)는 매우 흥미 있는 연구를 선보였다. 이들은 41명의 대학 직원들을 두 집단으로 나누어 한 집단에겐 매주 한 번씩 20분 동안 4주간에 걸쳐 외상적인 충격적 사건(traumatic events)에 관해 회고의 글을 쓰도록 하였고, 다른 집단에게는 똑같은 시간 동안 일반적인 이야기를 쓰도록 요청하였다. 이런 처치를 받기 전후에 면역과 관련 있는 특정 물질과 기타 23개의 생화학적 물질의 지표를 측정하여 기본 데이터를 얻었다. 비록, 면역과 관련 있는 특정 물질의 경우에는 두 집단 간 유의미한 차이를 보이지 않았지만 외상적 경험을 기술했던 집단에서는 간 기능활동의 지표가 되는 물질변화에 있어서 대조군에 비해 양성적인 변화를 보였다. 이것은 곧 개인적인 충격 경험을 바깥으로 표현하여 드러내는 것이 심리적 구제의 효과가 있다는 것을 시사한다. 이와 유사한 연구가 페네베이크, 제니스 글래서 그리고 로날드 글래서에 의해 대학생 50명을 대상으로 시행되었는데, 이 연구에서도 면역기능에 긍정적 영향을 미쳤다. 다시 말해, 하루 20분씩 4일간에 걸쳐 '외상적 사건'에 관해 글을 쓰게 한 학생들은 외상적 경험을 글로 쓰지 않은 학생들에 비해 표준적인 실험실 연구방법으로 측정된 면역세포 활동지표가 유의미하게 증가한다는 것이다.

그러나 심신의학적 접근법이 심리적·면역적 그리고 내분비적 변화에 미치는 영향뿐만 아니라 신체건강에 미치는 전반적 영향을 보다 자세하게 연구할 필요가 있다. 심신의학적 연구의 궁극적 목적은 특정한 신체적·심리적 질병의 치료에 구체적으로 사용될 수 있는 최선의 심신 접근방법을 밝혀내고, 이 기법들과 다른 행동학적 변화방법(예컨대, 식이요법이나 운동)과 전반적으로 건강에 대한 관심과 태도 그리고 특정 약물 사용 등을 동시에 적용할 수 있는 최선의 방법을 발견하는 것이다. 예컨대, 관상성 심장병의 예방과 치료에 혁명적인 방법으로 간주되는 딘 오니시의 프로그램(철저한 식이요법-채식-명상, 운동, 금연과 같은 스트레스 관리법을 1년간 적용하면 관상성 동맥이 폐색된 환자의 경우라도 폐색을 반전시키고 치유할 수 있다고 한다)과 같은 구체적인 변화방법이 다른 만성병의 치유에도 효과가 있는지 계속 모색해야 한다.

또한, 심신의학적 접근법의 한계를 알아내고 어떻게 하면 이상적인 조건하에서 최대한의 효과를 얻을 수 있는가를 알아낼 수 있는 연구들도 필요하다. 이러한 입장에서 연구자들은 많은 수의 초보적인 피험자를 대상으로 하지 말고, 이미 어떤 특정 심신의학적 접근법에 익숙한 소수의 피험자들을 집중 연구함으로써 많은 의문을 풀 수 있을 것이다. 만약, 피아노 연주자의 생리학을 알아보려고 한다면, 지금 피아노 반주를 연습하고 있는 신참 연습생을 대상으로 하기보다는 피아노 연주회를 여러 번 경험한 익숙한 소수의 피아니스트를 대상으로 연구해 보면 보다 구체적인 것을 알 수 있는 것과 같다. 이와 유사하게 연구자들이 피험자가 자신의 신경학적·심리학적·면역학적 기능을 임의적으로 바꿀 수 있는 극소수의 전문가를 피험자로 선택해서 연구한다면 더 많은 것을 밝혀낼 수 있을 것이다. 이러한 비상한 사람들이 보여 주는 반응을 구체적으로 이해함으로써 과학자들은 이러한 기술을 다양한 사람들에게도 가르칠 수 있게 되고, 이를 통해 건강을 증진할 수 있을 것이다.

일례로 알칸사 의과대학에서 명상 경험이 많은 35세의 한 여성을 대상으로 집중적으로 행한 연구가 이 방면 연구의 선도적 연구로 꼽는다. 즉, 이 여성을 대상으로 정상 상태의 면역반응을 먼저 측정한 후 자의적으로 자신의 면역기능을 3주간이나 낮출 수 있다고 하는 주장을 사실로써 뒷받침할 수 있었다. 3주 후에 이 여성은 연구자의 요청에 따라 자신의 면역기능을 정상 상태로 되돌려 놓을 수 있었다. 이 연구는 원칙적으로 명상이나 시각적 심상화와 같은 심리적 훈련을 받은 사람이 특정 면역반응을 자의적으로 조절할 수 있다는 사실을 보여 준다. 이러한 연구 결과와 유사한 결과가 케네스 펠레티어(Keneth Pelletier), 조 카미야(Joe Kamiya) 그리고 에릭 페퍼(Erik Peper) 등에 의한 1970년대의 연구에서도 찾아볼 수 있다. 이 연구들에서는 경험이 많은 명상가가 통증, 지혈 시간, 뇌파, 근전도, 감염과 같은 생리적 현상을 임의적으로 조절할 수 있다는 증거를 보여 준다.

지금까지의 연구 결과들 사이에 아직 완전한 일치가 이루어지지는 않았지만 마음과 신체는 매우 밀접하게 연결되어 있다는 과학적 증거들이 계속하여 늘어나고 있다. 비록, 스트레스가 신체에 미치는 영향들이 과학적으로 밝혀진 것은 몇 십 년 전부터이지만 임상 분야에서는 수 세기 전부터 알려져 온 것이다. 오늘날에는 스트레스가 면역계에 미치는 영향을 알아보는 새로운 연구 분야가 활기를 띠고 있다. 더구나 스트레스 사건과 같은 심리적 갈등에 장기간 노출되면 질병에 쉽게 걸릴 수 있다는 증거들도 많이 제시되고 있으며, 또한 명상이나 이완과 같은 심신의학적 접근법이 생활습관과 관련되는 만성 질병을 예방하거나 치유할 수 있다는 연구 결과들도 쏟아져 나오고 있다.

현행의 전통적인 서양 의학적 치료법에 한계가 있다는 것이 자명해졌기 때문에 건강을 증진하고 질병을 예방하기 위해 심리적 변인들에 대해 고려하고 심신의학적 접근법을 적용하는 등의 새로운 방법에 대해 보다 관심을 가져야 할 것이다. 이미 많은 심리학적·행동학적 접근법들이 중요한 임상기법으로 자리매김하고 있으며, 행동적 접근법과 약리학적 접근법을 적절하게 결합한 새로운 방법의 치료법이 심장병, 관절염, 흡연, 약물중독 등의 치료에 실제적으로 적용되고 있다. 이러한 접근법들이 갖는 가치를 명확하게 하고 이 접근법의 효과를 극대화하는 데 도움이 되는 방법을 찾기 위한 통합의학적 연구가 보다 왕성하게 이루어져야 할 것이다(이 책의 제3부 내용은 주로 이러한 문제를 중심으로 다룰 것이다).

또한, 신념, 긍정적 정서, 영적인 가치와 같은 측정하기 어려운 심리학적 변인의 역할까지도 명확하게 알아볼 수 있는 연구들이 이루어져야 한다. 물론, 이런 문제가 주로 철학적 사변 대상이라고 볼 수도 있겠지만 이 문제는 앞으로 많은 관심과 연구가 뒤따라야 하는 과학적 연구 대상이다.

4

마음은 면역계에 어떤 영향을 미치는가

1985년 6월에 출판된 '뉴잉글랜드 의학잡지(New England Journal of Medicine)'에는 암의 진행과정에 미치는 사회적·심리적 요인의 영향에 관한 연구 논문 한 편이 실렸다. 이 연구에서는 이미 상당히 진전한 종양을 가진 환자들의 치료 효과에 미치는 몇 가지 심리적 요인들의 영향을 검토하였지만 별 의미 있는 결과를 발견하지 못하였다는 내용이었다. 그러나 이 연구는 그 후 몇 가지 측면에서 비평을 받았다. 당시 이 잡지의 한 편집자는 "마음과 신체질병과의 관계에 관한 이제까지의 연구들은 대부분이 일화적인 것이므로 우리는 질병에 있어서 우리의 믿음과 같은 마음의 효과가 과연 일화적인 것인지 또는 과학적인 근거가 있는 것인지 그 여부를 가려 볼 시점이 되었다."라고 논평하였다.

그 후 6년이 지난 1991년 가을 「뉴잉글랜드 의학잡지」에는 마음 상태와 신체질병 간에 직접적인 관계가 있다는 사실을 보여 주는 획기적인 연구 결과가 발표되었다. 이 연구는 심리적 스트레스 수준과 일반 감기 바이러스에 의한 감염 간에는 뚜렷한 상관관계가 있다는 사실을 보여 준다. 이 연구의 결과가 권위 있는 의학잡지에 발표되었다고 하는 사실은 심신관계를 의학적으로 수용하게 되는 새로운 전기가 마련되었다는 것을 의미한다. 특히, 이 연구는 스트레스와 같은 심리적 변인이 면역계 기능에 영향을 미칠 수 있다는 견해를 공식적으로 받아들이도록 하였다.

비록, 1991년의 연구에서는 이 발견을 뒷받침해 줄 수 있는 생리학적 기제를 확인하지는 못하였지만, 그 후 많은 과학자들은 면역계가 뇌와 신체건강 사이에 중요한 연결통로를 마련해 줄 수 있다는 결정적 증거를 제시하기 시작하였다. 즉, 오랫동안 심한 스트레스를 주는 생활사건들이 암이나 자가면역장애, 알레르기와 같은 면역계의 장애를 포함하는 각종 질병의 돌발적 발생이나 악화와 관련 있다는 비공식적인 관찰들이 보고되었다. 그러나 그동안 이 분야의 연구는 신뢰받을 만한 임상적 연구가 부족하였고, 뇌와 면역계를 연결할 수 있는 어떠한 생물학적 기제도 제시하지 못하였기 때문에 이 견해를 공식적으로 받아들이는 데는 어려움이 많았다.

그러나 뇌와 면역계 간의 연결고리는 1970년대 중반 심리학자 로버트 아더와 면역학자 니콜라스 코헨에 의해 이루어진 획기적인 실험으로 서서히 풀리기 시작하였다. 이미 제2장에서 기술한 바 있듯이 쥐에게 사카린 용액과 면역계의 활동을 억압하는 약물을 짝지어 주면, 이 쥐의 면역계는 사카린 용액의 맛에 조건화되어 나중에는 사카린만 단독으로 주어도 면역반응을 억압하여, 질병에 걸리고 결국에는 죽음에 이른다는 것이다.

면역계가 이러한 연결을 '학습'할 수 있다는 사실을 보여 줌으로써 아더와 코헨은 뇌가 면역계에 직접적으로 영향을 미칠 수 있다는 설득력 있는 증거를 제공한 셈이다. 이 연구 결과가 1975년에 발표된 후 과연 스트레스나 그 밖의 심리적 상태가 면역기능과 건강에 영향을 줄 수 있는가 하는 것이 오랫동안 논쟁이 되었고, 이에 관한 연구들이 폭발적으로 쏟아져 나오기 시작하였다.

그 후 연구자들은 뇌와 면역계 간에는 많은 생리학적 연결로가 있다는 사실을 발견하였는데, 여기서는 면역계에 속하는 세포들도 한때는 신경세포만 가능한 것으로 생각하였던 화학적 전달물질에 반응한다는 사실과 신경세포 또한 면역계에서 분비되는 화학적 전달물질에 반응한다는 사실을 알게 된 것이다. 이러한 발견들은 면역계와 신경계가 서로 소통할 수 있다는 것을 시사한다. 그러므로 앞 장에서 기술한 것처럼 스트레스 호르몬의 분비 수준 변화가 면역기능을 조절할 수 있다는 것을 의미한다. 그리고 신경세포들은 면역세포를 생산하는 이자(지라)나 그 밖의 다른 기관들과 뇌를 연결하는 통로 역할을 하는 것으로 밝혀졌다.

이러한 생리학적 발견들은 보통 감기에서 AIDS에 이르기까지 각종 질환에 관한 몇 가지 임상적 연구를 포함해 심리신경면역학이라는 새로운 학문 분야를 급속도로 발전시키게 되는 계기가 되었다. 여러 가지 면에서 심리신경면역학은 스트레스의 생리학에 관한 반세기에 걸친 연구보다 더 값진 성장으로 볼 수 있다.

면역계의 기초 배경

면역계는 감염성 질환이나 암과 맞서 싸우는 신체의 방어수단이다. 면역계는 '자기(self)'와 '비자기(nonself)'를 구분하며, 자기 신체의 자연스런 부분이 아닌 '비자기'로 확인되는 낯선 물질로 인식하면 이것을 무력화한 후 체외로 배출하는 기본 기능을 갖는다.

이러한 중요 방어수단을 형성하는 곳이 바로 체액계(humoral)와 세포면역계(cellular immune system)다. 전자는 B-임파구(B-lymphocytes)라 부르는 백혈구가 항체(antibodies)라는 단백질을 만드는데, 이 항체는 체액 속에 있는 박테리아나 바이러스에 대항하여 싸우는 신체 방어의 요체다. 이와는 달리 후자, 즉 세포면역계는 신체의 세포 안에 머물고 있는 암세포나 바이러스에 대항하여 싸우는 것이다(이식된 조직을 공격한다거나 이식한 조직을 거부하는 것도 면역계 기능의 한 부분이다).

세포면역계의 반응은 항체에 의해 이루어지는 것보다 다양한 면역세포들에 의해 이루어진다. 이런 면역세포들 가운데 T-임파구란 것이 있는데, 이 세포는 전반적으로 면역반응을 조절하는 기능을 하며, 대식세포(macrophages)라는 면역세포는 외부에서 침입해 온 미생물을 삼키거나 용해하는 일을 하고, 자연살상세포(natural killer cell: NK cell)라는 면역세포는 바이러스에 감염된 세포와 암세포에 대항하여 싸운다.

최근에 AIDS의 만연으로 면역계의 중요성에 대한 관심이 절정에 이르렀다. AIDS 바이러스가 침입하여 정상적인 면역세포를 파괴하므로 이 바이러스에 감염된 사람은 정상적인 면역계에 의해 방어할 수 있는 온갖 질병에 무방비 상태로 노출됨으로 가벼운 면역상의 문제도 건강에 영향을 미칠 수 있다. 예컨대, 면역계의 기능이 저하된 사람은 세균에 의한 감염성이 높고, 반대로 면역계의 기능이 지나치게 높은 사람은 '자기'와 '비자기'를 정확하게 구분하지 못하므로 알레르기나 자가면역 질환에 걸릴 위험성이 높다. 많은 전문가들은 면역계의 기능 이상이 암의 발생이나 전이와 밀접하게 연관되어 있다고 믿고 있다.

스트레스가 면역기능에 문제를 일으키는가

심리신경면역학 연구자들이 쥐에서 사람으로 연구 대상을 옮기면서 매우 충격적이고 심각한 사건의 경험이 면역반응에 미치는 효과를 검증하기 시작하였다. 예컨대, 우주항공사들이 임무를 수행하고 지상으로 돌아왔을 때라든지, 또는 배우자가 최근 사망한 사람을 대상으로 한 연구들에서 한결같이 심각한 스트레스 자극을 받은 후에는 면역계의 반응이 감소한다는 사실을 보여 주었다.

이와 같은 극단적 사건 이후 일어나는 신체적 반응은 흥미롭다. 그러나 실제 생활에서 배우자를 잃었다든가, 3일 동안 잠자지 않은 것과 같은 일은 좀처럼 잘 일어나지 않는다. 지난 10여 년 동안 단지 소수의 심리신경면역학 연구자들만이 인간 피험자를 사용하였을 뿐 대부분의 연구에서는 쥐와 같은 설치류를 실험동물로 사용하고 있다. 요컨대, 인간을 대상으로 한 연구에서는 극단적인 스트레스에 대한 효과만을 다루었을 뿐이다.

지금부터는 보다 자연스런 상황하에서 스트레스와 면역계 간의 관계를 연구한 글래서 부부의 연구를 중심으로 소개하려고 한다. 글래서 부인(Janice Kiecolt-Glaser)은 자기주장훈련을 주로 연구해 오던 심리학자였고, 글래서(Ronald-Glaser)는 비암(nasal cancer)의 형성과정에 있어서 Epstein-Barr 바이러스의 역할을 연구하던 면역학자였다. 이 부부는 심리신경면역학의 연구들이 쏟아져 나오는 것을 목격하고부터(비록, 이 부부는 서로 다른 학문적 배경에 따라 이 연구를 전망하였지만) 두 사람의 연구를 묶어 서로에게 도움이 되는 연구를 할 수 있을 것으로 기대하게 되었다. 1982년부터 이 부부는 오하이오 주립 대학에서 스트레스와 면역에 관한 그동안의 산만하고 개별적인 연구들을 통합하여 인간 건강에 적합하게 적용할 수 있는 가능성을 본격적으로 탐색하기 시작하였다.

이 부부는 만약 스트레스가 감염성 질환(암도 포함) 발생에 위험 요인이 된다면, 심한 스트레스뿐만 아니라 일상적인 스트레스에 따라서도 면역 변화가 일어날 것이라고 생각하였다. 이 점을 확인하기 위해 글래서 부부는 의과대학 학생을 대상으로 몇 년에 걸쳐 연구를 시작하였다. 1982년 이후 학기말 시험을 치르는 7일 동안 의과대학 학생들의 면역학적 데이터와 심리학적 데이터를 동시에 수집하였다. 그 결과 시험과 같은 단순한 스트레스로 인해서도 면역학적 기능에 다양한 영향을 끼친다는 사실을 발견하였다. 예컨대, 시험을 치르는 단순한 스트레스도 종양이나 바이러스성 감염과 싸우는 면역세포인 자연살상세포의 활동이 감소한다는 것이다. 즉, 자연살상세포의 활동과 성장을 촉진하는 감마인터페론(gamma interferon)이라 부르는 면역계의 화학물질이 시험을 치는 동안 90%나 감소하였고, T-세포도 시험기간 동안에는 반응이 감소한다는 사실을 발견하였다.

최근 이 부부는 학생들이 낮은 수준의 학과 스트레스를 받고 있는 24시간 동안 학생들의 팔 혈관에 카테타(catheter)을 삽입하고, 이들이 시험을 치는 동안 스트레스 호르몬(면역활동에 영향을 줄 수 있음)의 변화를 알아보기 위해 매 시간마다 혈액 표본을 채취하였다. 매 시간마다 학생들의 혈액 표본을 채취하기 위해 낮에는 간호사를 교실 밖에 대기하도록 하였고, 밤에는 대학병원의 연구동에서 잠을 자도록 하였다. 호르몬 연구를 주도한 내분비학자 윌리암 마라키(William Malarkey)는 아드레날린(adrenalin)과 노르아드레날린(noradrenalin)의 수준이 시험기간 동안 유의미하게 상승하였다는 사실을 발견하였다. 윌리암 마라키는 이 호르몬의 분비 증가가 바로 면역세포의 기능 변화를 유도하는 것으로 추리하였다.

　이러한 발견은 의과대학생들이 시험을 치고 있을 때, 다시 말해 학생들이 의과대학에 입학한 후 반복하여 시험을 친다는 이런 단순한 스트레스 경험에 따라 면역계에 변화가 일어난다고 하는 매우 의미 있는 사실을 보여 주었다. 시험과 같은 스트레스 상황이란 비교적 여유 있는 상황임에도 불구하고 면역기능이 계속 낮은 수준으로 조절되고 있다는 것은 정말 흥미 있는 발견이라 할 수 있다.

　그러면 이러한 연구 결과를 시험을 치지 않는 사람에게도 적용할 수 있을까? 이 실험 결과는 일상생활에서 사람들이 경험하는 일상적 스트레스에 어떻게 반응하는가를 이해하는 좋은 모델이 될 수 있다. 예컨대, 우리가 휴가 여행이나 사업상 여행을 떠나려고 하면 며칠 전부터 사업상으로나 가정적으로 해결해야 할 골치 아픈 일이 가득 찰 수 있다. 이 시기에 당면하는 정서적 반응은 시험 걱정 때문에 불안으로 가득 찬 의과대학생의 느낌과 유사할 것이다. 이와 유사하게 우리가 친한 친구들과 함께 며칠 동안 함께 보내더라도 긴장을 느끼게 될 것이다. 만약, 이러한 일상적인 장면에서 느낀 스트레스가 시험이란 학과 스트레스 때문에 의과대학생들이 보여 주었던 반응과 흡사하다면 아마 이런 일상생활의 스트레스 아래서도 면역계의 변화는 의과대학생이 보여 주었던 것과 유사한 반응을 보일 것이다.

그러나 이완하는 것을 학습함에 따라 자신의 면역계에 영향을 줄 수 있다는 점이 밝혀졌다. 한 연구에서는 시험을 앞두고 있는 34명의 의과대학생을 선발하여 이 중 무선적으로 반을 뽑아 이완반응과 최면훈련을 실시하였다. 시험 동안 이러한 심리적 트레이닝을 한 집단과 아무런 처치도 가하지 않았던 학생들을 대상으로 면역기능을 비교하였더니 처음에는 두 집단 간의 차이를 발견하지 못하였다. 그러나 자세히 관찰한 결과 이완반응을 한 학생들 사이에는 이완훈련의 실천 횟수에 있어서 심한 개인차를 보인다는 사실을 알게 되었다. 즉, 이완반응을 열심히 훈련한 학생은 전혀 하지 않았거나 가끔씩 한 학생에 비해 면역기능이 유의미하게 더 좋아진다는 사실을 알게 되었다.

스트레스는 정말로 건강에 해로운가

비록 스트레스에 따른 면역계의 변화가 사실일지라도 모든 스트레스가 건강에 해롭다는 것을 의미하지는 않는다. 사실 비교적 미약한 면역상의 변화가 감염성 질환, 암의 발병이나 악화 또는 지속기간에 실제로 영향을 미치는지 여부를 정확하게 아는 사람은 아무도 없다. 이와 비슷하게 면역반응을 측정해 보아 다소의 기능 개선이라도 가져올 수 있다고 확신할 수 있는 어떤 심리학적 접근법에 대해서도 잘 알지 못한다. 건강에 미치는 심리적 영향은 심리적 접근법의 방식, 실천 정도, 면역반응의 변화 정도 그리고 과거의 건강상태 등에 의존한다고 볼 수 있다.

더구나 스트레스가 감염성 질환의 원인이 되고, 스트레스의 감소가 이런 질환을 이기는 데 도움이 된다는 것을 명쾌하게 보여 준다는 것도 어려운 일이다. 사실 급성인후염이나 인플루엔자와 같은 흔치 않는 감염성 질환—대부분의 성인들은 이런 질환에 잘 걸리지 않는다—의 경우 발병 빈도에 있어서 변화가 일어난다는 것을 측정한다는 것은 어려운 일이다. 또한, 심리신경면역학이 이런 종류의 연구를 수행하기 위해서는 시간이 많이 소요되고, 비용이 많이 들기 때문에 인간 피험자 극소수를 대상으로 연구할 수밖에 없다는 난점이 있다.

끝으로 정서, 면역, 건강 간에 어떤 관련성이 있는가를 알아보는 연구는 스트레스를 받고 있는 사람이 질병에 걸릴 위험성이 매우 높은 생활습관을 보인다는 사실 때문에 더욱 어렵게 만든다. 사실 이들은 알코올이나 약물을 남용하고, 수면 습관이 좋지 않고, 열악한 영양상태, 운동 부족과 같은 면역기능에 영향을 미칠 수 있는 나쁜 생활습관을 보이는 경향이 있다.

1991년 뉴잉글랜드 의학잡지는 스트레스와 앞서 언급한 질병들과의 관계에 관한 연구를 보고하였는데, 이 연구에서는 정서적 요인이 건강에 영향을 미칠 수 있다는 두드러진 연구 결과를 보고하였다. 이 연구를 주도한 카네기 멜론 대학교의 심리학자 셸던 코헨(Sheldon Cohen)과 그의 동료들은 다섯 종류의 상이한 감기 바이러스와 비감염성 가짜 약물을 자원 지원자에게 접종하였다. 예상한 대로 어떤 사람은 감기에 걸렸고 어떤 사람은 걸리지 않았다. 그러나 5종의 바이러스 가운데 어떤 바이러스를 주사받았던 자원자의 경우 감기나 호흡기 질환에 걸릴 확률적인 기회가 지난 해 동안 피험자 자신이 경험했다고 말하는 스트레스 양에 비례하였다. 이 연구는 스트레스 경험이 감염성 질환의 증가를 가져온다는 사실을 밝힌 최초의 통제된 실험 연구다.

비록 이런 결과가 나왔음에도 불구하고 스트레스는 감염성 질환에 걸릴 위험성을 결정하는 단순한 요인에 불과하다. 물론 바이러스나 박테리아에 노출된 빈도 역시 하나의 중요한 요인이 된다. 면역계의 기능이 나이가 들어감에 따라 감소하기 때문에 이것은 나이든 사람에게 특히 중요하다.

스트레스에 반응하여 가장 병에 잘 걸리는 사람은 면역계가 AIDS나 노화와 같은 자연적 마멸 과정으로 어느 정도 위태롭게 된 사람들일 것이다. 이런 사람은 처음부터 불량한 면역체계를 가지고 있기 때문에 스트레스에 따른 조그마한 변화에도 보다 심각한 결과가 초래될 수 있다. 그러나 나이가 젊은 사람이라 하더라도 장기간 진행된 스트레스라든가 잠깐 동안이라도 매우 심각한 정도의 스트레스를 경험하게 되면 질병에 걸리기 쉽다.

만성적으로 스트레스가 작용할 때

가족 가운데 알츠하이머병을 앓고 있는 환자를 돌봐야 하는 것처럼 몇 년이나 몇 달씩 지속적인 만성적 스트레스 상황에 직면하게 된다면 어떤 변화가 일어날까? 지금까지 알려진 증거들에 의하면 면역계는 주어진 상황에 재빨리 적응하지는 못하지만 낮은 수준에서 활동 상태를 지속한다고 한다.

알츠하이머병이나 또 다른 진행성 치매 환자를 양친이나 배우자로 두고 있어 이들을 돌봐야 하는 경우 많은 어려움이 뒤따른다. 알츠하이머는 이를 치료하는 데 특별한 방법이 없고, 질병 과정을 통제할 수도 없고, 예측조차 불가능하며, 오직 확실한 것은 궁극적으로 사망한다는 것뿐이다. 이 병이 발병한 후에도 생존 기간이 20년 이상 지속할 수도 있기 때문에 어떤 보호자는 환자의 성격과 지성이 서서히 와해하는 과정을 기술하는 경우도 있다. 지난 5년간 알츠하이머병 환자의 배우자였던 한 보호자가 오랜 기간 받았던 스트레스 경험을 다음과 같은 사례에서 참고할 수 있다. 이 사례는 키콜트 글래서와 로날드 글래서 부부가 1993년에 보고한 사례다.

> 1960대 중반 은퇴한 변호사인 J씨는 지난 5년간 자신의 부인을 하루 종일 돌보았다. J씨는 자기 부인의 증후가 지난해 동안 한층 악화되었다고 이야기했다. 지난해 J씨와 부인은 어떤 호수 근처에 있는 여름 별장에서 지냈다. J씨가 자신의 부인을 보트에 태우려 했을 때 부인은 몹시 당황했으며, 그들이 그 섬에 도착하자마자 부인은 많은 구경꾼들 앞에서 남편이 자기를 죽이려고 하는 자객이라고 소리 지르면서 뛰어내려 도망쳤다.
>
> 다행히 그 섬에 사는 사람들이 J씨와 그의 부인을 알아보고 그녀가 발광하는 것을 진정시킨 후 남편에게 데리고 갔다. J씨는 낯선 사람들 앞에서 부인의 광기가 다시 나타날 것 같은 두려움 때문에 부인과 동반하여 외출할 수도 없었으며, 부인이 스스로 자해한다거나 가출하여 배회할 수도 있을 것 같아 집에 혼자 둘 수도 없었다.

J씨의 이런 심정은 많은 사례들 가운데 전형적인 예에 불과하다. 알츠하이머병을 가진 환자를 돌보는 배우자들은 일반적인 부부에 비해 우울증을 보이는 비율이 훨씬 높다.

1991년에 출판된 글래서 부부의 연구를 보면 치매 환자를 배우자로 둔 69명의 보호자와 나이나 수입이 비슷하고, 같은 성(性), 같은 지역에 사는 69명의 일반인을 대상으로 면역기능을 측정한 적이 있다. 연구가 시작된 13개월 동안 보호자들은 통제군에 속한 비보호자에 비해 3가지 세포면역치가 감소하였으며, 호흡기 통로에 염증을 보인 경우도 더 많았다. 이 연구는 만성 스트레스가 낮은 면역 활동을 보여 주어 질병에 걸릴 위험률을 높인다는 최초의 증거가 된다.

비록 이 연구가 흥미 있고 참신한 연구이긴 하지만 만성 스트레스를 받고 있는 모든 사람이 이와 같은 낮은 면역반응을 보일 것이란 것을 의미하지는 않는다. 또한, 배우자의 일탈행동 때문에 고통을 받는 보호자일수록 부정적인 면역반응을 보인다는 사실도 발견하였다.

인간관계의 중요성

오늘날 심리신경면역학 분야에서 가장 강력한 증거란 인간관계가 좋지 않다거나 사회적 지지가 적으면 면역체계에 나쁜 영향을 미친다는 점이다. 다양한 연구 주제를 개관해 보면 심리검사 결과에서 외로움을 느끼는 사람들은 면역기능이 좋지 않다는 점을 발견할 수 있다. 한 연구에 의하면 외로움이 심한 의대 학생들일수록 자연살상세포의 활동이 낮은 것으로 드러났다. 외로움과 면역기능 약화 간의 상관관계는 정신과 환자집단에서나 일반 청년들 사이에서도 유사한 결과를 발견할 수 있다.

피츠버그 대학교의 심리학자 산드라 레비(Sandra Levy)와 동료들은 유방암을 가진 여성들을 대상으로 인간관계 정도와 면역기능 간에 상관관계가 있음을 발견하였다. 연구자들은 먼저 자연살상세포의 활동성을 측정하고, 이어 첫 번째 종양수술을 한 후 바로 심리검사를 실시하고, 방사선치료와 약물치료를 3개월 동안 받게 한 후 또 다시 심리검사를 실시하였다. 사회적 지지의 몇 가지 심리적 측면들, 즉 남편이나 절친한 인간관계를 맺고 있는 사람들의 지지, 의사의 지지 정도, 스트레스에 대처하기 위해 환자 자신이 적극적으로 지지를 받으려고 노력하는 정도와 같은 인간관계 정도가 자연살상세포의 활동력을 증가시키는 것과 밀접하게 관련되어 있음을 발견하였다.

이처럼 인간관계가 면역계에 미치는 영향을 알아보기 위한 많은 연구들이 이루어지고 있다. 예컨대, 별거로 심한 부정적인 감정을 갖고 있다거나, 헤어진 배우자에 대한 미련을 놓지 못하는 이혼녀일수록 면역계의 기능이 악화된다는 사실도 발견되었다.

한편, 고통받고 있는 문제에 대해 감정을 표현하는 것이 면역기능에 긍정적 영향을 미친다는 것도 잘 알려졌다. 텍사스 대학교의 심리학자 제임스 페네베이커 등은 학생들을 대상으로 자신을 괴롭히고 있는 사건이라든가 충격적으로 경험한 사건에 대해 자신이 느끼고 있는 감정을 솔직히 기록하도록 하였더니 면역기능이 좋아졌고, 대학 보건진료소를 찾는 경우도 적었다고 하였다. 페네베이커의 연구에서는 건강한 대학생 50명에게 4일 동안 연속하여 하루 20분씩 개인적으로 외상적인 사건이나 또는 시시한 일에 관해 기록하도록 하였다. 이들이 심각하다고 언급했던 '외상적(trauma)' 경험 내용을 분석한 결과 대학에 입학한 후 느끼는 향수병, 외로움, 인간관계 갈등과 같은 것에서 부모의 이혼, 가족 간의 말다툼, 가정폭력과 같은 부모와의 문제 그리고 사랑하는 사람의 죽음과 같은 문제까지 나열되었다. '시시한' 문제로 언급한 것은 일상생활에서 흔히 생기는 문제, 예컨대 오늘 신고 나갈 구두의 선택과 같은 문제에서 최근에 일어난 사회적 사건들에 이르기까지 사소한 문제들이었다.

충격적 사건들에 대해 기록하기 전에는 두 집단 간에 면역기능상 차이가 없었지만 기록이 끝난 후에는 차이가 발생하였다. 충격적 사건을 기록하였던 학생들에게서 채취한 면역세포들은 그렇지 않은 학생들에게서 채취한 면역세포보다 실험실의 표준검사에서 보다 왕성한 활동을 보였다. 이것은 면역반응성이 더 높아졌다는 것을 의미한다. 학생들의 허락하에 학생들의 보건진료소 건강기록도 아울러 살펴보았다. 이 연구가 시작되기 전 5개월간 질병으로 인해 진료소를 찾았던 평균 횟수와 연구 시작 후 6주간의 횟수를 비교한 결과 충격적 사건을 기술하였던 학생들은 시시한 사건들을 기술하였던 학생들에 비해 진료소를 찾는 횟수가 유의미하게 줄어들었다는 사실이 밝혀졌다.

스트레스와 특별한 질병 발생

앞서 실험들에서 보인 면역계 기능의 변화 외에도 많은 연구자들은 심리적 변인이 면역계가 관여하는 다음과 같은 여러 질병의 발생에 어떤 영향을 미치는지도 알아보았다.

헤르페스 바이러스 최근 몇몇 연구들에서는 스트레스가 헤르페스(herpes) 바이러스의 감염 발생 유발 위험률을 높이고 재발 가능성도 높다는 강력한 증거들을 제시하고 있다.

면역계에 의해 신체에서 쉽게 배출되는 일반적인 바이러스와는 달리 헤르페스 바이러스는 평생 우리들의 몸 속에 머물면서 예측할 수 없을 정도로 자주 발병한다. 바이러스의 종류에 따라 생식기(genital) 헤르페스, 입술(coldsores) 헤르페스, 단핵세포증(mononucleosis), 거대세포 바이러스(cytomegalovirus), 감염(infection), 수두(chicken pox) 그리고 대상포진(shingles) 등 다양하다.

스트레스가 이 바이러스에 대한 신체의 면역반응을 약화시킬 수 있다는 몇 가지 연구가 있다. 미 육군사관학교에 입교한 생도들을 대상으로 4년간 시행한 연구를 보면, 생도들 가운데는 4년 동안 사관학교 우등생이 되겠다는 높은 동기를 가진 학생, 성적이 불량한 학생 그리고 아버지가 높은 성취를 한 학생과 같은 3가지 스트레스 위험 요인을 가진 학생들은 감염성 단핵세포증에 잘 걸리고 학교진료소에 입원하는 기간도 길었다(입교 시 어떤 학생도 단핵세포증의 원인이 되는 엡스타인바 바이러스에 감염되지 않았다). 또 다른 연구에 의하면 심리검사에서 불행하다는 결과가 나온 간호학생들은 입술 헤르페스의 재발률이 높으며, 일반적으로 불행하다고 느낀 학생은 생식기 헤르페스의 재발률이 높다는 사실도 밝혀졌다.

다양한 종류의 스트레스를 받고 있는 사람들은 헤르페스 바이러스에 대한 항체 수준이 높은 경향이 있다. 예컨대, 미 육군사관학교에서 행한 연구를 보면 비록 질병에 걸리지 않은 학생이라도 스트레스를 많이 받으면 엡스타인바 바이러스(EBV)에 대한 항체 수준이 높아진다고 한다. 다른 연구를 보면 이혼한 사람들은 결혼한 사람들에 비해 높은 EBV 항체를 보였고, 이혼한 남성은 입술 헤르페스에 잘 걸리게 하는 헤르페스 바이러스인 HSV-1에 대한 항체 수준이 더 높다는 사실이 드러났다.

알츠하이머병 환자를 돌보는 보호자는 일반적인 사람들에 비해 항체 수준이 높으며, 정신병원에 입원하고 있는 환자도 정신병이 없는 사람에 비해 HSV-1 항체 수준이 더 높았다. 이 모든 자료를 종합하면 스트레스는 헤르페스 바이러스 감염에 대응하는 신체의 통제 능력에 악영향을 미칠 수 있다.

알레르기 ▮ 면역계는 꽃가루라든지 또는 독특한 음식과 같은 환경 속에 있는 어떤 인자에 과민반응을 보일 때 또는 알러젠(알레르기원)이 나타날 때마다 과다한 염증성 반응을 보일 때 알레르기(Allergies)가 발생한다. 예컨대, 건초열(hay fever)의 경우 꽃가루에 노출되면 다량의 항체를 생성하게 되고, 이것은 'mast cell'이라 부르는 백혈구세포를 활성화한다. 'mast cell'은 히스타민(histamin)이라 부르는 화학물질을 생성하여, 비강을 충혈시켜 재채기가 나게 하며, 가려움이 생기게 하고, 눈물을 흘리게 한다.

스트레스가 알레르기를 일으키거나 악화하는지의 여부는 확실하지 않지만 마음이 알레르기 반응에 영향을 미칠 수 있다는 증거들은 많이 있다. 동물실험에 의하면 알레르기는 조건반응으로 학습될 수 있다는 사실을 보여 준다. 어떤 연구에 의하면 기니픽은 어떤 특정 물질에 민감하게 알레르기 반응을 보인다. 그 후 이 특정 물질과 함께 무해한 물질을 짝지어 반복 제시하면, 몇 주 후 이 동물들은 무해한 물질만 제시하여도 마치 알레르기원에 노출되었을 때처럼 히스타민(histamine)을 방출한다.

최면상태에서도 알레르기 반응을 조절할 수 있다고 한 연구들도 있다. 몇몇 연구들 가운데는 'double arm(이중 팔)기법'이란 것을 적용하였다. 이 기법은 두 팔에 알레르기 반응을 일으키는 물질을 주사하지만 최면 하에 있는 피험자들에게는 오직 한쪽 팔에서만 이러한 알레르기 반응의 특징이 되는 충혈과 가려움이 생길 것이고, 타는 듯한 통증반응이 일어날 것이라고 말해 준다. 이 실험에서 전부는 아니지만 대부분의 경우 오직 한쪽 팔에서만 이러한 알레르기 반응을 보였다.

자가 면역장애　자가면역장애(autoimmune disease)도 알레르기와 같이 과잉 면역체의 활동에서 나타난다. 류마티스성 관절염, 홍반 그리고 타입 I 당뇨병과 같은 자가면역장애는 면역체계가 과잉활동을 한다거나 맡은 기능을 정확하게 수행하지 못한 데서 기인한다. 항체나 면역계 세포가 신체의 건강한 세포를 마치 외부에서 들어온 침입자라고 오인하여 공격을 가한다. 그 결과로 만성적으로 염증이 생기고 경우에 따라 생명을 위협할 정도의 조직 손상도 생기게 된다.

이렇게 스트레스가 자가면역장애와 연관이 있을 가능성은 매우 흥미를 끄는 문제지만 아직도 추론적 단계에 있다. 스트레스가 어떻게 이런 질병을 일으키는가 하는 것은 명확하지 않지만 만성 스트레스가 면역기능을 억압하고, 급성 스트레스는 면역계의 활동을 급격하게 촉발하는 것과 관계가 있을 것으로 간주한다. 그러나 몇 가지 일화적 연구에 따르면 아직 확인되지 않은 어떤 면역통로를 거쳐 작용할 것으로 간주되는 연결로가 별도로 있을 것이라고 시사하고 있으며, 몇몇 연구자들은 이미 이 가능성에 대해 연구하기 시작하였다.

암과 에이즈(AIDS)　암과 에이즈는 모든 형태의 질병 가운데 가장 무서운 병인데, 이 병은 면역계에 의해 조절된다. 오늘날 가장 영향력 있는 이론에 따르면, 암세포는 언제나 우리의 몸 속에서 생겨나지만 정상적인 경우에는 면역세포가 암세포를 침입자로 인지하여 계속 박멸하기 때문에 별 문제가 되지 않는다. 그러나 면역세포가 암세포가 퍼지는 것을 인지하지 못할 때는 심각한 문제가 생긴다. 면역기능이 최악의 상태가 되는 AIDS는 세포면역계통이 전면적으로 붕괴되어 침입한 바이러스가 '보조 T-세포(helper T-cell)'를 죽이는 데서 발생한다.

이에 따라 면역반응을 증가시켜 암이나 에이즈를 치료하도록 하는 심신의학적 기법을 개발하자는 흥미로운 연구 분야가 등장하였다. 비록 몇몇 임상가들이 심상법을 적용하여 암 환자의 치유에 적용할 수 있다고 주장하지만 이 기법을 적용하는 것이 암 환자에게 직접적으로 이익이 된다고 하는 확고한 증거는 갖지 못하고 있다. 그러나 최근 몇몇 연구에서는 이완훈련과 사회적 지지가 특정 부분의 면역반응을 증가시키므로 특정한 암 환자의 생존을 높일 가능성이 있다고 한다(이의 가능성에 관한 구체적 내용은 제6장 암 발생에 있어서 심리적 요인과 제9장 사랑과 건강 편을 참고). 이와 유사하게 에이즈를 야기하는 HIV 바이러스에 감염된 남성들의 경우 스트레스 관리나 운동이 면역기능을 유지하는 데 도움이 된다는 연구들도 있다.

백신 ▮ 백신(vaccine)은 질병을 야기하는 박테리아나 바이러스를 미리 몸속에 주입하여 면역체를 강화해서 병에 걸리는 것을 예방하자는 것이다. 즉, 나중에 신체를 공격할 세균들에 대비하여 미리 준비 체제를 갖추어 두자는 것이다.

최근 오하이오 주립 대학교의 로날드 글래서 부부의 연구는 스트레스가 면역기능에 영향을 미치기 때문에 백신의 반응에도 영향을 미칠 수 있다는 것을 밝혀냈다. 이들은 B형 간염의 3종류 백신 가운데 어느 한 가지를 스트레스가 심한 시험 마지막 날 48명의 의과대학생에게 주사하였다. 기대했던 것처럼 학생들 중 75% 정도는 첫 주사 후 간염 바이러스에 대한 항체를 만들었는데, 이것은 강력한 면역반응을 보였다는 점을 시사하는 것이다. 한편, 다른 학생들은 두 번째 주사를 맞은 후에야 항체를 보였다. 첫 번째 주사 후 항체를 형성한 학생들은 2~3번 주사를 맞아야 항체를 형성하는 학생들에 비해 스트레스를 적게 받고 불안도 덜 느낀다는 것이다. 이 자료는 젊고 건강한 학생들도 다양한 스트레스를 받으면 백신 반응에 영향이 일어날 수 있다는 사실을 시사하는 것으로 공중건강문제에 중요한 발견이라 할 수 있다.

사람과 동물을 대상으로 한 연구의 내용을 요약하면, 스트레스가 면역기능을 억압한다는 것이 명백하게 드러난다. 대부분의 경우 스트레스에 의해 일어나는 면역계의 변화는 너무 적기 때문에 만약 건강하다면 특별한 문제를 야기하지 않는다. 그러나 최근에 배우자가 사망했다거나 이혼 또는 실직과 같은 심각한 삶의 변화를 겪었다면 건강상에 심각한 문제가 일어날 수도 있다. 특히, 나이가 많거나 신체의 조건이 악화되어 있다면 면역계의 기능이 크게 떨어질 수 있다.

면역기능은 이완, 사회적 지지, 스트레스 관리를 통해 높일 수 있다. 그러나 만약 면역기능이 정상적으로 기능하고 있다면 이런 심리적 기법을 덧붙인다 해도 면역기능이 정상보다 더 항진되는 것은 아니다.

건강하게 살아가기 위해 적절하게 음식을 먹고 운동하고 수면을 잘 취하는 것이 면역기능을 원활하게 하는 것이다. 만약, 심각한 스트레스하에 살고 있다면 스트레스 영향을 감소시키기 위한 적절한 프로그램을 선택해야 할 것이다. 그 밖에 친구나 의사와 인간적으로 가깝게 지낸다는 것, 다시 말해 자기를 지지해 줄 수 있는 사람을 갖는다는 것이 면역반응을 높여 건강한 신체를 유지할 수 있게 하는 데 도움이 될 것이다.

그러나 암이나 AIDS와 같은 심각한 질병을 앓고 있다면 어떻게 해야 할까? 무엇보다 중요한 것은 의사가 추천하는 전통적인 의학적 치료를 계속하는 것이다. 명상, 이완, 심상법과 같은 것은 보조적 기법은 되지만 전통적인 의학적 치료를 대치할 수 있는 것은 아니다. 또한, 전통적 의학치료의 보조요법으로 암이나 AIDS를 가진 환자들의 집단에 같이 참여하여 서로의 감정을 솔직히 나누고 서로 의지한다거나, 이런 환자를 다루는 데 익숙한 건강 전문가에게 상담을 받는 경우도 큰 도움을 받을 수 있다.

끝으로 자신의 건강에 해가 될 수 있는 행동들, 예컨대 자신을 비난하고 학대하는 자학적인 행동은 해서는 안 된다.

비록 심리신경면역학의 연구 결과가 희망적이고 건강에 영향을 미칠 수 있는 여러 가지 방법들에 대한 탐색이 이미 시작되었지만 건강을 증진하기 위해 실제로 사용될 수 있는 심리적 방법론에 대해서는 아직 연구할 과제들이 많다. 그러므로 자신이 갖고 있는 질병에 대해 스스로 탓할 것이 아니라 건강해질 수 있는 가능한 방법을 찾아 적극적으로 나서는 것이 보다 현명한 길이 될 것이다.

5

심장병을 일으키는
중요 요인인 적개심

    분노와 같은 심한 정서적 스트레스를 받고 나서 급사하였다는 의학적 기록들은 동서양을 가리지 않고 많이 있다. 하버드 대학교 의과대학의 생리학자 리차드 베리어(Richard Verrier)는 급성 스트레스를 받으면 심장근에 혈액을 공급하는 혈관이 폐색되어 심장 부정맥(출생 전 태아기에서 시작하여 고령에 이르기까지 모든 연령층에 나타나는 심장박동 리듬에 이상이 있는 질환)을 야기하여 급사의 원인이 된다고 하였다. 관상성 심장병은 미국, 영국, 독일 등 서구의 선진 산업국가에서 사망률 1위를 차지하는 무서운 병이다. 미국의 경우 매년 심장병으로 사망하는 경우가 암으로 사망하는 경우를 모두 합한 것보다 두 배 이상이 더 많다고 한다. 최근에는 우리나라에서도 심장병이나 뇌경색과 같은 순환기 질환으로 사망하는 사례가 급속히 증가하고 있다.

    스트레스가 급성 심장병을 일으켜 갑작스런 죽음에 이르게 하는 경우는 비교적 희귀하지만, 오랜 기간 서서히 작용하여 관상성 심장병으로 진전하는 데 영향을 미친다. 많은 의사들은 관상성 심장병을 야기하는 위험 요인으로 고혈압, 흡연, 고지혈 등을 지적한다. 그러나 최근의 연구에 의하면 적개심, 사회적 지지의 결여, 직업적 스트레스와 같은 심리적·사회적 요인들이 관상성 심장병의 진행에 위험 요인이 된다고 한다. 최근에는 많은 실험연구를 통해 적개심이 관상성 심장병뿐만 아니라 심각한 질병을 발생시키는 위험 요인이 되는 이유를 설명해 주는 생물학적 요인들을 찾아내게 되었다. 또한, 적개심과 분노감을 감소시키고 사회적 지지망을 더욱 확고하게 구축하도록 훈련하면 관상성 심장병 환자의 예후가 더욱 좋아지게 된다는 것도 알게 되었다. 그러므로 이와 유사한 여러 가지 심리적·사회적 접근법이 관상성 심장병의 예방과 치료에 도움이 되는 것으로 생각할 수 있다.

미국 노스캐롤라이나 주의 던햄에 있는 듀크 대학교 메디컬센터 행동의학연구소에서는 지난 30여 년간 심장병 전문의와 심리학자가 공동으로 심장병 발병의 심리적 특성을 연구하는 동시에 심리적 특징이 어떤 생물학적 기제에 의해 심장병을 야기하게 되는지를 연구하고 있다. 여기서는 듀크 대학교의 윌리암스(Redford Williams)의 연구와 필자의 최근 연구들(장현갑, 1997, 1998, 2001)을 중심으로 성격, 특히 적개심과 심장병 발병과의 관계를 밝혀 보겠다(윌리암스 교수는 2004년 한국건강심리학회 초청으로 서울에서 열린 아시아건강심리학회에 초청되어 '적개심과 심장병'에 관한 기조강연을 한 바도 있다).

심장병 발병의 타입 A 가설

심장병 발병에 있어서 마음과 신체 간에 밀접한 연결이 이루어져 있다는 과학적 증거가 제시된 것은 1960년대 이후다. 미국 샌프란시스코의 심장병 의사인 프리드만(Meyer Friedman)과 로젠만(Ray Rosenman)은 그들이 치료한 대부분의 심장병 환자가 언제나 서두르고, 아무 때나 화를 잘 내고, 심한 경쟁심을 갖는 것과 같은 행동상의 특징을 보인다는 점을 발견하여 이런 행동 특성을 타입 A라불렀다. 또한, 이런 행동 특성과는 달리 침착하고 화를 잘 내지 않는 사람을 타입 B라고 불렀다.

프리드만과 로젠만은 고혈압, 고지혈, 흡연과 같은 신체적 요인이 관상성 심장병 발병에 위험 요인이 된다는 사실을 밝힌 연구인 'Framingham 연구' 처럼 타입 A 행동 역시 관상성 심장병 발병의 위험 요인이 된다는 사실을 증명하기 위한 연구를 수행하였다. 이들은 타입 A 특성을 측정하기 위해 특별하게 고안한 면접법을 적용하여 3,000명 이상의 중년 남성들의 성격을 조사하였다. 타입 A로 판정된 사람은 타입 B로 판정된 사람에 비해 그 후 8년 반 사이에 심장병으로 진전된 사례가 두 배 이상 더 높았다. 이 연구에서는 Framingham 연구에서 밝혀진 신체적 위험 요인의 중요성도 재확인되었지만 타입 A를 보인 사람은 비록 신체적 위험 요인을 보이지 않는 사람이라 할지라도 심장병에 걸릴 위험률이 높다는 사실까지 발견한 것이다.

이 연구 결과는 심장병 발병에 마음이나 행동의 역할이 중요하다는 사실을 밝히는 데 중요한 역할을 하였지만 최근에는 타입 A가 심장병을 야기한다는 가설이 생각하는 것만큼 강력한 가설이 되지 못한다는 점이 밝혀지기 시작하였다. 다시 말해 프리드만과 로젠만의 연구 결과가 발표된 후 몇몇 후속 연구자들은 관상동맥 조영술(coronary angiography)을 사용하여 과연 타입 A에 속하는 환자들이 타입 B에 속하는 환자들에 비해 관상동맥이 더 심하게 폐색되어 있는지를 알아보았다. 그 결과 단지 몇몇 연구에서 타입 A 환자가 관상동맥 폐색이 더 많이 되어 있다는 사실을 발견하였을 뿐 대부분의 연구들에서는 이런 결과가 확인되지 않았다. 이에 더하여 텍사스 대학교 리차드 셀켈(Richard Shekelle)는 프리드만과 로젠만이 행하였던 사례만큼 많은 환자를 대상으로 7년간 추적 연구를 해 보았지만 타입 A가 타입 B에 비해 관상성 심장병 발병률이 더 높다는 증거를 찾지 못했다는 보고를 제시하였다.

한편, 듀크 대학교 의과대학의 윌리암스는 타입 A가 타입 B에 비해 심장병 발병률이 더 높지 않다는 것은 타입 A를 구성하는 행동 특징들, 즉 성급함, 경쟁심, 적개심의 3가지 요인이 모두 심장병 발병에 똑같이 해로운 것이 아닐 것이란 점을 제안하였다. 다시 말해 경쟁심을 갖는다든가 어떤 일을 빨리 하려고 서두르는 것과 같은 것은 심장병 발병과 관계없고, 오히려 어떤 일의 목표를 수행하는 데 도움이 된다는 것이다. 그러나 적개심이나 분노감을 갖는 것은 사회적으로나 심리적으로 아무런 가치도 없고 또한 적개심은 많은 질병의 주요 원인의 하나가 되는 매우 위험한 것이기 때문에 타입 A 구성요소들 가운데 오직 적개심이 심장병 발병의 위험 요인이 된다는 주장을 폈다. 적개심은 혈액 속에 스트레스 호르몬 분비의 수준을 증가시킴으로 오랜 시간 적개심을 갖게 되면 심혈관계의 폐색과 같은 좋지 않은 영향을 야기할 수 있다.

왜 적개심이 위험한가

윌리암스 등은 적개심이 심장병 발병의 주범이란 점에 초점을 두고 많은 연구를 진행해 왔다. 이들은 적개심을 알아보기 위해 특별히 고안한 질문지(50문항으로 이루어짐)를 사용하였더니 높은 적개심 점수를 보이는 환자들이 낮은 적개심 점수를 보이는 환자들에 비해 관상동맥 폐색으로 고통받는 경우가 더 많다는 사실을 발견하였다. 다시 말해 높은 적개심을 보이는 환자들은 70% 이상에서 심한 관상동맥 폐색의 흔적을 보였다.

이 연구에서 적개심을 측정하기 위해 사용하였던 질문지의 문항들은 임상심리학 연구에서 가장 많이 사용하는 성격검사인 MMPI(Minnesota Multiphasic Personality Inventory)검사에서 뽑은 문항들이다. 이 연구 결과가 세상에 알려지자 과거 이 검사를 받았던 환자들 가운데 적개심 점수가 높았던 사람들이 과연 심장병에 더 많이 걸렸는지 여부를 알아보려는 연구들이 속출하였다. 예컨대, 리차드 셸켈은 1950년대 워스턴 전자회사의 종업원들 가운데 MMPI검사를 받았던 1,877명의 남성을 대상으로 연구하였는데, 당시 이 검사에서 높은 적개심 점수를 보였던 사람들은 심장병의 발생률이나 관상성 심장병의 병징이 많았고, 다른 원인으로 사망하는 위험률도 현저하게 높았다는 사실을 발견하였다. 이처럼 적개심이란 요인은 심장병 발병의 원인뿐만 아니라 다른 질병에 걸려 사망할 위험률도 높인다.

듀크 대학의 심리학자 베어풋(John Barefoot)은 1950년대 노스캐롤라이나 대학교의 의과대학이나 법과대학에 재학하는 동안 MMPI

검사를 받고 졸업한 후 변호사나 의사가 된 사람을 대상으로 셀켈의 연구와 유사한 연구를 행하였다. 즉, 학창시절 높은 적개심을 보였던 사람들은 낮은 적개심을 보였던 사람들에 비해 25년 후 관상성 심장병 발병률이 4~5배나 더 높았다. 다시 말해 대학 재학 시 높은 적개심을 보였던 의사들 가운데 14%, 그리고 변호사들 가운데 20%가 50세 이전에 사망하였다는 것이다. 이에 반해 재학 당시 낮은 적개심을 보였던 의사들은 2%, 변호사는 4%만이 50세 이전에 사망하였다.

MMPI가 아닌 다른 방법을 사용한 다른 연구들에서도 적개심이 관상성 심장병 발병에 중요하다는 사실을 밝혔다. 이런 연구 중 가장 두드러진 연구는 메릴랜드 대학의 심리학자 뎀브로스키(Ted Dembrosky)의 연구다. 그는 자신이 개발한 면접법을 통해 적개심이 높게 나온 사람은 관상동맥 질환으로 발전할 수 있는 가능성이 높다는 사실을 발견하였다. 적개심은 심장병 발병의 위험률을 높일 뿐 아니라 이미 심장병에 걸려 있는 사람에게는 더욱 해로울 수 있다. 스탠포드 대학교의 정신의학자 아이론슨(Gail Ironsen)은 심장병 환자를 대상으로 한 연구에서 그들을 화나게 했던 과거 사건을 회상하게 하면 혈액을 품어 내는 심장기능이 약화된다는 사실을 발견하였다. 이러한 기능장애는 심장근에 혈액 공급을 감소시켜 급사를 야기할 수 있는 것이다.

심장병 발병에 있어서
사회적 지지와 직업적 스트레스의 영향

　사회적 지지가 부족하거나 직업적으로 높은 스트레스를 가지면 심혈관계를 손상시킬 수 있다는 연구 결과들이 제시되었다. 적개심과 함께 이러한 심리적·사회적 스트레스로 고통받고 있는 사람들은 심장병 발병 위험률이 매우 높다.

　사회적 지지는 개인이 사회적으로 접촉하는 사람의 수, 예컨대 가족, 친구, 동료들의 수뿐만 아니라 접촉하는 사람들이 자신의 개인적 요구에 얼마나 잘 응하는가 하는 것에 의해서도 결정된다. 많은 연구들에서 밝혀진 일관된 결과에 따르면, 사회적 접촉이 불량한 사람들일수록 관상성 심장병에 걸릴 위험률이 더 높고, 다른 질병으로 사망할 확률도 평균 이상 더 높다는 사실을 보여 준다.

　한 번 관상성 심장병이 발생된 후에는 사회적 지지가 낮은 사람들일수록 그렇지 않은 사람들에 비해 다른 질병에 걸릴 위험률도 더 높아진다. 윌리암스 등은 심한 관상성 질병을 가진 것으로 진단된 1,350명의 환자를 대상으로 연구하였는데, 이 환자들 가운데 결혼하지 않은 독신자들이나 개인적인 고통을 진심으로 대화할 수 있는 상대가 없는 사람은 배우자가 있거나 친한 친구가 있는 경우보다 5년 내에 사망할 위험률이 3배 이상 더 높았다고 한다. 다시 말해 대화 상대가 없는 외로운 사람은 50%나 사망하였지만 대화 상대가 있는 사람들은 17%만이 사망하였다는 것이다. 뉴욕 주에 있는 세 병원에서 조사한 한 연구 자료에서는 일단 심장병이 발병되어 입원했던 환자들 가운데 6개월 내에 재발되어 다시 입원할 확률

이, 외로운 환자의 경우에는 그렇지 않은 환자에 비해 두 배 이상
더 높았다고 한다.

사회적 지지는 여러 가지 방식으로 건강에 영향을 미칠 수 있다.
예컨대, 고혈압 환자의 경우 사회적 지지가 부족하다는 것은, 곧 정
기적으로 혈압 약을 챙겨 먹게 하고, 운동을 권하고, 금연을 하며,
마음이나 신체가 불편할 때 의사를 찾아 도움을 받도록 권고해 주
는 보호자가 없다는 것을 의미한다. 또한, 사회적 지지가 적다는 것
은 외로움이라는 스트레스 때문에 스트레스 호르몬이 더 많이 분비
되어 혈압과 맥박을 증가시키고 더 과민해진다는 생물학적 증거들
도 많이 있다.

직업상 스트레스가 높아도 심장병에 걸릴 확률이 높아진다. 매
사추세츠 대학교의 심리학자 카라섹(Robert Karasek)에 의하면, 생
산을 더 높여야 한다는 요구와 이 요구에 부응하기 위해 자유롭게
선택할 수 있는 여유가 없을 때 높은 직업적 긴장이 온다는 것이다.
카라섹은 긴장이 높은 직장에서 일하고 있는 사람들은 심혈관장애
에 걸릴 위험률이 높고, 전반적인 사망률도 높다는 것을 보여 준다.
또 뉴욕에 있는 회사의 종업원들을 대상으로 한 셸(Peter Schall)의
연구에서는 직무상 높은 긴장을 요구하는 직종에 일하는 사람들일
수록 고혈압이 될 경향성이 높다고 하였다. 다시 말해 스트레스가
많은 직종에서 일하는 사람들일수록 고혈압 환자가 더 많다는 것
이다.

그 밖의 심리적·사회적 요인들, 예컨대 우울, 염세적 사고, 스트
레스를 주는 생활사건들도 심혈관장애를 야기하거나 악화시킨다
는 견해가 제시되기도 하였다. 그러나 이러한 요인들이 과연 심혈
관장애의 위험 요인이 되는지에 대한 명백한 근거는 찾을 수 없다.

또 한 가지 문제는 적개심, 불량한 사회적 지지, 직무 긴장 등이 남성과 마찬가지로 여성의 심장병 발병에도 위험 요인이 되는가 하는 것이다. 지금까지 언급한 대부분의 연구들은 주로 남성에게만 초점을 두고 연구하였다. 심장병 연구자들이 남성을 피험자로 삼은 것은 남성들이 폐경기 전의 여성들에 비해 관상성 심장병이 발병한 경우가 훨씬 더 많기 때문이다. 그러나 폐경기 이후가 되면 여성에 있어서도 관상성 심장병의 발병률이 증가하여 65세에서 70세 사이가 되면 남녀의 비율이 비슷해진다.

　비록 본격적인 연구가 이루어지지는 않았지만 심장병 발병에 영향을 미치는 심리적·사회적 요인들은 남성과 마찬가지로 여성들도 중요한 역할을 한다고 알려져 있다. 예컨대, 적개심은 남자와 마찬가지로 여자의 관상동맥도 폐색하는 경향이 있다. 그러므로 심리적·사회적 요인의 부정적 영향은 여성들도 남성 못지않다. 다만, 여성의 경우에는 남성보다 좀 늦게 영향이 나타날 뿐이다. 최근 미국 국립보건원(National Institutes of Heath)과 같은 권위 있는 연구 단체에서는 여성의 심장병 발병에 주목하기 시작하였다. 이러한 새로운 주목은 시기적으로 늦은 감이 있지만 지금부터라도 심리적·사회적 요인이 여성들의 심장병 발병에 미치는 영향들을 중요하게 다루어야 한다는 것을 의미한다.

심장병 발병의 심리적·생물학적 과정

　심장마비에 의한 급사는 에피네프린과 같은 스트레스 호르몬이 갑작스레 많이 분비되기 때문이다. 에피네프린이 급격하게 과잉 분비되면 심실세동이라 부르는 심장박동 주기가 교란되는 상태가 일어난다. 이때에는 정상적 심장박동 주기가 무너져 미세한 수축을 반복하게 되어 위험한 상태에 빠지게 된다. 에피네프린이나 다른 스트레스 관련 호르몬이 지나치게 많이 분비되면 심장근 세포가 기진맥진하게 되어 과다한 수축상태를 야기한다.

갑작스런 적개심의 돌발과 같은 급성 스트레스는 스트레스 호르몬을 과잉 분비시켜 즉사를 야기할 수 있는 데 반해 만성적인 적개심은 오랜 기간에 걸쳐 심혈관계에 서서히 손상을 야기할 수 있다. 적개심이 장기간 작용하여 심혈관계가 손상되는 정확한 생물학적 기제에 관해서는 아직 명확하게 밝혀진 것은 없다. 그러나 적개심이 많은 사람들은 스트레스 호르몬이 많이 분비되기 때문에 이 과잉 호르몬 분비가 결정적인 역할을 할 것으로 추측한다. 이런 맥락에서 보면 사회적 지지가 낮은 외로운 사람이나 직장에서 스트레스를 많이 받는 사람들은 스트레스 호르몬을 과잉 분비하여 관상동맥이 서서히 손상될 수 있을 것으로 추리해 볼 수 있다. 최근 듀크 대학교의 심리학자 슈아레즈(Edward Suarez)는 적개심 점수가 높은 남녀 피험자들에게 정신적 과제를 수행하는 동안 괴롭힘과 같은 심리적 스트레스를 가했더니 적개심이 낮은 피험자들에 비해 스트레스 호르몬인 에피네프린과 코르티솔이 더 많이 분비되었고, 혈압도 더 높았다고 하였다.

에피네프린은 혈압을 올리고, 혈액 응고를 촉진하고, 동맥경화를 일으키는 반점을 생성하는 등 다양한 생리학적 과정을 촉진함으로써 관상성 동맥을 폐색시키는 역할을 한다고 알려져 있다. 예컨대, 에피네프린은 몸속에 저장되어 있는 지방을 혈류 속으로 방출하는 역할을 함으로, 혈액 속에 콜레스테롤 수준을 높여 동맥 내 반점 형성을 촉진하고, 이 반점이 동맥경화를 일으킨다. 적개심이 높은 사람은 실험실 상황에서뿐만 아니라 일상생활에서도 스트레스 호르몬인 에피네프린의 분비가 높다. 낮 동안 소변에 포함되어 있는 에피네프린의 양은 적개심이 높은 남자들에서 더 높게 나타난다. 그러나 적개심이 많은 남자는 어떤 본유적인 생리학적 이유에서라기보다 낮 동안 일어나는 사건들에 대한 교감신경계의 과민반응으로 인해 높은 수준의 에피네프린을 분비하게 되는 것이다.

적개심이 높은 사람이 고민을 한다거나 화가 났을 때는 정상적인 사람에 비해 혈압이 더 높아지고 스트레스 호르몬의 분비도 더 많다고 하는 사실은 적개심이 높은 사람이 정상인에 비해 '투쟁 혹은 도피반응'과 같은 교감신경계의 반응을 촉발하는 역치가 더 낮기 때문일 것으로 추측해 볼 수 있다. 이와 더불어 적개심이 높은 사람은 스트레스 호르몬이 과다하게 분비되고 자신의 신체를 보호해 주는 부교감신경계의 작동 시간이 정상인보다 늦게 작동한다.

생물학적으로 고지혈 경향성이 있으면서 적개심이 높은 사람은 보다 심각한 상황에 빠질 수 있다. 콜레스테롤이 관상성 동맥에 반점을 만들어 심장근육에 대한 혈액 공급을 방해하기 때문에 혈중 콜레스테롤 수준이 높다고 하는 것은 심장병 발병의 위험 요인이 된다. 높은 콜레스테롤 수준으로 이미 관상동맥에 질환을 갖고 있는 사람들이 높은 적개심 때문에 지나치게 높은 수준의 에피네프린을 분비하게 된다면 정말로 위험한 일이 생길 수 있다. 적개심과 고지혈과의 상호관계를 설명한다는 것은 복잡한 것이지만 중요한 것은 이 두 위험 요인이 서로 결합하면 심혈관계에 매우 해로운 사건이 발생할 수 있다는 것이다.

적개심에 수반되는 생물학적 과정들에 대해서는 아직 충분하게 이해되지 못한 점이 있지만, 최근 연구들에서는 적개심이 높은 사람이 자신의 건강을 해칠 수 있는 건강하지 못한 행동을 더 많이 보인다고 한다. 노스캐롤라이나 대학교의 심리학자 시글러(Ilene Siegler)는 1960년대 대학 신입생 시절에 MMPI검사를 받았던 5,000여 명의 학생들을 30년이 지난 후의 행동 특징을 연구하였다. 결과에 의하면 같은 시기 적개심이 낮았던 동료 학생들에 비해 신입생 시절 높은 적개심을 보였던 학생들은 30년이 지난 후 신장에 비해 몸무게가 많이 나갔고, 담배를 많이 피우고, 술을 많이 마시고, 악성 콜레스테롤인 LDL의 수준은 높았지만, 양성 콜레스테롤인 HDL의 수준은 낮았다. 또한, 적개심이 높은 집단은 낮은 집단에 비해 하루 평균 600칼로리 이상 더 많이 섭취하였다고 한다.

적개심과 앞에서 언급한 유해한 행동 특징들과의 관계에 대해 알려진 바는 많지 않지만, 한 가지 추론적 가설로 주목받는 것은 세로토닌이라는 뇌 속에 있는 신경전달물질이 부족하기 때문에 적개심이 높아진다는 것이다. 신경전달물질이란 한 신경세포에 의해 분비되어 연접하고 있는 다음 신경세포의 반응을 촉발하는 화학물질이다. 화를 잘 내고, 쉽게 흥분하고 교감신경반응은 민감한 반면, 부교감신경계의 반응은 둔하고, 음식을 많이 먹고, 술·담배를 과다하게 취하는 특이한 증후군이 있는데, 이를 '적개심증후군(hostility syndrome)'이라 부른다. 이 증후군은 세로토닌의 결핍이나 세로토닌의 전환이 늦어지기 때문에 일어나는 것이라는 실험적 증거들이 여러 측면에서 제시되고 있다.

만약, 적개심증후군이 뇌 속의 세로토닌의 결핍에 따른 것이라면 뇌의 세로토닌의 수준을 높여 줌으로써 심혈관계를 보호할 수 있는 약물을 상상해 볼 수 있다. 혈압을 낮추거나 콜레스테롤을 낮추기 위해 약물을 사용하는 것처럼 세로토닌 수준을 높이기 위한 약물도 멀지 않은 장래에 개발되어 사용할 수 있을 것이다. 적개심에 의한 심혈관계의 손상을 막기 위한 기적의 약물이 곧 개발될 수도 있겠지만, 지금으로서는 적개심을 낮출 수 있는 심리학적 접근법을 찾아보는 것이 더 시급한 문제다. 비록, 적개심 조절을 위한 약물이 개발된다 하더라도 적개심 조절을 위한 심리학적 방법의 중요성은 여전할 것이기 때문이다.

적개심을 낮추기 위한 행동적 방법

어떻게 하면 적개심을 낮추고, 사회적 지지를 많이 받게 되며, 과다한 직무상의 스트레스를 감소시켜 자신의 건강을 지킬 수 있을까? 무엇보다 먼저 해야 할 일은 정기적으로 의학적 검사를 받아 혈압, 콜레스테롤 수준, 그 밖의 다른 위험 요인들을 확인해야 한다. 만약, 검사 끝에 앞으로 심장병 발병의 조짐이 있다는 경고를 받게 되면, 건강 악화에 영향을 미칠 것으로 예상되는 요인들을 감소하기 위해 의사의 지시를 받아야 한다. 비록, 심혈관장애를 보이는 환자라 하더라도 삶의 질을 높이고 생명을 연장하기 위한 효과적인 개입방법이 있다는 것을 명심해야 한다. 적절한 의학적 처치와 더불어 적개심을 낮추고, 스트레스를 효율적으로 잘 다루고, 사회적 지지를 높이게 되면 심혈관장애를 예방할 수도 있고, 치료할 수도 있다.

**적개심의
감소** | 1980년대 초반 '타입 A 행동 특징'이란 개념을 처음 창시한 프리드만(Meyer Friedman)은 심장병으로 고통받고 있는 환자를 두 집단으로 나누고, 한 집단은 통상적인 의학적 처치만 해 주고, 다른 한 집단에게는 통상적인 의학적 처치 외에 적개심과 분노감을 특별히 조절하는 타입 A 행동 수정치료를 실시하였다. 결과에 의하면 적개심 조절의 처치를 받은 집단은 통상적인 처치를 받은 집단에 비해 그 후 4년 동안 사망자 수가 감소하였고 심장병의 재발률도 감소하였다.

프리드만의 연구에서는 이미 심장병을 보인 남성만을 대상으로 하였지만 이 결과는 적개심이나 분노감의 감소가 심장병 발병의 위험률을 감소할 수 있다는 가능성을 처음으로 제시한 것이다. 지금까지 이 가능성에 대한 명확한 증거는 없지만 심장병 발병에 대한 위험 요인을 복합적으로 갖고 있는 환자에게 타당하다는 것이다. 말하자면 심장병에 대한 가족적 유전 배경을 가진 사람이나 평소 높은 혈중 콜레스테롤을 보이는 사람은 전반적인 심장병 방지 프로그램과 스트레스 관리 프로그램을 실천하면서 동시에 적개심이나 분노감을 감소시키는 것이 심장병 예방이나 치유에 도움이 될 것이다.

자기 자신의 적개심 수준이 너무 높다는 것을 객관적으로 안다는 것은 콜레스테롤 수준이나 혈압이 높다는 것을 아는 것처럼 쉬운 일이 아니다. 아직까지는 적개심 측정에 관한 표준화된 방법이 없지만 듀크 대학교의 윌리암스가 선보인 '적개심 수준 측정'이란 간이검사가 있는데 이 검사를 통해 적개심의 경향성을 쉽게 알아볼 수 있다. 이 검사는 건강에 유해한 것으로 알려진 적개심을 냉소적인 불신감(cynical mistrust), 빈번한 분노 표출(frequent anger) 그리고 외현적 공격 행동(overt aggressive behavior)과 같은 세 가지 측면으로 나누어 측정한다(〈표 5-1〉 참고).

　일반적 성향의 적개심 수준을 알아보기 위해 다음 세 가지 적개심과 관련 있는 측면(불신, 분노, 공격)의 물음에 '예' 또는 '아니요'로 답하라. 이 질문지는 과학적 타당성이 입증된 검사는 아니지

표 5-1 윌리엄스의 적개심 수준 측정 검사

영역	경 향	예	아니요
불신감	• 슈퍼마켓의 소품목 계산대에 서 있을 때 당신 앞에 서 있는 사람의 바구니 속에 들어 있는 물건의 수가 제한 품목 수를 초과했는지를 살피기 위해 곁눈질한다.		
	• 만약, 엘리베이터가 제시간에 오지 않으면 다른 층에서 어떤 사람이 엘리베이터를 고의로 붙잡고 있기 때문이라고 생각한다.		
	• 당신은 당신의 가족이나 동료가 어떤 과제를 잘못 수행하지나 않을까 의심하여 때때로 체크한다.		
분노감	• 교통체증에 걸렸다거나, 은행이나 슈퍼마켓 내에서 차례를 기다리고 있을 때 심장이 뛰는 듯하고 호흡이 가빠지는 경우가 있다.		
	• 사소한 일들이 잘 풀리지 않을 때 세상을 마구 욕하고 싶다.		
	• 누가 당신을 비판하면 쉽게 화가 난다.		
공격 행동	• 만약, 엘리베이터가 바로 위층에서 너무 오랫동안 서 있을 때 속이 상해 두 발을 동동 구른다.		
	• 어떤 사람이 당신을 학대한다면 그에게 앙갚음할 수 있는 기회를 찾는다.		
	• TV 뉴스를 들으면서 자주 투덜대는 내 모습을 볼 수 있다.		

표 5-2 적개심 감소를 위한 윌리암스의 17가지 조언

1. 나 자신의 적개심 수준이 너무 높다는 것을 스스로 인정하고 이를 감소하기 위해 스스로 노력하고 있다는 사실을 알려 줄 수 있는 친구를 사귀려고 노력한다.
2. 냉소적인 불신감이 머리에 떠오를 때마다 즉각적으로 '그만' 하고 마음속으로 외치는 연습을 한다.
3. 화가 날 때마다 왜 화가 날까 하고 스스로 자문한다.
4. 화가 났을 때 스스로 다른 쪽으로 주의를 돌려야 한다. 예컨대, 슈퍼마켓 계산대 앞에서 오랜 시간을 기다리는 중 화가 났다면 계산대 옆에 세워 놓은 진열대에 꽂혀 있는 잡지책을 한 권 끄집어 내어 읽어 본다.
5. 다른 사람이 이야기할 때는 조용하게 열심히 들으려고 한다.
6. 명상하는 방법을 배워, 냉소적인 불신감이 떠오르거나 화가 날 때마다 명상한다.
7. 다른 사람의 어려운 처지를 볼 때마다 보다 적극적으로 공감하려고 노력한다.
8. 어떤 사람이 정말 당신을 부당하게 대접하는 경우 갑자기 화를 내어 대들지 말고 어떻게 하면 효과적으로 자기 주장을 할 수 있는가를 먼저 살펴보는 것이 중요하다.
9. 다른 사람과의 관계를 개선하기 위한 단계적 방법을 취하라. 이렇게 함으로써 적대적 경향성을 보이는 사람이 사회적 지지를 피하려고 하는 것을 방지하도록 도와준다.
10. 사람들이 당신에게 잘못했을 때 용서하도록 노력하라.
11. 직장이나 종교활동을 통해서 좋은 친구를 사귀도록 한다.
12. 당신보다 더 불우한 사람을 볼 때 자발적으로 도와라.
13. 당신 자신의 적대적 경향성을 낮추는 것을 학습하라.
14. 규칙적으로 운동하라.
15. 애완동물을 길러라. 애완동물을 키우는 사람이 더 오래 살고 더 건강하다고 한다. 동물들 가운데 특히 개는 사랑스럽고 성가시지 않다. 사람과 달리 애완동물은 그들에게 주는 것보다 그들에게서 받는 것이 더 많다는 점을 명심하라.

16. 당신이 믿는 종교의 핵심적 가르침에 관해 보다 철저하게 학습하라. 세계적으로 중요한 종교의 핵심 원리는 자기 자신이 남들에게 사랑 받길 원하는 것처럼 내가 남을 사랑하라는 것이다.
17. 오늘이 당신 생애에 있어서 최후의 날이라고 생각하라. 오늘 당신이 보이는 적대적 경향성은 미래에 반드시 되돌아온다는 것을 명심하라.

만 적개심에 관한 전반적 경향성을 알아보는 데 도움이 될 것이다.

만약, 각 영역에서 최소한 한 문항 또는 세 영역을 모두 합쳐 4가지 이상의 문항에서 '예'라고 답하였다면 당신의 적개심 수준은 높은 편에 들어간다.

적개심을 통제하기 위한 완벽한 내용을 이곳에서 모두 소개할 수는 없지만 〈표 5-2〉에 소개한 '적개심을 줄이기 위한 17가지 조언'이 도움이 될 수 있다. 〈표 5-2〉에서 소개한 17가지 방법은 윌리암스가 쓴 『분노가 죽인다(Anger Kills)』라는 저서에서 관상성 심장병의 예방과 재발 방지를 위해 특히 강조하고 있는 내용이다.

사회적 지지   앞서 수차례 언급하였듯이 스탠포드 대학교의 정신의학자 스피겔은 유방암이 만성화되어 전이된 환자들 가운데 통상적 병원치료와 더불어 사회적 지지를 첨가해 준 환자는 통상적 병원치료만을 받게 한 환자에 비해 훨씬 더 오래 살았다는 사실을 보여 주었다. 오늘날에는 이러한 사회적 지지가 유방암 환자뿐만 아니라 심장병 환자의 생명 연장에도 똑같이 유효하다는 사실이 입증되었다.

캐나다의 몬트리올에 있는 맥길 대학교 프래서 스미스(Nancy

Frasure-Smith)는 심한 심장발작 끝에 살아남은 심장병 환자를 무작위로 두 집단으로 나누고, 한 집단은 정기적인 진료만 해 주고 다른 한 집단은 정규적인 진료 외에 사회적 지지를 첨가하였다. 이 환자들에게 베풀어 준 사회적 지지란 간호사가 한 달에 한 번씩 환자에게 전화를 걸어 주고, 통화하는 도중에 어떤 어려운 문제점이 나타나면 환자를 방문하여 심리적 상담을 해 주는 것이었다. 이러한 사회적 지지를 받은 환자들은 통상적 진료만을 받은 환자들에 비해 4년 동안 사망률이 30~50% 정도 감소하였다고 한다.

또 하나의 중요한 연구는 앞서 언급한 캘리포니아 대학교 샌프란시스코 대학의 심장병 의사 오니시에 의해 이루어졌다. 이 연구에서는 몇 가지 생활습관을 바꿈으로써 심한 심장병이 반전한다는 놀라운 결과를 보여 준다. 즉, 오니시는 관상동맥이 심하게 막혀 있는 환자들을 무작위로 두 집단으로 나누고, 한 집단에게는 약물치료 중심의 통상적 치료를 해 주고 다른 한 집단에게는 지방분을 극도로 제한하는 채식의 식사, 적절한 운동, 요가와 명상, 사회적 지지와 같은 생활습관을 변경하는 프로그램을 1년 동안 실천하도록 하였다.

반전 프로그램을 실천하였던 대부분의 환자는, X선으로 혈관 촬영한 자료를 토대로 볼 때 관상동맥 폐색이 현저하게 줄어들었다. 이것은 약물을 사용하지 않고, 수술을 하지 않고, 단지 생활습관만을 바꿈으로써 심장병이 반전할 수 있다고 하는 최초의 연구 결과다. 약물을 주로 사용한 통상적 치료를 받은 환자들의 관상동맥은 오히려 더 심하게 폐색되었다. 이처럼 약물 없이 몇 가지 생활습관만 바꿈으로써 이런 변화가 일어났다는 것은 심장병 치료의 역사상 획기적인 일이 아닐 수 없다. 그러나 이 연구 결과를 해석하는 데 한 가지 어려운 문제가 있다. 즉, 여러 가지 생활습관의 변화 가운데 과연 어떤 요인이 심장병 반전에 결정적인 역할을 하였는지를 가려 낼 수 없다는 것이다. 오니시는 외로움과 같은 사회적 격리감이 심장병 발병의 중요 원인이기 때문에 사랑과 같은 사회적 지지가 심장병 반전의 결정적 요인이 될 것이라고 시사하였지만 이 문제를 재확인하기 위한 결정적인 실험 연구는 아직 뒤따르지 않았다.

그러면 어떻게 하면 사회적 지지를 많이 받을 수 있을까? 앞서 설명한 '적개심 감소를 위한 17가지 요령'의 실천을 사회적 지지를 높이는 데 적용할 수 있다. 사실 적개심이 많은 사람은 다른 사람을 무시하고 비난하기 때문에 다른 사람에게 사회적 지지를 잘 받지 못한다. 우리가 자신의 태도를 바꾸려고 노력하면 태도가 바뀔 수 있는 것처럼 사회적 지지의 폭도 넓히기 위해 의식적으로 노력한다면 가능하다. 또, 사교클럽, 스포츠팀, 또는 교회나 사찰과 같은 신앙단체에 가입하여 적극적으로 활동함으로써 사회활동의 범위를 넓힐 수 있다. 신뢰할 수 있는 친구를 사귀어 함께 운동을 하거나, 영화를 보거나, 여행을 가거나, 좋아하는 취미활동에 참여할 수도 있다. 결혼을 한다거나 또는 어떤 사람과 밀접한 친구관계를 가지게 되면 당신의 배우자나 친구에게 자신을 헌신적으로 바칠 수 있을 것이므로 인간관계의 질이 향상될 수 있을 것이다.

직무 스트레스

대부분의 현대인은 직장에 근무하면서 직무상의 스트레스를 직접적으로 해결할 수 있는 효과적인 방법을 찾는 데 어려움을 갖고 있다. 또한, 직무상 스트레스를 개인적으로 해결할 수 있도록 특별하게 잘 개발된 스트레스 해소법도 찾아보기 힘들다. 만약, 스트레스 해소법이 있다면 작업환경을 변화시키기 위해 노력하는 방법이라든가 직장에서 요구하는 업무에 보다 쉽게 맞추어 가는 효과적 적응방법과 같은 중재법이 소개되어 있을 정도다. 작업환경을 변화시킴으로 스트레스 수준을 감소할 수 있는 방법을 발견할 수 있다 하더라도 미리 상사에게 작업환경을 바꿀 수 있는 아이디어를 건의하고 이 아이디어가 실천되어야만 가능하기 때문에 실천하는 데는 많은 어려움이 있다.

직무 스트레스는 혈압을 상승시키기 때문에 이완반응을 실천하여 혈압을 낮출 수 있다. 벤슨과 그의 동료들은 여러 형태의 이완반응법이 고혈압 환자의 혈압을 낮출 수 있다는 사실을 보여 주고 있다(이완반응에 관한 자세한 내용은 제11장 명상의 치유적 의미를 참조). 또한, 윌리암스는 직무 스트레스를 낮추기 위해서는 여가를 선용하는 것이 무엇보다 유익하다고 하였다. 비록, 당신의 직무 요구에 맞추기 위해 한가한 시간이 없을 경우 최선의 자기관리를 위해 틈틈이 이완반응을 실천하거나 여가활동을 하도록 애써야 한다. 아무리 직무에 바쁘더라도 적개심을 낮추고 사회적 지지 활동을 증가시키는 일에 적극적으로 참여한다면 직무에서 오는 스트레스나 그 밖의 다른 원인에서 오는 스트레스의 유해 효과를 최소한으로 감소할 수 있을 것이다.

앞에서 본 것처럼 적개심의 증가, 사회적 지지의 결여, 직무 스트레스의 증가와 같은 심리적·사회적 변인이 관상성 심장병의 발병과 조기 사망 경향성을 증가한다는 것에 대해 많은 연구가 이루어졌다. 앞의 세 가지 심리적·사회적 요인은 스트레스 호르몬의 방출 수준을 증가시키며, 이것은 혈중 콜레스테롤의 수준을 높이게 되어 심장에 영양을 공급하는 관상동맥의 폐색을 가져온다. 적개심이 많은 사람은 과식, 흡연, 알코올의 과다섭취와 같은 불량한 행동 습관을 갖게 되는 경향도 높다. 적개심이 많은 사람과 마찬가지로 사회적으로 고립된 사람도 앞에서 언급한 문제를 보인다.

최근에는 적개심의 증가, 사회적 지지의 결여, 과다한 직무 스트레스 등과 같은 건강에 부정적인 요인을 감소시키기 위한 여러 가지 방법들이 등장하였다. 또한, 변화에 적극적으로 개입하고, 자신의 나쁜 반응과 행동을 통제하는 것을 학습함으로써 적개심을 낮출 수 있다. 그리고 사회적 지지를 높이기 위한 집단행동에 참여하는 것이 심장병 환자의 예후를 좋게 하고, 심장병을 예방하는 데 도움이 된다.

6

암 발생의 심리적 요인

암 환자가 자신의 마음과 영혼을 열정적으로 쏟아 부어 고질적인 암을 치유할 수 있다는 점을 강조하는 책들이 시중에는 많이 출판되어 있다. 이런 입장을 지지하는 사람들에는 시겔(Bernie Siegel)이나 사이몬튼(Carl Simonton)과 같은 세계적으로 저명한 의사들과 르샨(Lawrence LeShan)과 같은 심리학자도 있다. 대부분의 암 환자들은 자신의 질병과 싸우기 위해 정신적 또는 정서적인 힘을 활용하여 투병할 수 있는 용기를 주는 전문가들의 충고에 대해 감사하게 생각한다. 의사들은 암 환자들에게 스트레스를 감소하도록 권유하고, 심리상담을 해 주며, 자기치유적인 방법들을 가르쳐 주고, 이를 실천하도록 권장한다. 의사들이 이렇게 하는 데는 이런 심리적 또는 정서적인 방법들이 환자들에게 해를 끼치지 않으면서 스스로 치유할 수 있는 힘을 북돋울 수 있다고 믿기 때문이다.

한편, 많은 암 환자, 의사 그리고 연구자들은 암이 죄의식이나 감정 억압 또는 영성적 의지 박약(spiritual deficiency)과 같은 심리적 요인으로 더욱 악화될 것이라고 믿는다. 앞 장에서 본 성격이나 행동이 심장병 발병과 밀접하게 관련되어 있다는 이론과는 달리 암이 정서와 밀접한 관련이 있을 것이라는 생각은 지나친 추리에 불과하기 때문에 암 치료에 있어서 심신의학적 적용의 효과를 확신한다는 것은 쉬운 일이 아니다.

이제 우리는 암의 치유에 관한 일반 대중의 견해를 좀 더 과학적인 견지에서 검토해 보아야 할 때가 된 것 같다. 흔히 말하는 '암 성격(cancer personality)' 이란 것은 과연 존재하는가? 생각, 감정, 스트레스와 같은 심리학적 요인이 암 발생에 어떤 영향을 미칠까? 반대로 이러한 심리학적 요인을 조절하여 암을 치료할 수 있을까?

현재로서는 생각이나 감정, 또는 성격적 특징이나 특징적인 정신적·정서적 상태가 암 발생에 직접적 역할을 한다는 결정적 증거가 제시된 것은 없다. 그러나 행동을 변경하는 심리학적 요인들이 개인의 건강습관에 영향을 미침으로써 간접적으로 암 발생에 영향을 미칠 수 있다는 주장이 우세하다. 예컨대, 스트레스를 많이 받기 때문에 담배를 많이 피우기 시작하였다면 바로 이러한 잘못된 생활습관이 암을 유발하게 될 것이다.

한편, 아직은 예비적 단계에 불과하지만 사회적 지지 분위기를 마련해 주면 암 환자의 회복률이 촉진되고 생존 기간도 연장할 수 있다는 증거들이 등장하고 있다. 특히, 사회적 지지를 많이 받는 사람들은 건강에 유익한 생리학적 지표들이 개선된다는 증거들이 제시되고 있다. 그러나 보다 중요한 것은 심리적·사회적 개입이 암 환자가 자신의 병에서 오는 스트레스나 치료에서 오는 스트레스를 이기는 데 큰 도움이 된다는 확고한 증거들이 등장하고 있다는 것이다. 사회적 지지, 심리상담, 또는 불안이나 우울감의 통제를 포함하는 각종 심신의학적 접근이 암의 진행과정을 직접적으로 늦추지는 못한다 하더라도 암 환자의 삶의 질을 개선하는 데 큰 도움을 줄 수 있다.

마음이 암을 일으킬 수 있는가

과거에는 심리적 요인이 암을 일으킬 수 있을지에 대한 여부를 논의할 때, 스트레스, 신념 그리고 정서와 같은 심리적 요인이 생활습관이나 건강 관련 행동을 택하는 데 중요한 영향을 미칠 수 있을 것이란 점에 대해 별다른 관심을 두지 않았다. 그러나 최근에 와서는 이러한 행동의 선택이 건강에 있어 매우 중요한 역할을 하는 것으로 밝혀졌다. 예컨대, 흡연과 같은 행동을 선택하는 사람은 폐암뿐만 아니라 입술암, 후두암, 식도암, 방광암 등에 걸릴 위험성을 높이고, 심장병에 걸릴 수 있는 위험률도 높인다. 알코올 섭취도 간암뿐만 아니라 입술암, 후두암, 식도암의 발생 위험률을 높인다. 흡연과 함께 음주를 하는 사람은 이러한 위험률이 배가 된다.

그 밖에 다른 생활습관의 선택도 질병에 대한 취약성에 영향을 미칠 수 있다. 최근에는 포화지방이 적고, 섬유소와 비타민 A, C, E가 풍부한 브로콜리, 양배추 등과 같은 식품의 섭취가 암 예방에 좋다고 한다. 반면에 비만을 야기하는 고지방 음식은 모든 종류의 암, 특히 유방암, 직장암, 전립선암과 위암 발생의 1/3 이상을 차지하는 주원인으로 생각한다.

스트레스 때문에 과도한 생리적 반응을 낳는 불건전한 생활습관이 암 발생 위험률을 증가시킨다는 강력한 증거들도 있다. 그 밖에 사회적 환경, 정서, 심리적 태도 등이 암 발생 위험률을 직접적으로 증가할 수 있는지에 대한 많은 연구가 이루어지고 있다.

심리적 요인이 암을 일으킬 수 있다는 생각은 수세기 전으로 거슬러 올라간다. 폐결핵 발생에 있어서 심리적 요인이 중요하다는 생각도 폐결핵의 치료법이 등장하기 전에 크게 유행하였다. 최근에 들어 심리신경면역학(PNI)이라는 새로운 학문이 등장하면서 이런 생각은 더욱 신뢰를 받게 되었다. 심리신경면역학 관련 연구들은 마음, 뇌 그리고 면역계와 내분비계 간의 관계성을 탐색하는 연구를 행한다. 이런 연구의 결과로 스트레스와 정서가 질병과 싸우는 면역계의 기능에 악영향을 미친다는 흥미 있는 증거들이 많이 밝혀졌다. 널리 알려진 '면역감독가설(immune surveillance hypothesis)'이라 부르는 암 이론에 따르면 면역계는 암이 발생하는 것을 예방하기 위해 지속적으로 활동한다는 것이다. 이 이론에 따르면 암세포는 언제나 몸속에서 자발적으로 자라나고 있지만 면역계는 암세포 발생이 잘못된 것임을 알아서 암세포를 발견하는 즉시 이를 파괴하여 종양으로 진전하는 것을 예방한다고 한다. 제4장에서 기술한 자연살상세포(natural killer cell)가 암세포를 공격하는 데 가장 결정적인 역할을 하는 것으로 알려져 있다. 그러나 암세포가 너무 많이 자라 더 이상 파괴할 수 없게 되거나 자연살상세포가 활동을 멈추고 있을 때 암이 발생한다. 만약, 이 이론이 맞고 정서적 스트레스가 면역계의 기능을 약화시킨다면 마음과 암 발생 간의 관계는 이론적으로 그럴싸한 모습을 띤다. 그러나 이런 가능성은 증명하기 어렵고 또한 암 발생에 있어서 마음의 역할에 관한 연구 결과들 간에 일관성이 없어 불완전하다.

어떤 연구자들은 특정 성격 유형이 암에 잘 걸릴 수 있다는 가능성을 연구하였다. 예컨대, 샌프란시스코에 있는 캘리포니아 대학교의 심리학자 테모쇼크(Lydia Temoshok)와 그녀의 제자 크나이어(Andrew Kneier)는 악성 흑색종(malignant melanoma)을 가진 환자와 관상성 심장병을 가진 환자를 대상으로 미약한 전기충격에 대한 반응성을 비교하였다. 흑색종 환자는 심장병 환자에 비하여 자극에 대한 신체적 반응은 더 강력하였지만 연구자들과 이야기를 나누는 동안 전기충격에 대한 정서적 혼란 정도에 대한 주관적 평가는 더 낮게 하는 경향이었다. 따라서 이 연구자들은 암 환자는 자신의 불쾌한 감정을 억압하는 경향이 있다고 결론지었다.

테모쇼크는 처음으로 암 환자를 대상으로 한 이와 같은 연구와 다른 연구들의 결과를 모아 '타입 C 성격'이란 개념을 제안하였다. 테모쇼크에 의하면 암 환자는 불평하지 않고 협조적이며 특히 분노와 적개심과 같은 감정 표현을 억제하는 경향이 있다고 한다. 이런 주장은 암 환자는 바깥으로 보기에 '좋은 사람(nice people)' 처럼 보이기 쉽다는 오래된 임상적 관찰과 잘 부합되는 것이다. 그러나 다른 연구자들은 타입 C 성격이 암을 직접적으로 유발하지는 않지만 암에 대해 지나치게 공포를 갖기 때문에 암이 일어날 수 있다고 주장한다.

현대인은 일반적으로 우울이 암 발생의 취약성을 증가시킨다고 믿고 있다. 그러나 세밀하게 연구해 보면 암 발생 위험률과 우울 간에는 아무런 상관이 없다. 미국 국민을 골고루 대표하기 위해 6,400 여 명을 선발하여 심리평가척도(psychological rating scales)를 통해 심한 우울증을 보이는 사람을 미리 확인하고 10년 후 그동안 사망한 사람들의 사망 원인을 조사해 보았다. 10년 전 평가에서 심한 우울증으로 판정되었던 사람이 암에 걸린 비율이나 암으로 사망한 비율이 정상인보다 유의미하게 더 많지는 않았다. 또한, 배우자를 잃었거나 자식을 잃은 우울한 사람을 대상으로 10년 후에 관찰한 연구에서도 이와 유사한 결과를 얻었다. 다시 말해 큰 상실감을 가졌던 우울한 사람들에서도 암 발생이 특별하게 더 많이 나타나지는 않았다는 것이다.

세계적으로 암의 심리적·사회적 측면의 권위자로 알려진 폭스(Bernard Fox)는 1989년 미국의학협회 잡지(JAMA)를 통해 암과 우울증 간의 일반적 결과를 발표하였다. 비록 우울 경향과 암 발생 간에 약간의 상관성이 있지만 그 정도로는 우울이 암 발생에 있어 위험요인이 된다고 단언할 수는 없다고 주장하였다. 이러한 발표에도 불구하고 아직도 많은 과학자들은 인간 연구보다 통제가 쉬운 동물실험 결과를 바탕으로 우울이 암을 유발할 수 있다고 믿고 있다. 이런 연구자들이 사용하는 동물실험 방법으로는 동물에게 회피할 수없는 전기자극을 반복적으로 가하는 방법이 있다. 연구자들은 이실험방법이 동물들에게 우울감과 유사한 무기력한 심리상태를 유발할 것이라고 믿고 있다. 이러한 실험 결과는 무기력, 스트레스, 면역계 반응, 종양세포의 성장 간에는 상관관계가 있다는 것을 시사한다.

앞서 소개한 바 있는 펜실베니아 대학교의 심리학자 셀리그만(Martin Seligman)은 이런 상관관계에 관한 일련의 흥미 있는 실험결과를 발표한 세계적 권위자다. 셀리그만은 생쥐에게 전기충격을 스트레스로 가하는데, 한 집단의 생쥐에게는 이 충격을 회피할수 있도록 하고, 다른 집단에게는 전기충격을 회피할 수 없도록하여 무기력 상태에 빠지도록 하는, 이른바 '학습된 무기력(learned helplessness)'을 경험하도록 하였다. 이 두 집단의 생쥐에게 전기충격을 가하기 직전 종양세포를 주입해 주고 곧이어 전기충격을 가하였는데, 무기력집단의 생쥐는 성공적 회피집단의 생쥐에 비해 종양이 훨씬 잘 성장하였다. 이와 유사한 연구가 1970년대 Pacific Northwest Research Foundation의 릴렌(Vernon Rilen)에 의해서도 수행되었다. 이 연구에서는 다양한 종류의 스트레스를 생쥐에게 적용하였더니 스트레스 호르몬인 코르티솔의 분비가 높아졌으며, 면역기능의 억압도 일어났다고 하였다.

이러한 동물실험이 시사하는 바는 많지만 결정적인 것은 되지 않는다. 사실 앞의 연구와 달리 다양한 종류의 종양세포를 연구 대상으로 하고, 또 스트레스 적용 시기를 달리한 실험들에 의하면 스트레스를 받았던 동물에서 종양세포의 성장이 오히려 늦어진다고 하는 사실도 보고된 바 있다. 물론 생쥐에게 종양세포를 옮겨 놓은 경우가 사람의 종양세포의 성장과는 다르기 때문에 이러한 동물실험의 결과로 인간의 암을 설명하려고 할 때에는 적합하지 않을 수도 있다.

마음이 암에서 살아남게 하는 데 도움을 줄 수 있는가

심리적 또는 사회적 요인이 암 발생의 원인이 되는지의 여부와는 관계없이 일단 암이 발생하면, 마음에 어떤 영향을 미칠 수 있으며, 암이나 그 밖의 질병으로 사망하는 비율에 있어서 심리적·사회적 요인이 어떤 영향을 미칠 수 있을까?

주변 사람들에 의한 사회적 지지, 심리적 태도, 정서상태와 같은 심리적 변인들이 암에서 생존할 가능성에 영향을 미칠 수 있고, 나아가 각종 심신접근법이 환자들에게 투병 의지를 북돋워 희망을 가질 수 있도록 해 줌으로써 암의 치료에 도움을 줄 수도 있다. 최근 들어 이러한 가능성들에 관한 관심이 새롭게 일고 있다.

사회적 지지 | 과연 암환자들에게 사회적 지지를 해 주면 생존 기간이 연장될 수 있을까? 20여 개 이상의 연구들을 개인상담이나 집단상담을 해 주면 환자의 삶의 질이 높아진다는 사실을 보여 준다. 대부분의 연구에서 적용한 상담의 개입 방법은 잘 통제되지 못하였는 데 반해, 1970년대 스탠포드 대학교의 스피겔(David Spiegel)에 의한 연구는 철저한 통제가 이루어졌고, 매우 놀라운 결과를 보여주었다.

이 연구에서는 유방암이 이미 많이 진전된 부인들을 대상으로 1년간에 걸쳐 매주 한 번씩 이완과 최면을 중심으로 하는 집단심리치료와 의학적 치료를 결합하여 실시하였다. 또 다른 집단에게는 이 집단과 똑같은 수의 유방암 환자에게 의학적 치료만 실시하고 집단심리치료는 하지 않았는데, 이 집단을 통제집단이라고 한다.

집단심리치료의 목표는 단지 말기 암환자들이 겪고 있는 극심한 통증 스트레스를 이겨 내는 것을 심리적으로 도와주자는 것이 근본 취지였다. 그러나 이 연구가 끝나고 10년이 지났을 때, 통속적인 의학서에서 암 환자에 대한 심리학적 처치의 의미를 강조하게 되자 스피겔은 이런 심리학적 처치를 강조하는 것에 대해 의심하게 되었다. 그는 10년 전 심리적으로 지지해 주었던 부인들이 지지를 해 주지 않았던 부인들에 비해 과연 더 오래 살았는지 궁금했다. 결과는 두 집단의 생존 기간이 서로 다르지 않아 스피겔은 통속적인 주장이 의미 없다고 단정지었다.

그러나 심리적 지지를 해 주었던 집단의 부인들이 평균적으로 18개월 이상 더 오래 살았다는 사실을 발견하고 크게 놀랐다. 그는 이 결과를 1989년 영국의 대표적 의학잡지인 『Lancet』에 발표하였다.

이 결과는 수많은 연구자들의 관심을 끌게 되었고, 많은 사람들이 스피겔의 연구 결과를 반복적으로 증명하려고 시도하였다. 예컨대, 뉴욕 시의 슬론 케터링(Sloan-Kettering) 기념 암센터에 있는 정신과 의사 홀랜드(Jimmie Holland)는 직장암이 진전된 환자들을 대상으로 스피겔의 연구와 유사한 방법으로 연구를 진행하였다. 그는 30여 명의 직장암 환자를 두 집단으로 나누어 한 집단에게는 약 복용과 함께 이 병에 관한 의학적 교육을 시키고, 나머지 한 집단에게는 4주간에 걸쳐 매주 한 번씩 경험 많은 심리치료자가 개개의 환자에게 전화를 걸어 개인면담을 하면서 이 질병을 이겨 내고 적응해 가는 데 필요한 심리적 정보를 제공해 주었다. 그 결과 전화상담을 받았던 환자들은 전통적인 의학치료만 받은 집단에 비해 적응과 정상 큰 도움을 받았다고 하였고, 삶의 질이 높아지고 생존 기간도 연장되었다고 하였다.

스피겔의 연구 결과는 사회적 지지와 건강 간에 관련성이 있다고 한 이전의 역학적 연구와 합치된다. 앞서 이루어진 많은 연구들에서도 사회적 지지가 부족한 사람은 암을 포함하여 기타 여러 종류의 질병으로 사망할 위험률이 같은 나이의 지지를 받고 있는 사람들에 비해 훨씬 더 높다는 사실을 보여 주었던 것이다. 캘리포니아 주정부 보건과학국의 과학자들이 오랜 기간에 걸쳐 연구한 '알라메다(Alameda) 카운티 연구'란 연구가 있다. 이 연구에서는 사회적으로 격리된 외로운 노인은 그렇지 않은 사람들에 비해 암에 걸릴 이병률이 더 높고, 암으로 사망할 확률도 더 높다는 것을 발견하였는데, 그 후 많은 연구자들에 의해 알라메다 카운티의 연구 결과가 재확인되었다.

비록, 사회적 지지의 효과에 관한 많은 이론들이 제안되었지만 아직도 왜 사회적 지지가 수명을 연장하는지에 대해 정확하게 설명하지는 못한다. 연구자들은 사회적 지지가 부족한 외로운 사람들은 같은 나이의 보통 사람들에 비해 암을 포함하여 많은 질병에 걸려 죽을 확률이 훨씬 더 높다는 사실을 발견하였다. 명백한 것은 자신을 돌봐 줄 수 있는 가까운 친척이나 친구가 있는 사람은 암이 발생하자마자 바로 의사를 찾고, 영양섭취를 잘 할 수 있도록 해 주고, 의사의 처방을 잘 지킬 수 있지만, 사회적으로 격리되어 있는 외로운 사람은 외로움에 따르는 부정적 정서가 면역기능을 억압하여 질병을 보다 악화시킬 것임은 명백하다.

외로움과 관련되는 스트레스는 정상적으로 암세포를 공격하는 면역세포의 기능을 약화시킨다는 증거들도 많이 제시되어 있다. 널리 알려진 연구 중 하나로 미국 국립암연구소에 있는 심리학자 레비(Sandra Levy)의 연구가 있다. 레비는 유방암 환자를 대상으로 사회적 지지의 정도, 심리상태 그리고 면역기능(예컨대, 자연살상세포의 활동성) 간의 상호 관련성을 찾으려고 하였다. 그는 이 환자들을 대상으로 유방을 절제한 직후와 3개월이 지난 후 두 차례에 걸쳐 다음과 같은 연구를 행하였다.

수술 당시 겨드랑이에 있는 림프절(lymph nodes)에 암세포가 있던 환자는 그렇지 않은 환자에 비해 자연살상세포(NK세포)의 활동성이 낮았다. 사회적 지지 부족, 우울증후, 피로감은 자연살상세포의 활동성을 저하시키는 것과 관련되어 있는 것 같았다. 그러나 이 연구는 몇 가지 면에서 결점을 보여 주었다. 즉, 외로움이 면역계에 심각한 영향을 미친다고 암시할 만큼 통계적으로 의미 있는 차이를 보이지 않았다. 그러나 이 연구는 외로움과 암 환자의 면역기능 억압 간 어떤 가능성 있는 연결통로가 존재할 것이란 점을 시사해 준다.

이와는 반대로 만약 환자들에게 사회적 지지망을 높여 주면 면역체계를 조절하여 암과 싸울 수 있는 능력이 강화될 것으로 생각할 수 있다. 캘리포니아 대학교 로스앤젤레스 대학의 정신과 의사 포지(Fawzy)는 악성 흑색종 수술을 받을 환자와 그때 당시에는 암의 징후를 보이지 않았던 사람을 대상으로 비교적 단기간(6주간)에 사회적 지지치료를 해 준 후 면역계의 변화를 연구해 보았다. 사회적 지지치료는 심리상담, 흑색종에 관한 의학교육, 이완기법과 같은 스트레스 관리법의 훈련과 스트레스 대처기법 등을 가르쳐 주는 것이다. 이런 지지치료를 해 준 집단은 그렇지 않은 집단에 비해 고통이 줄어들었을 뿐만 아니라 자연살상세포의 활동 수준도 높아졌다. 그 밖의 다른 면역세포들의 기능도 더 좋아졌다. 이러한 양호한 변화가 암의 재발률을 낮추고 생존의 기간을 보다 연장해 줄 수 있는지는 아직까지는 자세하게 검토되지 못하였다.

태도와 정서 활기찬 투병 의지와 함께 자신의 감정을 기꺼이 잘 드러내는 긍정적 태도가 암환자의 생존 기회를 높여 줄 수 있을까? 1975년 이후 약 10여 편의 과학적 연구가 이 의문을 풀려고 하였다. 그렇지만 이들 연구들은 환자의 긍정적 태도와 암에서 생존률 간에는 미약한 상관관계를 보이지만 실험

설계상 부적절한 통제 때문에 연구 결과의 해석상 어려움이 많은 것으로 드러났다.

예컨대, 영국에서 행해진 연구에서는 35명의 유방암 환자를 대상으로 10여 년간에 걸쳐 연구하였다. 즉, 유방암이 진단된 직후 환자들의 심리상태를 진단하였다. 그리고 5년 또는 10년이 지난 후 처음부터 유방암에 대해 적극적 투병정신을 보였거나 그들 자신의 질병 상황을 심각한 것으로 보지 않았던 환자들은 처음부터 무력감을 보이거나 자신의 상황을 심각한 질병으로 간주하였던 환자들에 비해 유의미하게 더 오래 살았다. 그러나 겨드랑이의 림프절까지 이미 암세포가 퍼져 있는 경우에는(이 경우가 가장 높은 재발이 예측됨) 연구되지 않았고 또 긍정적 태도를 가진 부인일수록 암세포가 퍼져 있는 림프절을 적게 갖는지 여부에 관해서도 명확하게 알아보지 못한 한계점을 드러냈다.

암 발생의 심리적 요인에 관한 연구에서는 암 자체가 갖는 생물학적 측면도 반드시 고려되어야 한다. 예컨대, 암은 우울증을 불러내는 호르몬 생성을 촉진하기 때문에 암이 기분에 미치는 생물학적 영향과 같은 것이 고려되지 않으면 안 된다. 뉴욕의 슬론 케터링 기념 암센터에서는 심리적 요인과 생존 기간 간의 연계성을 찾아보기 위해 350명의 약물치료 중인 유방암 환자를 대상으로 연구하였다. 연구자들은 겨드랑이의 림프절의 수와 종양 호르몬 수용기의 수와 같은 생물학적 요인을 관찰하였는데, 연구 결과에 의하면 발병 8년 후 생물학적 요인과 생존율 간에는 상관이 있었지만 심리적 요인과 생존율 간에는 유의미한 상관을 발견할 수 없었다.

보다 엄격한 연구를 통하여 심리적 태도가 암으로부터의 생존 기간에 미치는 영향이 종국에는 증명되겠지만 지금으로서는 투병 의지가 강하고 의학적 처치를 보다 충실하게 실천해 나가면 암을 이겨 내는 데 큰 도움이 될 것으로 본다. 게다가 상담이나 사회적 지지와 같은 심리적 개입이 환자가 암을 이겨 내는 데 더 도움이 될 것이란 점은 두말할 나위가 없다.

끝으로 한 가지 주의해야 할 일이 있다. 즉, 긍정적 태도가 암을 이기는 데 도움이 된다는 증거들이 지나치게 과장되었기 때문에 많은 환자들은 암 치료 중 느끼는 우울감이 암세포를 보다 빨리 성장시키지 않을까 하는 두려움을 갖게 된다. 그러나 이런 염려에 대한 객관적 증거는 발견되지 않았다. 사실 암에 걸렸으면서 계속적으로 긍정적 태도를 보인다는 것은 어려운 일이다. 그러므로 암세포가 성장하고 있고, 또한 예후조차 좋지 않은 환자가 암에 대한 투병정신을 상실해 버리고 우울감을 갖는다는 것은 고통스러운 상황에 더욱 무거운 짐이 되어 악순환하게 될 것이다.

심상법　　비록 심상법이 암 치료에 도움이 된다는 과학적 증거는 부족하지만 이런 심리적 방법이 암을 이기는 데 도움이 될 것이라는 통속적 견해는 계속 확산되고 있다. 무언가를 행하고 있고, 무언가를 통제할 수 있다는 믿음은 환자들에게 심리적 도움이 된다. 방사선 의사이며 암 치료가인 칼 사이몬튼(Carl Simonton)과 그의 부인 스테파니 사이몬튼(Stephanie Simonton)은 환자들에게 환자 자신의 면역체계가 암세포와 싸워 이긴다고 상상하는 것을 가르친다. 예컨대, 어떤 환자에게는 면역세포 하나하나를 말 탄 기사로 보게 하여 외부에서 침입해 들어오는 침입자, 즉 암세포를 쳐부수는 강력한 전사로 간주하도록 한다는 것이다. 이러한 자조적 치료는 정신적으로 상상력을 갖는 것이 면역계의 실질적 반응을 촉진할 수 있다고 하는 이론에 근거하고 있다.

비록 이러한 상상력이 환자의 무기력감을 없애며, 건강을 양호하게 할 수 있을 것으로 생각할 수 있지만 이러한 상상력이 종양세포를 파괴한다는 사실을 구체적으로 입증할 수 있는 실험자료는 아직 발견되지 않는다. 그러나 이런 방법을 사용하여 환자를 치료하였다고 주장하는 임상가는 여러 명 있다. 이런 치료방법을 실천하는 과정에서 가장 심각한 문제는 환자 스스로 건강상 어떤 두드러진 이점도 느끼지 못해 환자 자신이 암을 통제하거나 치료하는 데 정신적으로 강하지 못하다고 스스로 절망해 버리는 것이다. 만약, 환자자신이 자신의 병을 치료하는 데 실패하여 더욱 심한 우울감을 느끼게 된다면 새로운 문제가 발생할 수 있다. 언젠가는 잘 통제된 연구를 통해 면역계가 심상훈련을 통해 실제적으로 도움을 받을 수 있다는 점이 드러나게 되겠지만 이 문제는 앞으로 해결되어야 할 가장 흥미진진한 연구 영역의 하나가 될 것임은 분명하다.

희망과 정신적 가치

정신적·철학적 또는 종교적 신념이 암을 퇴치하는 데 매우 중요하다고 생각하는 사람들도 많다. 또 이런 사람들은 이런 신념을 통해 암에 걸리게 되는 이유도 알아볼 수 있다고 생각한다. 일반적으로 이러한 신념체계에서는 삶이란 흔히 우리가 일상적으로 말하는 의미 이상의 어떤 의미와 질서가 있다고 믿는다. 즉, 이들이 믿는 신념은 주로 확신이나 초월적인 힘을 뜻한다. 그러나 암을 이겨 낼 수 있도록 이런 신념의 도움을 요청하는 것은 위안을 받을 수는 있

지만 이러한 정신적 신념이 생존에 직접적 영향을 미칠지 여부에
대해서는 아직 잘 모른다. 암전문 치료가인 야츠(Jerome Yates)가 암
환자를 대상으로 연구한 바에 의하면, 이러한 정신적 신념을 갖는
것은 고통을 줄이고 안녕감을 주는 데는 도움이 되지만 생존 기간
과는 별 상관이 없다고 하였다.

　이런 문제에 대한 연구는 이제 막 시작단계에 접어든 셈이다. 다
트마우스 대학의 정신과 의사 실버파브(Peter Silberfarb)는 종교가
암을 대처하는 데 중요한 역할을 하는지를 알아보았더니 90% 정도
의 환자가 종교는 암을 대처해 나가는 데 도움이 된다고 반응하였
다고 한다. 뉴욕의 슬론 케터링 기념 암센터와 예루살렘 하닷사 메
디컬센터(Hadassah Medical Center)에 있는 연구자들은 정신적 신념
이나 종교적 신념이 환자의 삶의 질이나 면역기능에 영향을 미치는
지 여부를 알아보기 위해 공동연구를 행하였다. 기도를 한다거나
존재적 의미를 지각한다거나, 초월자적 존재가 있을 것이란 믿음을
갖는다는 것 그리고 긴밀한 사회적 유대관계를 갖는다는 것은 제각
기 정신적 의미가 다르다. 이러한 개별적인 정신적 의미의 차이는
암을 대처해 나가는 능력이나 방식에 있어서도 차이가 있을 수 있
다. 예컨대, 종교단체에 참여함으로써 얻는 사회적 지지는 다른 어
떤 정신적 요소보다 암을 대처하는 데 긍정적 영향을 보여 줄 수 있
다는 것이다.

암의 대처

　암의 발생에 미치는 마음의 역할에 관해서는 약간의 의심이 있지

만 감정이 암 환자의 삶의 질에 적지 않는 영향을 미치는 것 같다. 암은 실명, 정신장애, AIDS와 함께 이 세상에서 가장 두려워하는 질병의 하나다. 따라서 자신이 암에 걸렸다고 의심하는 사람은 암 검사를 받는 것을 몹시 두려워한다. 암에 걸리지 않았을까 의심스러워하는 징후들이 실제로는 암과는 아무 상관없다는 것이 추후에 밝혀진 경우가 많다. 만약, 암이 발견되었다고 하더라도, 빨리 병원을 찾으면 초기에 진단받을 수 있고, 치료받을 수 있는 기회도 늘어날 수 있다. '암은 곧 죽음과 같다.' 고 하는 생각은 이제는 과거와 많이 달라졌다. 암을 성공적으로 치료할 수 있다고 하는 사례는 계속 증가하고 있다.

　암이 처음으로 발견된 경우 대부분의 환자들은 마치 어떤 심각한 재앙에 휩쓸려 들고 있다는 소식을 접하였을 때처럼 반응한다. 이들은 암이라는 진단 결과를 받아들이는 데 어려움을 보인다. 또 '검사 결과에 무언가 잘못이 있을 거야, 결코 나에게는 암이 생길 수 없어.' 라고 반응한다. 만약, 이러한 수용 거부가 극단적이고 장시간 지속된다면 위험스런 일이 일어날 수도 있다. 즉, 이렇게 되면 필요한 검사를 계속 받을 수 없게 되고, 조기치료도 받을 수 없게 된다.

　일반적으로 이러한 거부반응은 며칠이 지나면 없어지고 대신 안절부절못하고 불안해하며 절망적이 된다. 이 시기 동안 대부분의 환자들은 잘 먹지 못하고 잘 자지도 못하며, 진단 결과와 진단 결과에 담겨 있는 의미에 대한 강박적 생각 때문에 주의집중력도 떨어진다. 일반적으로 이러한 강박적 상태가 일 주 또는 그 이상 지속되는데, 이때는 환자가 검사와 치료를 받을지 여부를 결정해야 할 중요한 시기다. 이때 환자가 진찰과 상담을 받으려고 하면 가까운 친척이나 친구가 병원으로 동행하는 것이 도움이 된다. 이렇게 친한 사람이 동행해 준다면 중요한 정보를 잘 이해할 수 있고, 계속하여 제기될 수 있는 의문점을 쉽게 알아볼 수 있고, 중요한 결정에 앞서는 문제점들을 파악하는 데 도움을 얻을 수 있다.

일단 치료가 시작되면 대부분의 환자들은 정상적인 심리적 상태로 되돌아 갈 수 있다. 환자들이 보이는 정서적 성숙성, 성격의 강인성, 용기 그리고 유머감과 같은 심리적 요인이 장기적으로 암에 잘 적응해 나갈 수 있는지 여부를 결정하는 데 중요한 역할을 한다. 앞서 언급한 당면한 위기사태에서 사람마다 보이는 반응 방식들이 얼마나 암을 잘 이겨 낼지의 여부를 예측하는 좋은 지표가 될 수 있다. 또 하나 중요한 요인은 어떤 특정한 암이 환자의 현재 삶과 삶의 목표에 어떤 영향을 미칠까 하는 것이다. 예컨대, 불임의 원인이되는 종양을 갖게 되었다면 이것은 해당 부부 못지않게 주변의 어른들에게도 심각한 고통을 줄 수 있다.

암이 아닌 다른 심각한 질병을 가진 환자처럼 암을 가진 환자들도 몇 가지 공통적인 정서를 경험한다. 퀴블러-로스(Elisabeth Kübler-Ross)가 쓴 『죽음에 대하여』라는 책에서는 '수용 거부(앞서 살펴본 것)', '분노(왜 하필이면 나에게 이런 병이)', '타협(나의 아이가 졸업할 때까지 만이라도 살 수 있게 해 달라)', '우울' 그리고 '죽음의 수용'과 같은 5단계의 정서가 공통적인 정서라고 기술하고 있다. 그러나 적응단계가 고정되어 있거나 예측할 수 있는 것이 아니라는 점을 아는 것이 무엇보다 중요하다. 예컨대, 암에서 치유된 사람과 몇 년 동안 암을 지니고 살아온 사람 간에는 심리적 적응양상이 판이하다는 것이다. 그러나 퀴블러-로스의 이 개념은 암 환자를 도와주는 데 유용할 뿐 아니라 암 환자의 보호자도 이런 삶의 위험에 처해 있을 때 일어날 수 있는 정서에 대해 잘 알고 있으면 도움을 받을 수 있다.

일반적으로 가까운 친구나 사랑하는 사람들도 암 환자와 같은 정서를 경험한다. 홀랜드(Jimmy Holland)가 조사한 연구를 보면 암 환자의 보호자가 느끼는 감정의 강도는 암 환자와 같을 정도라고 한다. 게다가 이런 보호자들은 환자를 돌보고 있는 동안이나 가정이나 직장에서 일할 때까지도 같은 감정을 보여 줄 수 있을 정도로 강력하다고 한다. 만약, 당신의 가족이나 절친한 친구들 가운데 한 사람이 암에 걸렸다면 환자뿐만 아니라 자신의 심리적 반응이나 요구도 환자 못지않게 중요한 것으로 보아야 한다. 따라서 이런 가족이나 친척들을 염려해 주고 지지해 주는 것은 환자를 지지해 주는 것 못지않게 중요한 일이므로 보호자도 상담이나 지지집단에 참여하도록 권유할 필요가 있다.

어떤 환자들은 어린 시절에 겪었던 암에 대한 부정적 기억 때문에 암에 대처하는 데 어려움을 보일 수 있다. 다음 예는 어린 시절의 기억 때문에 암의 조기 대처가 어려웠던 한 사례다.

35세의 교사인 K 여사는 유방에 어떤 덩어리를 발견하여 검사를 받았더니 종양임이 드러났다. 주치의는 이 덩어리를 수술하고 방사선치료를 하자고 권유하였다. 종양이 초기단계에서 발견되었기 때문에 치료가 될 가능성이 매우 높을 것으로 기대할 수 있었다. 그럼에도 불구하고 K 여사는 너무 우울해서 잠잘 수도 없었고, 두 아이를 돌볼 수도 없었다. 그녀는 자기가 10살 때 자신의 어머니가 유방암에 걸려 죽었던 기억에 사로잡히게 되었다. 그녀는 매일 새벽 유방암 때문에 자기도 죽을 것이라는 생각에 사로잡혀 잠에서 깨었다. 치료해 보았자 별 도움도 되지 않을 것이라고 생각했기 때문에 주치의와의 첫 약속부터 파기해 버렸다. K 여사의 남편은 자기 아내가 너무나 심한 공포와 우울 때문에 생명을 구할 수 있는 기회마저 놓쳐 버릴 것 같아 아내를 설득하여 정신치료를 받도록 권유하였다.

몇 차례 정신치료를 받는 동안 K 여사는 어머니의 죽음을 회상하면서 소리지르고 울부짖었다. 치료가 진행되면서 K 여사는 일찍이 자기의 어머니가 암으로 사망하게 되면서 자기를 홀로 남겨 두고 간 것이 오랜 기간 큰 공포로 작용하였다는 점을 알게 되었다. 그래서 유방암이 치명적 공포라고 믿어 왔던 자기의 생각이 현실적인 것이 아니라 어린 시절 어머니의 질병과 죽음에서 온 것이란 것을 알고 난 후부터 치료가 진전되었다. 몇 차례 심리치료가 이루어진 후 K 여사는 자신의 주치의를 찾아가 유방암 제거수술을 받았고, 방사선치료도 받았으며 몇 년 후에는 병이 완치되었다.

상담이 어떻게 도움을 주는가

암 환자는 암이라는 질병 자체에서 오는 불안 외에도 질병 자체에서 오는 엄청난 통증 또는 치료가 어렵다고 믿는 정서적 절망감에서 오는 스트레스로 고통을 겪는다. 이런 부담감에서 벗어나게 하는 데는 여러 가지 형태의 상담이 도움을 줄 수 있다.

전문적 상담 ┃ 어떤 종류의 암에 걸려 있거나 어떤 단계까지 암이 진전되어 있다 하더라도 환자들이나 환자 가족을 위해 전문적으로 상담을 해 주는 건강전문가들이 있다.

그러나 전문가에게 도움받기를 요청하는 것을 약점으로 여기는 사람들도 있다. 도움을 요청하는 것은 용기가 필요하지만 실제로 큰 도움을 받을 수 있다. 자기 자신이나 사랑하는 사람이 암에 걸려서 몹시 우울하고, 절망감을 갖거나, 너무 화가 나서 일상생활의 일거리를 잘 처리하지 못하는 경우에는 무엇보다 먼저 상담이 필요하다. 의학적 치료의 일환으로 상담을 실시하는 것이 이상적이지만 실제로 병원에서 상담받는 것은 어렵다. 그러므로 병원 바깥에서 상담을 받는 것도 도움이 된다. 상담이란 심리치료가가 암 환자나 기타 중요 질병을 가진 환자와 직접 만나서 대화를 통해 이루어지는 것이 이상적이다.

성문제
상담 암 치료 후부터 발생하는 성적 문제에 관해 주치의와 직접 상담하는 것을 꺼려하는 사람들이 많다(의사들도 암 환자와 성적 문제에 관해 대화하는 것을 싫어하는 경우가 있다). 암이 발생된 후 부부관계를 가지려고 할 때는 신체적으로 느껴지는 통증뿐만 아니라 심리적으로 느껴지는 공포감, 불안감, 신체적 매력감의 상실과 같은 문제들이 제기된다.

예컨대, 고환에 암이 생기면 이를 절제해야 할 심각한 문제가 발생할 수 있다. 오늘날에는 암으로 발생할 수 있는 성적 문제를 전문적으로 상담해 줄 수 있는 카운슬러들이 있으므로 이런 성전문상담가를 주치의를 통해 소개받을 수도 있다.

45세인 여류사업가 M 여사의 사례가 암 치료 후 성적 상담으로 도움을 받았던 전형적인 예가 될 수 있다. M 여사는 인생을 충분하게 성취해 나가면서도 직업, 가정, 가족 간의 균형도 잘 유지해 온 여류사업가였다. 그녀는 경부암의 치료에 가장 도움이 된다고 판단하여 방사선치료를 받았다. 방사선치료를 받고 있는 동안 그들 부부는 지금은 질병의 치료가 무엇보다 중요한 시점이기 때문에 부부간의 성행위는 금지해야 된다고 생각하였다. 방사선치료가 끝난 후, 이 부부는 새롭게 성행위를 시도해 보았다. 처음 몇 번 시도하였을 때, M 여사는 심한 통증을 느꼈기 때문에 성행위를 거부하였다. 그러나 그녀의 남편은 이것을 자기를 받아 들이지 않는 거부로 여겼다. 그 후 남편은 아내에게 접근하는 것을 그만두었으며, 아내도 자신을 남편이 따돌린 것이라고 생각하게 되었다.

이 부부는 이러한 성적 문제가 부부간의 관계를 점점 멀어지게 하는 요인이 된다는 것을 알게 되었고, 이들은 성문제 상담가를 찾아가 의논하였다. 상담가는 이들 부부간의 문제는 M 여사가 성행위 동안 느꼈던 심한 신체적 통증 때문이라고 분석하고 M 여사에게 불안과 통증을 감소하기 위한 행동과 충고를 해 주었다. 몇 달 후 이들의 결혼생활은 정상으로 되돌아왔고, 서로 존경과 이해심을 갖게 되는 이상적인 부부관계를 다시 유지하게 되었다.

사회적 지지　암 환자나 암에서 살아남은 생존자들이 건강 전문가의 조력을 받거나 또는 받지 않고 환자들 스스로 서로를 도와주는 집단상담 활동을 통해서도 도움을 받을 수 있다. 이런 상호 지지집단에 들어온 사람들은 대체의학적 정보라든지 실험적 정보를 포함하여 온갖 종류의 정보를 서로 교환하여 공유할 수 있다. 어떤 경우에는 심상법, 명상법, 요가와 같은 특정한 심리적 기법을 사회적 지지 외의 방법으로 사용한다. 결국 이 상호 지지집단이란 환자들에게 어떻게 하여 암이 발생하게 되었는지, 그리고 그 의미를 알게 하고 다른 환자들의 처지도 서로 이해하게 함으로써 보다 편안한 환경을 마련해 주자는 데 있다.

역사적으로 암 환자를 위한 최초의 자조적 집단은 후두암절제술 (laryngectomy)이나 인공항문성형술(colostomy)과 같은 수술 끝에 오는 극심한 신체적 변화에 대해 새롭게 적응할 수 있도록 도와주는 것이 목적이었다. 1950년대 미국 암협회는 'Reach for Recovery program'이란 것을 실시하였는데, 이 프로그램은 유방절제술 (mastectomy)을 실시한 자원자들이 자신의 동료 환자들을 찾아가 도와주는 프로그램이었다. 이 프로그램은 지금도 전 세계적으로 성행하고 있다. 오늘날 특정 암에서 살아남은 환자들과 환자의 배우자나 부모들을 도와주기 위한 지지집단도 있다.

흔히, 만성질환이나 생명을 위협하는 질병을 갖고 있는 사람은 다른 사람들에게 '내가 느끼고 있는 고통을 당신은 잘 모른다.'고 말한다. 그러나 지지집단은 자신이 느끼는 것과 똑같은 아픔을 느끼는 사람들로 구성된다. 이런 지지집단의 사람들은 특정 암 때문에 모인 암 환자들이거나 같은 종류의 치료와 유사한 적응을 시도하는 사람들로 구성된다. 예컨대, 사업가 박 모 사장은 1970년대에 만성 림프성 백혈병(lymphocytic leukemia)이 발생하여 병원에 입원한 후 주치의의 지도하에 다른 환자들과 접촉하기 시작하였다. 환자들은 지속적인 불안 속에서도 박 사장과의 대화를 통해 많은 위안을 받았다. 박 사장은 환자로서 함께 있었기 때문에 의사나 간호사에게서 받지 못한 신뢰를 받을 수 있었다. 같은 백혈병 환자들은 박 사장을 권위 있는 카운슬러 못지않다고 하였다. 박 사장은 자기 자신뿐만 아니라 남에게도 도움을 줄 수 있었다.

그러나 지지집단이 모든 사람에게 똑같이 좋은 것은 아니다. 어떤 환자는 만나서 이야기를 나누는 것이 자신의 뼈아픈 과거를 회상하게 하는 것이어서 좋아하지 않는다. 그러나 대부분은 이 집단에 참여하는 것이 인간관계를 가깝게 하고 남을 도와줌으로써 오는 좋은 느낌이 부정적 느낌을 능가하게 된다고 생각한다. 이 지지집단에 참여하는 것이 환자의 대응능력을 길러 주고, 가족과의 관계나 의사와의 대화를 잘 할 수 있게 해 주고, 자신감, 효능감 그리고 통제감을 높여 주는 효과가 있다.

암 치료를 위한 심리적 대처방법

암을 치료한다는 것은 몹시 어려운 것이지만 다양한 이완기법의 적용으로 도움이 될 수 있다. 특히, 이완기법은 통증을 낮출 수 있을 뿐만 아니라 약물치료에 뒤따르는 예기성 부작용, 즉 불안, 구토, 메스꺼움 등과 같은 부작용을 경감시키는 데도 도움을 줄 수 있다.

약물치료를 주로 하는 환자의 1/4~2/3 정도가 서너 번째 투약을 받은 후부터 예기성 불안과 메스꺼움을 보이기 시작하여 치료가 끝날 때까지 계속된다. 환자들은 치료와 연상되는 알코올 냄새나 병원을 가리키는 신호, 병원으로 가는 고속도로의 출입구 표시, 심지어는 달력을 쳐다보는 것만으로도 메스꺼움이 일어날 수 있다. 이와 같은 반응이 일어나는 것은 고전적인 행동조건화의 결과다. 다시 말해 무엇이든 구토를 야기하는 약물로 연상되는 것이라면 비록 실제로는 어떤 약물도 섭취하지 않았음에도 불구하고 메스꺼움을 야기할 수 있다. 이런 반응이 바로 학습되고 조건화된 반응이라 할 것이다.

예기성 메스꺼움은 치료 주기가 계속되면서 더욱 악화될 수 있다. 치료의 시작과 더불어 극심한 불안을 보이는 환자는 가장 심한 예기성 메스꺼움을 보인다. 실제적으로 약물을 취한 부작용 때문에 치료가 시작된 후 가장 심한 메스꺼움과 구토를 경험하였던 사람이 다음 약물치료 전에 가장 심한 메스꺼움과 구토를 보일 수 있다고 하는 것은 결코 놀랄 만한 일이 아니다. 그러나 대부분의 경우 예기성 증후는 이완기법을 통하여 유의미하게 감소시키거나 아예 없앨 수도 있다.

심상유도와 관련하여 사용되는 이완기법의 이점에 관한 몇몇 연구가 있다(이 심상법은 암과 싸우는 것을 연상하게 하는 것이 아니라 단지 이완을 높이기 위해 사용하는 것임). 슬론 케터링 기념 암센터에 있는 연구자들이 행한 한 연구와 그 밖에 다른 암센터에서 행한 연구가 있다. 이 연구에서는 방사선치료나 약물치료에 따르는 부작용 때문에 몹시 불안해하거나 우울해하는 한 집단의 환자들에게 하루 세 차례 정도 이완테이프를 들려주었고, 똑같은 불행을 느끼는 다른 집단에게는 테이프 대신에 신경안정제를 주었다. 10일이 지난 후 약물집단과 이완집단 모두 근본적으로 불안과 우울이 감소하였으며, 두 집단의 환자들 가운데 2/3 정도가 기분이 전보다 훨씬 더 좋아졌다고 하였다. 약물을 투여한 집단이 이완집단보다 약간 더 효과적이었다.

이 연구는 최소한도의 심리적 개입만으로도 암 치료를 받고 있는 사람들을 도와줄 수 있으며, 나아가 환자의 요구에 따라(예컨대, 어떤 환자는 약물치료를 선호할 수 있고, 또 다른 환자는 이완기법을 더 선호할 수 있다) 치료법을 조정해 나갈 수 있다는 사실을 보여 주는 것이다.

암 환자를 위해 이완기법 외에도 다양한 이완방법들을 적용할 수 있다. 이완기법은 예기성 메스꺼움의 빈도를 현저하게 감소시킬 수 있고, 비록 메스꺼움이 발생하였더라도 그 강도나 기간을 감소할 수 있다는 연구도 있다. 최면법, 심상법, 명상법 등과 같은 이완기법들도 유사한 효과가 있다고 한다(이러한 이완기법들에 관한 자세한 내용은 후속하는 제3부의 내용을 참고하라).

암 환자에게 특히 유용하다고 알려져 있는 체계적 둔감법(systematic desensitization)이라는 행동기법은 암 치료와 관련하여 환자들에게 나타나는 공포를 치료하기 위한 이완법으로 사용되고 있다. 먼저, 환자나 치료자 모두에게 치료에서 나타날 수 있는 다양한 문제들 가운데 가장 미약한 것에서 가장 두려워하거나 고통을 느끼는 문제에 이르기까지를 순위로 매긴다. 그런 후에 환자를 안정된 상태로 유도하기 위해 이완기법을 사용한다. 충분히 이완되었다고 생각되면 환자는 가장 두렵지 않은 상태부터 시작하여 가능한 생생하게 나타날 수 있는 다양한 장면들까지 상상하도록 한다. 환자가 특별한 장면을 상상하면서 이완상태에 머물러 있으면 그 다음에는 약간 고통스런 문제를 상상하면서 이완상태에 머물도록 하는 식으로 조금씩 고통의 강도를 증가시키면서 이완을 계속해야 한다. 이렇게 하여 끝에는 가장 두려운 것을 명확하게 상상하면서도 조용히 머물도록 한다. 이 연구에 의하면 이런 방법을 사용하였던 환자들은 예기성 메스꺼움의 시기가 짧아지고 정도도 낮아진다고 한다.

아동을 위한 특수기법 치료를 몹시 두려워하는 아동을 위한 특수기법도 연구되었다. 예컨대, 소아백혈병(leukemia) 환자는 골수 채취나 척수를 바늘로 찔러 척수액을 채취하는 따위의 고통스런 처치에 반복적으로 노출되지 않으면 안 된다. 이런 고통스런 처치를 하기 위해 간호사, 부모 또는 의사가 물리적으로 아이들을 강제로 억제하지 않으면 안 된다. 이런 이 아이들의 고통을 이겨 내는 데 몇 가지 방법들이 도움이 된다. 클리블랜드에 있는 아동병원의 소아과 의사 올니스(Karem Olness)는 이러한 고통스런 처치를 받아야 하는 아이들의 고통을 줄이기 위해 자기최면법과 심상유도법을 처음으로 사용하였다.

또 다른 방법은 슬론 케터링 기념 암센터의 심리학자 레드(William Redd)에 의해 고안된 인지·주의전환법(cognitive attentional distraction)이란 것이다. 이 방법은 환자가 지각하는 불안이나 메스꺼움을 재미있는 일이나 다른 활동으로 주의를 전환함으로써 지각 대상을 돌리게 하는 법이다. 레드와 그의 동료들은 치료 직전 아동의 주의를 다른 것으로 돌리거나 예기성 메스꺼움을 예방하기 위해 비디오게임을 사용하여 성과를 얻었으며, 나이가 든 아이들에게는 게임에 참가하게 함으로써 불안을 예방할 수 있었다. 이러한 주의전환법은 통증을 조절하고 감소시키는 데 도움을 줄 수 있다.

또한, 혁신적 방법으로 알려진 정서적 심상법(emotive imaging)이 있는데, 이것은 치료자나 부모가 아이들에게 공포를 이겨 내는 내용을 담은 이야기를 들려줌으로써 아이들 자신을 영웅과 동일시하여 자기주장적이고, 자랑스럽고, 걱정이 없도록 하는 것이다. 치료자는 무서운 자극도 이 이야기 속에 포함되도록 하여 도와줄 수 있다.

최면과 마찬가지로 정서적 심상법은 아이들에게 자신의 능력에 대한 믿음을 갖도록 하는 것이다. 예컨대, 7세 된 혈우병 환자는 주사바늘에 대해 극단적인 공포를 보였다. 이 소년은 치료실로 데리고 갈 때마다 울부짖고, 발로 차고, 의자 뒤에 숨어 온 힘을 다해 붙

잡고 늘어졌다. 치료자는 바늘에 대한 이 소년의 공포심을 없애고 조용히 있도록 하기 위해 이 아이에게 배트맨과 로빈에 관한 이야기를 들려주었다.

어느 날 배트맨과 로빈이 여행을 하다가 눈에 보이지 않는 마법의 장갑을 발견했다. 이 장갑을 낀 사람은 엄청나게 힘이 세게 되어 어떤 고통도 잘 이겨 낼 수 있었다. 로빈은 주사 맞기를 몹시 싫어했는데, 어느 날 병원에 가서 주사를 맞아야만 했다. 그래서 로빈은 배트맨에게 마법의 장갑을 좀 빌려 달라고 부탁했고, 배트맨은 로빈에게 장갑을 빌려 주었다. 그런 후, 로빈은 주사를 맞았지만 하나도 아프지 않았다.

이 이야기를 들려주고 나서 치료자는 그 아이에게 눈에 보이지 않는 마법의 장갑을 선물로 주었고, 이 아이는 치료를 받으러 가기 전 언제나 마법의 장갑을 끼고 갔다. 그 후부터 간호사나 부모도 이 얘기를 들려주었으며, 이 아이의 공포는 많이 줄어들었다.

통증의 통제를 위한 학습 | 통증은 모든 암 환자가 갖는 최악의 공포다. 이 통증은 종양 자체에서 올 수도 있고, 수술이나 약물치료, 방사선치료의 부작용으로 올 수도 있다. 그리고 통증이 환자 자신의 암이 진행되어 가고 있는 증거라고 믿게 되면 정서적 고통도 수반한다. 이러한 정서적 고통은 통증을 더욱 심하게 악화시킬 수 있다.

우울증과 함께 통증은 암이 진행되는 단계에서 공통적으로 나타난다. 이때는 암 자체에서 오는 통증을 먼저 제어해야 하기 때문에 마약성 진통제를 사용한다. 불행하게도 환자가 마약성 진통제에 중독되는 것을 두려워하기 때문에 약물 복용량을 제한하지 않으면 안 된다. 흔히 암 치료에 있어서 약물치료의 보조로 이완기법을 사용한다. 그러나 행동적 방법만으로는 심한 암의 통증을 통제하기에 적절하지 못하다.

그러나 암 통증은 이러한 행동개입방법뿐만 아니라 약물요법도 동시에 적용하는 것이 대부분이다. 만약, 통증을 제어하기 위해 약물요법이 필요하다면 환자는 약물요법을 수용해야만 한다. 흔히, 환자들은 약물중독에 대해 지나치게 공포를 갖는다. 그러나 약물중독의 위험성은 일반적으로 믿는 것만큼 그리 심한 것이 아니다. 단기간에 작용하는 새로 개발된 진통제를 사용하면 약물중독 없이 놀라운 효과를 볼 수 있다.

진행된 암의 대처

환자마다 개인차가 있기는 하지만 보통 환자들은 치료가 끝나면 재발 가능성에 대해 불안해한다. 이런 두려움은 정상적이고 예견할 수 있는 것이지만 중요한 것은 무력감에 빠지지 않도록 하는 것이다. 어떤 환자는 주의를 전환한다거나 이완이나 자기최면과 같은 자가조정법을 사용하여 자신의 마음에서 무언가 '나쁜 생각'을 빼낸다고 말한다. 그러나 어떤 사람은 공포가 너무 심하기 때문에 전문적 도움이 필요하다.

만약, 암이 재발하면, 처음 암으로 진단되었을 때 경험하였던 위기감과 정서적 혼란이 다시 나타나게 된다. 이때는 우울과 불안이 처음보다 훨씬 더 심할 수도 있다. 이때, 환자들이 암을 치료하겠다는 생각에서 가능한 한 암을 잘 조절해 나가야겠다는 희망으로 바뀌게 되면 재발된 암을 잘 다룰 수 있게 된다. 이 시기에는 의사와 환자 사이에 상호 존경과 신뢰가 보다 중요하다. 암 전문의들은 암 재발과 함께 나타나는 의학적 · 심리학적 문제를 잘 다루는 데 익숙하다. 오랜 기간 가정주치의로서 환자를 보살펴 왔던 의사가 환자를 심리적으로 돌보는 게 가장 이상적이다.

오늘날에는 암의 말기에 있는 환자를 병원에 입원시키기보다 가정에서 보살피려는 노력이 많아지고 있다. 1970년 이후 미국에서는 호스피스 프로그램이 성행하고 있는데, 이것은 가능한 오랜 기간 환자를 집에 두고 편안하게 돌보자는 것이다.

이 프로그램의 초점은 치료보다는 환자를 편안하게 해 주고, 고통을 조절해 주고, 정서적으로 지지해 주며, 환자의 유족을 위한 상담도 해 준다. 가정에서도 환자를 돌봐 주는 호스피스 운동이 확산되어 가고 있다. 어떤 병원에서는 간호사가 24시간 전화상담을 해 주고, 가정을 방문해 주는 가정간호병동(home care unit)이란 것도 설치·운영하고 있다. 이 병동은 만약 환자나 환자의 가족이 급히 도움을 요청한다거나 위기가 발생하였을 때 대처하는 방법을 문의해 오면 즉각적으로 활동할 수 있는 준비를 갖추고 있다.

사랑과 명상을 통한 치유

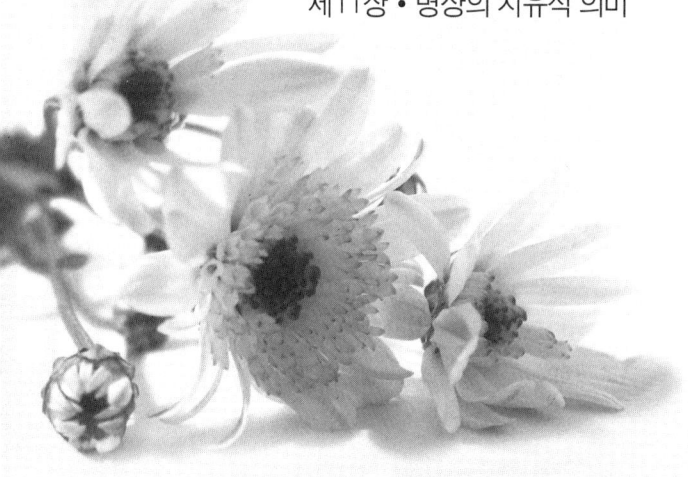

7

사랑은 치유를, 외로움은 질병을

사랑이 지닌 치유의 힘

사랑의 힘 | 테레사 수녀의 삶이 다큐멘터리로 방영된 적이 있다. 중동의 레바논에 전쟁이 터졌을 때, 테레사 수녀는 자선단체의 여러 수녀들과 함께 그곳에서 그들이 해야 할 일을 찾고 있었다. 이 수녀들은 뇌성마비 장애아 수용소에 임시직원으로 파견되었다. 수용소의 아이들은 같은 나이의 아이들에 비해 몸집이 오그라들고 위축되어 있어서 몹시 작게 보였다. 이 아이들은 고아원의 원아들에서 집단적으로 잘 나타나는 일종의 심신장애인 시설병에 걸려 성장이 정지되어 있었다. 비록, 이 아이들에게 충분한 음식을 먹이고 보살펴 주긴 하였지만 이 아이들에게는 자신을 돌봐 주는 보모와 사랑을 주고받을 기회가 적었다. 이렇게 사랑을 받지 못한 아이들은 뇌하수체라는 내분비선에서 성장호르몬이 정상적으로 분비되지 못한다. 그러므로 이 아이들은 신체 성장이 정

지되고, 몸이 오그라들며, 죽음의 그림자가 드리워지게 된다.

테레사 수녀는 이렇게 죽어 가는 연약한 아이를 그녀의 팔로 포근하게 감싸 안았다. 이 아이들의 얼굴은 마치 죽은 사람의 가면을 쓴 것처럼 일그러져 있었고 주름 잡힌 팔다리는 경련으로 뒤틀려 있었다. 테레사 수녀가 이 아이들에게 해 준 일은 사랑에 가득 찬 모습으로 아이를 쳐다보면서 단지 가만히 껴안아 주고 얼러 주는 일밖에 없었다. 이렇게 따뜻한 사랑으로 안아 주고 얼러 주자 몇 분후 이 아이들은 미소를 짓기 시작하였고, 뒤틀린 사지가 점차 이완되기 시작하였다. 테레사 수녀에게, 당신은 회복될 가망도 없이 병들어 죽어 가는 이 아이들을 왜 성가시게 보살펴 주느냐고 물었을 때, 그녀는 오직 이들을 사랑하는 것이 내 일이기 때문이라고 대답하였다.

지니라는 소녀는 결핍된 환경 속에서 어린 시절을 보냈다. 출생후 20개월부터 13세가 될 때까지 이 소녀는 조그마한 방에 혼자 격리되어 있었으며, 대부분의 시간을 의자에 묶인 채 보냈다. 정신이 불안한 소녀의 부모가 시간에 맞춰 음식은 제공해 주었지만 아무도 소녀를 돌봐 주거나 이야기해 주지 않았다. 이 아이를 관찰한 연구자들에 의하면 이 아이가 13세 9개월에 감금에서 풀려 났을 때 겨우 6~7세 정도의 어린 소녀로 보였다고 한다.

결손가정에서 자란 다른 아이들도 이 경우보다는 심하지 않지만 비슷한 성장장애를 보였다. 심리학에서는 이러한 성장장애를 '심리적·사회적 난쟁이'라고 하는데, 이것은 두개골의 바닥에 위치하는 뇌하수체라는 내분비선의 호르몬분비장애 때문이다. 이 호르몬의 분비장애는 애정결핍과 같은 심리적·사회적 요인이 주된 원인이다. 이러한 성장장애 어린이들도 스트레스성 환경에서 벗어나게 하여 사랑해 주면 급속도로 성장한다.

어떻게 스트레스와 애정결핍이 성장장애를 일으키는 것일까? 이러한 심리적·사회적 난쟁이는 뇌하수체에서 분비되는 성장호르몬의 양이 감소한 결과로 나타나는 것이다. 가드너(Gardner)는 성장하는 동안 전형적으로 보이는 수면 형태가 이 어린이들에게는 스트레스로 변화된다고 하였다. 혈액을 따라 순환하는 성장호르몬이 수면의 몇몇 단계에서 두드러지게 많이 분비되기 때문에 이 주장은 중요한 것으로 여겨진다. 가드너는 사랑이 박탈되는 환경적 스트레스는 수면을 감소하고, 이 때문에 성장호르몬의 분비가 감소하여, 성장장애가 나타나게 되는 것이라고 설명하였다.

의학이나 심리학 연구에 의하면 사랑을 주고받는 것이 건강하게 살아가는 데 가장 중요하다는 사실을 입증하는 근거들은 매우 많다. 과학자들은 사랑을 '사회적 지지' 라는 말로 사용하는데, 이 사회적 지지야말로 좋은 건강을 유지하는 데 음식이나 운동과 같은 중요 건강습관보다 훨씬 더 강력한 요인이 된다고 한다. 미국 캘리포니아 주의 알라메다 카운티에 사는 주민 7천 명을 대상으로 건강과 생활습관을 비교 연구한 유명한 연구가 있다. 이 연구 결과에 의하면 실제로 빈번하게 남과 사회적인 교제를 하지만 외로움을 느낀다고 보고한 부인들은, 사랑을 느꼈다고 보고한 부인들에 비해 자궁암, 유방암, 난소암에 걸릴 확률이 2.4배라고 한다. 사회적 관계도 잘 하지 않고, 외로움도 많이 느낀다는 부인들은 그렇지 않다는 부인들에 비해 이런 암에 걸려 죽을 위험률이 자그마치 5배나 더 많다고 하니 이 얼마나 놀라운 일인가!

우리 인체의 면역체계는 외로움과 같은 심리적인 요인에 매우 민감하다. 그러므로 사랑받지 못한다고 느끼거나 외로움을 느낄 때는 암세포를 발견하고 이를 격퇴할 면역력이 크게 낮아진다. 외로움은 또한 지방이나 콜레스테롤의 대사활동에도 큰 영향을 미칠 수 있어서 심장병에 걸릴 위험률도 크게 증가할 수 있다. 핀란드 북부의 코렐리아 지방에 사는 남자와 여자 13,301명을 대상으로 5~9년간 연구한 바에 의하면, 사회적으로 외로움을 느끼는 사람은 관계를 긴밀하게 느끼는 사람에 비해 심장병으로 인해 죽을 확률이 3배 정도 더 높다고 한다. 또한, 원숭이를 대상으로 한 카플란(Kaplan)의 연구도 매우 주목되는 결과를 보여 주고 있다. 원숭이들 가운데 상호관계를 계속 단절시켜 사회적으로 스트레스를 받은 원숭이는 스트레스를 받지 않은 원숭이에 비해 심장동맥이 폐색되는 정도가 두 배 정도나 더 늘어난다고 한다.

토끼는 심혈관계가 인간과 매우 흡사하다. 휴스턴 대학교의 로버트 네렘(Nerem)은 유전적으로 동일한 혈통을 가진 토끼를 대상으로 일정 기간 콜레스테롤이 많이 든 음식을 먹여 심장동맥의 경화가 일어나는지 여부를 알아보았다. 연구자는 이렇게 콜레스테롤이 많이 든 음식을 먹은 동물들은 모두 동맥경화에 걸릴 것으로 추측하였다. 그러나 높은 선반에 있었던 사육 상자에서 자란 토끼들이 낮은 선반에 있었던 사육 상자에서 자란 토끼에 비해 동맥경화에 걸린 확률이 월등히 더 많았다. 연구자는 처음에는 이런 결과를 접하고 당황하였다. 그러나 연구를 거듭하면서 그 이유를 알게 되었다.

이 사육실에서 동물을 사육하는 여자 사육사는 매일 저녁 먹이를 주려고 사육실에 올 때마다 낮은 선반에 있는 토끼들은 한 마리씩 끄집어 내어 안아 주고 쓰다듬어 주었지만 높은 선반에 있는 토끼는 손이 잘 닿지 않기 때문에 돌보아 주지 못하고 그냥 먹이만 던져 넣어 주었다. 이처럼 윗단에 있는 토끼들은 격리되었고, 사랑받지 못했기 때문에 동맥경화에 더 많이 걸렸을 가능성을 유추할 수 있었다. 그래서 연구자는 이 연구를 계속 되풀이해 보았다. 그 결과 예상했던 대로 한 마리씩 매일 규칙적으로 애무해 주고, 얼러 주면서 같이 놀아 주면 똑같은 음식을 먹고 자랐지만 사랑받지 못하고 자란 토끼에 비해 동맥경화가 60%나 감소한다는 사실을 알게 되었다. 사랑받은 토끼는 동맥경화 발생만 억제된 것이 아니라 혈중 콜레스테롤 수준, 혈압, 심장박동률도 또한 낮아졌다.

그 밖에 사람을 대상으로 한 연구들에서도 원숭이나 토끼의 연구 결과와 유사한 결과를 보여 준다. 즉, 아무런 사랑 대상도 없이 외롭게 사는 사람은 꽃을 가꾸거나 금붕어와 같은 애완동물을 사랑하는 사람에 비해 심장질환에 걸릴 확률이 훨씬 더 높다. 이것은 애완동물을 사랑하는 것이 외로움이라는 질병 발병 요인을 감소시켰기 때문에 건강상 매우 유익한 결과를 얻게 된 것이다.

쿠버맨(Cuberman)은 심장발작을 경험한 후 살아남은 2,320명을 인터뷰하였더니 외로움을 느끼거나 스트레스를 많이 받았던 사람이 심장병으로 사망할 확률이 4배나 더 높다는 사실을 발견하였다. 듀크 대학교의 블레이저(Blazer)는 65세 이상 노인 331명을 대상으로 연구하였는데, 사회적 지지를 받지 못한다고 느끼는 외로운 사람들은 성별, 인종별, 경제 수준, 신체적 건강상태, 우울증, 스트레스적인 사건, 흡연과 같은 건강 관련 요인들을 함께 고려해도 사회적 지지를 받고 있다고 느끼는 사람에 비해 사망 위험률이 4배나 더 증가한다고 하였다.

우리는 흔히 건강을 증진하는 요인을 음식물이나 운동과 같은 요인에만 주의를 둘 뿐 사랑이란 요인에 별다른 주의를 기울이지 않왔다. 그러나 이것은 크게 잘못된 것이다. 또 하나 흥미 있는 조사 연구를 소개하려고 한다.

미국 펜실베니아 주에 이태리에서 이민 온 사람들이 모여 사는 로제토라는 작은 마을이 있다. 30여 년 전부터 역학자들은 이곳 주민들이 바로 인접하는 뱅고르나 나자렛 마을의 주민들에 비해 심장병에 걸리는 위험률이 눈에 띄게 적기 때문에 이곳을 조사 연구 대상지로 결정하였다. 연구자들은 이곳 주민들의 체중이 인접한 비교마을 주민들의 체중보다 더 낮을 것으로 기대하였으며, 주로 먹는음식도 마라톤 선수처럼 콩으로 만든 음식물과 같은 건강식을 취할것으로 기대하였다. 그러나 이곳 주민들도 인접 마을의 주민들과마찬가지로 심장병 발병 위험 요인으로 간주되는 흡연율, 과다지방섭취, 당뇨병, 운동부족을 보였다. 이 세 마을 모두 같은 수돗물을공급받았고, 같은 병원에서 같은 의사들에 의해 진료를 받았다. 그러면 어떻게 이곳 로제토에서만 유독 심장병 발병률이 낮단 말인가? 로제토는 1882년 이탈리아 남쪽에 있는 어떤 시골 마을에서 이민 온 사람들에 의해 만들어진 마을이었는데, 그 후 동일한 종족들이 계속 함께 살고 있었으며, 문화적 동질성도 계속 유지하고 있었다. 그리고 가족들 간에 긴밀한 관계를 보였고, 주민들 간에도 높은응집성을 보였다. 이처럼 주민들 사이의 밀접한 인간관계, 즉 강인한 사회적 상호지지가 건강을 증진하는 중요 요인으로 고려되었다.

인간관계의 해체와 질병 발생

그러나 최근 25년 사이에 로제토도 일반적인 미국 도시와 마찬가지로 사회적 유대관계가 급속하게 깨어졌으며, 삶의 가치가 사랑을 바탕으로 하는 정신적 지향에서 돈이나 재산과 같은 물질적 지향으로 바뀌게 되었다. 이처럼 지향 가치가 바뀌면서 로제토 주민의 심장병 발병률도 미국인의 평균 발병률과 다르지 않게 되었다. 이처럼 사회적으로 외로움을 느끼는 사람들은 연결감과 동질감을 느끼는 사람들에 비해 모든 종류의 질병으로 조기 사망할 위험률이 두 배에서 다섯 배 정도 높았다.

미국의 경우 1945년에는 85%의 사람들이 대가족 제도를 보였지만 1989년에는 대가족이 3%밖에 되지 않았다고 한다. 우리 사회의 경우도 1950년대까지는 로제토 마을과 비슷한 대가족제의 동족 마을이 특색이었다. 그러나 1960년대 이후 산업화, 공업화, 도시화가 가속되면서 가족제도도 급속하게 붕괴하여 핵가족제로 바뀌게 되었다. 이제는 할아버지, 할머니를 구심점으로 하여 많은 가족들이 공동으로 모여 식사하고 놀이하는 일이 특별한 날을 제외하고는 흔치 않게 되었다. 온 가족이 모여 앉아 그날 경험한 일을 이야기하고 같이 공감하면서 친밀감을 느끼고 사랑을 주고받았던 과거 분위기와는 판이하게 달라졌다. 어쩌다 흩어져 사는 형제자매들이 한자리에 모이는 일이 있어도 자신의 힘이나 부를 과시하기 위한 허세를 부리기가 일쑤여서 형제간이나 동기 간에도 심한 질투심을 느끼거나 병적 경쟁의식을 보인다. 그럼으로 이제는 가족들 간에도 사랑이나 친밀감을 나누고 느끼기보다 소외감, 적대감, 차별감을 느끼기 때문에 친밀한 가족관계보다는 서로 경계하고 질시하는 비인간적 병리현상마저 보이고 있다. 한국의 경우 최근 10년 사이에 심장병 발병률이 과거에 비해 6배나 증가하였다는 보고가 있다. 이처럼 심장병 발병률이 급속하게 증가하는 것이 대가족제의 해체에 따른 사회병리현상의 증가와 밀접한 관련이 있지 않을까?

1967년 미국 보건당국은 지나친 흡연이 건강에 위협을 줄 수 있다는 경고문을 담뱃갑에 표기하게 하였고, 이런 조처는 전 세계적인 추세가 되었다. 그 후 연구자들은 흡연자들과 비흡연자들을 대상으로 사망률을 비교하였더니 흡연자들이 비흡연자에 비해 사망률이 2배 정도 더 높다는 사실을 알게 되었다. 그런데 흥미 있는 것은 배우자가 있는 흡연자의 사망률이 이혼한 후 혼자 사는 홀아비가 흡연하지 않는 경우와 같다는 것이다. 흡연과 관련하여 사망 위험률이 높은 사람은 혼자 사는 홀아비거나 과부 또는 이혼녀라는 것이다. 어찌하여 이런 배우자가 없는 사람들에서 흡연에 의한 사망률이 더 높게 나타나는 것일까? 우리는 결혼한 사람들은 배우자들이 항암성분과 식이성 섬유가 풍부한 건강식품, 즉 당근이나 멜론과 같은 것을 많이 공급해 주기 때문에 사망률이 낮아졌을 것이라고 추측할 수 있다. 그러나 이것은 사실과 다르다. 이들을 병에 걸리지 않게 보호해 준 것은 음식물이 아니라 바로 결혼생활 그 자체라는 것이다. 다음 한 예를 보자.

남편 심씨와 부인 송씨는 20대에 결혼하여 40여 년간 금실 좋게 살아왔다. 이들 부부는 세 자녀를 두었으며, 5명의 손자 손녀까지 두었고, 모두 별 탈 없이 잘 성장하였다. 게다가 근년에는 심씨가 하는 사업도 과거보다 더욱 번창하였기 때문에 이들은 노년에 들어 참으로 행복하게 살고 있었다. 그런데 어느 날 이런 행복이 갈기갈기 찢어지는 엄청난 불행이 닥쳤다. 아내 송씨가 유방암에 걸렸다는 청천벽력 같은 상황이 발생한 것이다. 그 후 남편 심씨는 아내 곁에서 아내를 낫게 해 달라고 온갖 기도와 치성을 드렸다. 암으로 진단받은 5년 후 아내 송씨는 남편의 기도와 치성에도 불구하고 영원히 눈을 감았다.

아내를 떠나 보낸 5개월 후 남편 심씨도 심장마비를 일으켜 사랑하는 아내 곁으로 갔다.

그런데 이처럼 배우자를 잃은 남자들이 병에 잘 걸리거나 사망률이 높아진다는 증거는 많이 있지만, 남편을 잃은 부인이 아내를 잃은 남편처럼 질병에 많이 걸리고 사망하는 비율이 높아진다는 증거는 찾아볼 수 없다. 어째서 이런 결과가 나왔을까? 잘 생각해 보면 여자가 남자보다 더 사교적이고 사회적이란 것이다. 다시 말해 여자들은 남자보다 다양한 감정을 서로 나눌 수 있는 친구들이 더 많고, 그렇게 할 수 있는 기회도 더 많다. 비록, 남자들은 친구가 많아 보이지만 다정한 감정을 속속들이 내보일 수 있는 편안한 친구들은 적다. 남자는 진화적으로 볼 때 사냥꾼의 후예이기 때문에 동성의 남자가 적이고, 경쟁자고, 이겨야 할 대상으로 본다. 따라서 아내는 외로운 남편의 가장 친한 친구다. 남편이 자신의 감정을 진실하게 토로하고 느낌을 공유할 수 있는 유일한 친구가 바로 자신의 아내인 것이다. 남편이 죽어도 아내는 많은 친구들이 있으므로 쉽게 정서적 위로와 사회적 지지를 받을 수 있지만, 아내가 죽은 남편은 유일한 친구를 잃으므로 보다 외로워지고 쓸쓸해진다. 그래서 아내를 잃은 남편이 남편을 잃은 아내보다 더 많이 병에 걸리고 더 많이 죽게 되는 것이다.

유명한 심장병 의사인 캘리포니아 의과대학의 딘 오니시는 관상동맥 심장병을 수술이나 약물복용 없이 명상과 같은 심리적인 요법과 동물성 지방의 절대 복용 금지와 같은 식이요법으로 치유할 수 있다는 심장병 치유의 혁명적인 방법을 제시하였다. 그의 유명한 저서인 『오니시 박사의 심장병 치유 프로그램(Dr. Ornish' s program for Reversing Heart Disease)』에서는 이런 방법을 일 년 간 실천함으로써 심장병이 획기적으로 치유된 사례를 문헌자료로 제시하고 있다. 그의 주장에 의하면 만약 지금 심장병이 있는 경우 미국 심장병학회가 추천하고 있는 음식물을 계속 섭취한다면 심장병은 더욱 악화된다는 가히 혁명적인 주장을 하고 있다. 그의 처방은 탈지 요구르트나 계란의 흰자를 제외하고는 어떤 동물성 음식도 섭취하지 못하도록 강조한다. 그는 이처럼 철저한 채식 위주의 식사를 강조한다. 채소의 경우에도 기름에 튀기기보다는 뜨거운 물에 살짝 데쳐 먹도록 하며, 식물성 기름조차도 가능한 한 사용을 절제하도록 한다. 그 밖에 적절한 운동을 하고, 환자 자신이 자신의 관상동맥이 깨끗하게 열린다는 심상법을 사용하며, 요가나 복식호흡을 통한 명상을 하도록 권유한다.

그러나 가장 중요한 것은 자신에게나 남에게 자신의 마음(가슴)을 여는 것을 학습하라는 것이다. 자기 자신을 사랑할 수 있고, 스스로에게 자긍심을 가질 때, 타인에 대한 사랑이 열리고 인간관계가 질적으로 크게 달라질 수 있다는 것이다. 오니시의 프로그램은 삶의 전체성과 연결성을 강조하는 것이 특징이다. 타인과 더불어 충분하게 사랑을 나누지 못한다거나 타인이 내게 친절하고 선량하게 대하지 못했다는 것을 느낄 때 우리는 외로움을 느낀다. 이때, 우리는 이 외로움을 극복하기 위해 개인적 수준, 대인관계 수준, 무아적(無我的) 수준에서 연결성의 고리를 찾아야만 한다고 강조한다. 즉, 개인적 수준에서 우리는 자기 자신과 남을 서로 갈라놓게 한 마음의 상처를 우선 치유하지 않으면 안 된다. 다음으로 대인관계 수준에서 우리는 자신을 존경하고 사랑해야만 한다. 이렇게 할 때만 우리는 서로 깊게 신뢰하고 친밀한 관계를 맺을 수 있다. 무아적 수준이란 우리 자신을 신(神)이나 자연과 같은 존재로 생각하면서 전체성을 느끼게 되는 것이다. 만약, 우리가 인류라는 우리의 종(種)에 대해 편안함을 느낀다면, 보다 완벽한 절대적 존재를 향해 더 의미 있는 발걸음으로 다가갈 수 있을 것이다.

우리는 지금까지 밝혀진 사실을 통해 어릴 때 사랑을 받고 자라면 신체적으로 잘 성장하고 정신적으로 건강한 사람이 된다는 것을 알게 되었으며, 나이가 든 후에도 사랑과 지지를 받지 못한 사람이 더 많이 병에 걸리고 더 일찍 사망하게 된다는 것도 알게 되었다. 더구나 장·노년이 되어 아내를 잃은 홀아비가 사망률이 높다는 것은 바로 아내라는 사랑의 의지처를 상실함으로써 오는 고사현상으로 볼 수 있는 것이다. 우리 인간은 나이와 신분에 관계없이 모두 사랑의 물을 마시고 살아가는 영적인 존재다. 우리 모두 사랑의 실천이야말로 근본적인 치유의 힘이고, 존재를 지탱해 주는 가장 강력한 힘이란 점을 주목해야 할 것이다.

마음의 태도와 건강

즐거움의 상실이 심장을 찢는다

옛날부터 우리는 참으로 비통한 일이나 슬픔을 경험할 때 '심장이 찢어지는 듯한 아픔'이니, '심장이 멎어 버리는 듯한 놀라움'이란 말을 사용하였다. 아내를 잃은 홀아비들은 같은 나이에 아내를 가진 정상적인 남자들에 비해 훨씬 더 높은 비율로 사망하거나 심각한 질병에 걸린다는 연구 결과들을 앞에서 보았다. 두말할 것도 없이 홀아비가 이렇게 불행하게 되는 것은 외로움 때문이다. 홀아비의 외로움이 바로 심장을 찢어 놓고, 심장을 멈추게 하는 것이다. 이처럼 배우자를 잃은 상실감이나, 의욕을 잃고 우울증에 걸려있는 염세주의자, 미움을 가슴에 담고 있는 원한 맺힌 삶들은 정상적인 삶에서 분리되어 외로움을 느끼는 사람들이다. 이런 외로움들이 바로 이들의 심장을 멎게 하거나, 찢어 버리는 것이다. 심장병은 미국, 영국, 독일과 같은 구미 산업국가에서 사망률 제1위를 차지하는 가장 무서운 질병이다. 미국의 경우 6천만 명이 고혈압 환자며, 8천만 명이 콜레스테롤이 높은 고지혈 환자며, 매년 150만 명 이상에서 심장병이 발작하며, 그중 1/3 이상이 즉각적으로 사망한다. 흔히 심장병에 걸리는 위험 요인으로 포화성 지방의 과다섭취, 고수준의 저밀도 콜레스테롤(high LDL cholesterol), 비만, 흡연, 고혈압, 운동부족, 당뇨 등을 들고 있다. 그러나 이런 위험 요인들만으로는 모든 심장병 발작의 50%밖에 설명할 수 없다. 즉, 이런 위험 요인들 외에도 심장병을 발병시키는 원인이 있다. 그러면 과연 다른 어떤 요인들이 심장병 발병과 밀접한 관련이 있을까?

처음으로 심장병이 발병하는 환자들의 경우 발병 시간이 월요일 오전 8:00부터 9:00시 사이에 집중한다는 점이 밝혀졌다. 그래서 어떤 회사에서는 이를 가리켜 '주차장증후군(parking lot syndrome)'이라고도 부른다. 매사추세츠 주의 연구에 의하면 이러한 월요일 오전에 발생하는 심장병은 직무에 있어서 불만족감(job dissatisfaction)과 즐거움의 결여(lack of joy)와 같은 두 가지 부정적인 심리적 요인과 직접적으로 관련 있다는 사실을 보고하였다.

유명한 심장병 의사이면서 작가이기도한 래리 도지(Larry Dossey)는 주차장증후군, 즉 심장병에 잘 걸리는 심리적 태도를 '즐거움 없는 노력(joyless striving)'이라는 말로 표현하였다. 『의미와 의학(Meaning and Medicine)』이라는 그의 저술에서 즐거움이 없는 노력

을 시시포스(sisyphos)의 신화에 나오는 이야기, 즉 온갖 노력을 다
하여 몇 번이고 바윗덩이를 고갯마루에 올려놓아도 끝없이 계속하
여 바닥으로 굴러 떨어지는 것에 비유하고 있다.

우리는 같은 일을 하면서도 전혀 다른 심리적 태도를 갖고 있는
예를 다음과 같은 세 사람의 벽돌공의 태도에서 살펴볼 수 있다.

세 사람의 벽돌공이 벽돌을 쌓고 있는 중에 한 사람씩 찾아가 "당
신 지금 무얼 하고 있소?" 하고 질문을 했다고 하자. 질문을 받자 첫
번째 벽돌공은 화를 벌컥 내면서 "보면 모르오. 벽돌을 쌓고 있다는
것을 알면서 왜 묻소."라고 화를 내면서 대답하였다. 두 번째 사람
은 한숨을 지으면서 "목구멍이 포도청이라, 먹고 살려고 이 짓을 하
고 있지요."라고 대답을 하였다. 그러나 세 번째 사람에게 똑같은
질문을 하였지만, 그는 하늘을 향해 두 팔을 벌리고 미소를 지으면
서 "나는 성당을 짓고 있지요."라고 대답하였다.

마음의 태도에 따라 신체가 달리 반응한다

바로 이러한 훈련이 마음의 태도에 따라 신체반응이 달라진
다는 것을 체험할 수 있게 해 주는 좋은 계기를 마련해 줄 것이다.
이것이 바로 사념처(四念處) 수행 —나중에 언급할 불교수행의 위파
사나—중 하나가 되고, 마음에 따른 신체적 변화를 느끼게 하는 마
음챙김 명상 훈련의 첫 단계이기도 하다. 이것으로써 짐작할 수 있
겠지만, 화를 내는 태도라든가 한숨짓는 체념적 태도가 상상력을
갖고 영감적인 태도를 취하는 경우보다 훨씬 더 질병에 걸릴 위험
률을 높인다. 특히, 심장병의 경우에는 첫 번째와 두 번째 벽돌공의
태도, 즉 적대적이고, 체념적인 태도가 위험 요인이 된다. 즐거움을
느끼지 못하는 체념적인 태도는 낙천적이고, 적극적으로 삶을 살아

세 사람의 이야기를 잠깐 비교해 보기로 하자.

이 세 사람의 태도는 첫 번째 사람은 '화를 잘 내고 냉소하는 태도' 고, 두 번째 사람은 '체념해 버리는 태도' 며, 세 번째 사람은 '영감적인 태도' 라 할 수 있을 것이다. 이러한 태도를 보다 직접적으로 체험하기 위해 눈을 감고 몇 번 깊은 호흡을 하라.

그리고 여러분 스스로 화를 내고 냉소적인 태도를 취할 때 여러분의 마음속에 떠오르는 기억들을 불러 보라. 과연 어떤 일이 일어나고 있는가? 가능한 한 많은 것을 체험할 수 있도록 노력해 보라……

자, 크게 내려놓는 호흡을 몇 번하고 이번에는 두 번째 벽돌공의 태도, 즉 체념한 태도로서 한숨을 지으면서 어떤 즐거움도 느끼지 못하고 마지못해 끌려가는 태도를 취할 때는 어떤 일이 일어나고 있는지 가능한 많이 체험해 보라……

다시 한 번 내려놓는 호흡을 몇 번하고 이번에는 마지막 사람, 즉 창의적이고 상상력을 발휘하는 영감적 태도를 취할 때 느낄 수 있는 것을 최대한 많이 느껴 보라.

자, 이제 이 세 가지 태도에 따라 당신의 신체가 느끼는 것이 제각기 다르다는 것을 느껴 보자.

가려는 방향성을 스스로 회피함으로써 고귀한 자신의 생명에너지를 활용하지 못하고 미리 꺼져 버리게 하기 때문에 질병을 자초하게 되는 것이다. 우리의 일상적 사고방식이 괘도를 이탈하지 못하고 있음을 자성해야 할 것이다.

스스로 체념적 태도를 취하였을 때 만사가 귀찮아지고, 피로해지는 느낌이 든다는 사실을 체험하였을 것이다. 그러나 세 번째 벽돌공의 경우처럼 영감적 태도나 상상력을 가지면 생명에너지가 솟구쳐 오름을 느낄 것이다. 이처럼 우리가 무언가를 새롭게 창조하고 있을 때라든가 어떤 방식이든 남의 상상력을 북돋워 주는 일에 매진하고 있을 때는 생명에너지가 솟아난다. 예를 들어, 우리가 꽃을 가꾼다든가, 맛있는 요리를 한다든가, 시나 수필을 쓴다든가, 어떤 문제를 스스로 풀어 가고 있을 때, 그림을 그릴 때, 바느질이나 뜨개질을 할 때, 또는 당신이 가진 재능을 충분히 발휘하여 당신의 직업에 최선을 다할 때 우리는 즐거움과 만족감을 느끼면서 생명에너지가 무한하게 솟아남을 느끼게 될 것이다. 이처럼 창의성은 우리의 생명력을 불러모으는 근본적인 힘이다. 창의성을 사용함에 따라 우리는 진정한 자기 존재 속으로 들어갈 수 있다.

다음은 창의성을 발휘하는 한 평범한 세일즈맨의 예다.

몇 년 전 나는 어느 국제공항에서 비행기를 기다리고 있던 중 자기 일에 창의성을 발휘하고 있는 한 젊은 남자를 본적이 있다. 그는 공항 내 작은 구내매점을 운영하는 사람으로 계속 분주히 움직이는 여행객들에게 책이나 자질구레한 잡화를 파는 사람이다. 줄을 서서 기다리고 있는 일은 누구나 짜증나게 하는 일이다. 그때 그가 외쳐대는 유쾌한 소리가 들려 왔다. 그는 자기 자신의 이름이 '박'이며, 손님 여러분께 무언가 신나는 일을 보여 드리겠다고 외쳐 대고 있었다. 어떤 책을 사 보겠다고 책 한 권을 뽑아든 손님에게 그는 온갖 칭찬을 다하여 즐겁게 해 주었고, 아기를 안고 있는 한 젊은 엄마에게는 이 아이가 엄마의 사랑을 받고 무럭무럭 자라고 있어 앞으로 큰 인물이 될것이라고 이야기해 주었다. 이런 말을 들은 엄마는 환하게 미소 지었다. 이처럼 이 사나이는 모든 사람에게 용기와 칭찬을 아끼지 않았다. 그는 사람들 개개인을 격려하고 칭찬하는 데 탁월한 능력을 가진, 창의성을 갖고 있는 사나이임이 분명하였다.

이제 다시 세 벽돌공의 이야기로 되돌아가 보자. 어떤 즐거움도 느끼지 못한 채 체념의 태도를 보였던 벽돌공과 화를 잘 내는 첫 번째 벽돌공이 심장병에 잘 걸린다. 듀크 대학교의 심장병 학자 레드포드 윌리암스(Redford Williams)는 그의 아내 버지니아 윌리암스(Virginia Williams)와 함께 『분노가 죽인다(Anger Kills)』란 유명한 책을 저술하였다. 이 책에서 시간적으로 몹시 서두르고, 완벽성을 추구하며, 경쟁적이고, 공격적인 성격을 특징적으로 하는 타입 A 성격의 소유자가 심장병에 많이 걸리는데, 특히 이러한 성격 요인 가운데 심장병 발병과 더 직접적으로 관계가 있는 요인으로는 화를 내며 조소하는 태도(angry cynism), 적개심과 남을 비판하는 태도라고 하였다. 따라서 완벽주의적 태도나 시간적으로 서두르거나 한꺼번에 여러 가지 일들을 동시에 하려고 하는 따위의 타입 A 성격 요인들은 심장병 발생과는 무관하다는 것이다.

스트레스와 관련 있는 환자, 만성질환자, 암이나 AIDS 환자 등을 오랫동안 치료해 본 경험을 가진 의사들은 미움이나 원한을 털어버리거나 비난하고 비판하는 태도를 거두는 것이 심장병뿐만 아니라 각종 형태의 질환을 치유하는 가장 핵심적인 방법이라고 한다. 그 이유는 간단하다. 우리가 남을 비난하거나 비판할 때 우리는 비난하는 그 사람에게서 혹은 나 자신에게서 격리되는 외로움을 느끼게 된다. 이때, 우리의 가슴은 닫히고 우리의 신체는 오그라들어 생명력이 쇄진한다. 이때는 원한과 적개심을 내려놓고 용서와 자

자, 이제 잠깐 동안 여러분 자신의 태도를 살펴보기로 하자.

- 만약, 당신이 달리고 있는 고속도로 차선 앞으로 갑자기 다른 차가 끼어들었다면 당신은 욕하고 화내지 않는가?
- 당신은 평소 빈정대는 말을 잘 하지는 않는가?
- 당신은 평소 별로 큰일도 아닌데도 불구하고 남을 비난하거나 욕하는 태도를 잘 보이지 않는가?

비를 베풀어 주는 자비명상을 실천해 보라. 윌리암스는 분노가 사람을 죽이기 때문에 분노를 효과적으로 대처하기 위해 17가지 방법을 가르치고 있다. 앞 장에서 이미 소개하였지만 다시 한 번 요약해 보자.

분노를 조절하기 위한 첫째 방법으로 화난 이유를 스스로에게 물어 보라. 둘째는 적대적인 생각이나 태도 또는 느낌이나 충동을 멈춰라. 셋째는 기분을 전환하라. 넷째, 명상을 하라. 다섯째, 과잉 자극을 피하라. 여섯째, 자기의 주장을 표현하라. 일곱째, 애완동물을 돌보라. 여덟째, 남의 말을 경청하라. 아홉째, 남을 신뢰하는 훈련을 하라. 열째, 지역사회 봉사활동에 참여하라. 열한째, 공감 의식을 높이도록 하라. 열두째, 인내심을 길러라. 열세째, 용서하라. 열네째, 믿을 만한 친구를 사귀라. 열다섯째, 가능한 한 많이 웃어라. 열여섯째, 보다 깊은 신앙심을 갖도록 하라. 끝으로 오늘은 다시 돌아오지 않는다는 믿음으로 최선을 다하라.

우리는 사랑이란 말을 명사의 의미보다 동사의 의미로 더 자주 사용한다. 사랑이란 말은 우리 자신과 타인에게 잠재력을 북돋워 주는 말이고, 생각이며 행동이다. 우리는 자신에 대해 부드러움을 느낄 수 있게 될 때 비로소 창의성이 솟아날 수 있는 공간을 마련하게 되는 것이다. 또한, 자신에게 용기를 북돋워 줄 때 다른 사람의 용기도 함께 북돋워 줄 수 있다. 그렇다면 '다른 사람'이란 과연 누구인가? 하나의 다이아몬드가 여러 면에 따라 빛을 발휘하고 있는 것처럼 보이지만 모든 발광체의 핵심은 모두 하나의 다이아몬드의 몸체에서 나온 것이다. 우리 모두는 모양을 달리 하고 있지만 근본적으로는 모두 하나의 공동체다. 이처럼 우리 생명은 서로 연결되어 있는 전체적인 공동체다. 사랑이란 것은 부분들을 서로 연결해 주고 있다. 예수님의 사랑도, 부처님의 자비도, 모두 사랑이 각 종교의 핵심임을 강조하고 있다. 사랑으로 가득 찬다는 것은 개체와 개체 사이의 틈을 이어 주는 완결성이요, 전체성이다. 사랑이 없는 것은 외로움이고, 이 외로움이야말로 모든 질병의 핵심이다. 원한과 미움, 단념과 비통으로 단절된 삶의 고통을 사랑이란 선근(善根)을 심어 희열이 충만한 활기찬 생명력으로 부활시키자.

8

낙천적 생각이 건강의 핵심이다

낙천적인 삶이 건강에 도움되는 까닭은 무엇인가

사람들은 똑같은 상황에서 제각기 달리 생각하고 달리 반응한다

도현, 혜란, 재운 세 사람은 새로운 상품의 판매계획을 몇 주 동안 준비한 끝에 새로 부임해 온 담당부장에게 보고하였다. 부장은 보고가 끝나자마자 "야! 이 얼뜨기 같은 사람들아, 그런 식으로 계획해서는 보나마나 실패할 것이 자명해."라고 혹평하였다. 이런 좌절감을 불러내는 상황 앞에서 이 세 사람은 모두 다른 반응을 보였다.

도현은 화를 내면서 부장에게 노골적으로 분노감을 표시하였다. "부장은 이 상품과 고객에 대해 잘 모르고 있어. 그는 내가 하려고 하는 계획을 감정적으로 싫어하는 것 같아. 나는 이 일을 부장보다 훨씬 더 잘 할 수 있어. 그는 매우 공평치 못한 사람이야." 도현은 점차 일하기가 어려워졌고, 위에 통증이 나타났다. 이와는 달리 혜란은 걱정으로 일관하였다. "부장은 우리가 하려는 것을 잘 이해하지 못하는 것 같아. 나는 이 일에 적합하지 못하므로 곧 해고될 거야." 마침내 혜란은 사무실에 나가는 것이 두려워졌고, 맡은 일에 집중할 수 없었으며, 불면증에 걸려 고생하기 시작하였다. 그러나 재운은 처음에는 다소 실망하였지만 곧 정신을 차리고 다시 도전하였다. "부장은 나와 다른 시각에서 보고 있어. 그가 기대하는 것이 무엇인지를 알아낸다면 정말 좋을 텐데." 그는 판매계획을 수정하기 위해 부장을 만나는 등 새로운 준비에 몰두하기 시작하였다.

이 예에서 볼 수 있듯이 똑같은 좌절 상황에서 사람들은 모두 제각기 다른 반응을 보인다. 이러한 반응의 차이는 상황을 해석하는 방식에 따라 달라진다. 여러분은 이러한 상황에 처하였을 때 어떤 해석을 내리고, 어떻게 반응할 것이며, 그렇게 반응한다면 그 결과는 어떻게 전개될 것인지 생각해 보라.

앞서 본 세 사람은 똑같은 사건을 각기 다른 방식으로 해석하였고, 해석이 다름에 따라 뒤따르는 감정, 행동, 결과가 달라진다는 사실을 살펴보았다. 도현과 혜란의 반응은 약간의 차이는 있지만 부정적 해석에 바탕을 둔 부정적 반응이었다. 즉, 도현은 공평하지 못하다고 상황을 비난하고 화를 냈으며, 혜란은 그 상황을 두려워하고 자신을 비난하였다. 이 두 사람의 반응은 부정적이었기 때문에 위통이나 불면증과 같은 건강 악화 신호를 보였다. 그러나 재운의 반응은 보다 낙천적이었으며 건강하였다. 그도 비난받는 것을 좋아하지는 않았지만 그 비난이 자신을 억압하도록 내버려 두지 않았다. 그는 그 상황을 스스로 통제할 수 있다고 믿었으며, 그러한 자신감에 찬 생각이 자신의 능력을 보다 강하게 만들었다.

낙천적인 생각과 태도를 가지면 기분이 좋아지고, 자존심이 높아지며, 삶에 대해 행복감을 느끼게 되고, 우울이나 불안감, 짜증이나 적개심과 같은 부정적 감정은 현저하게 줄어들고 신체질병의 징후들도 사라지며, 수술의 회복 시간도 빨라지고, 면역기능도 항진되며, 수명도 연장된다는 연구 결과들이 제시되었다. 이처럼 마음이 건강하면 신체도 건강해지고 수명도 연장된다는 놀라운 과학적 연구 결과들이 쏟아져 나오고 있다.

생각하는 대로 느끼고,
느끼는 대로 이루어진다

셰익스피어는 햄릿에서 '선(善)과 악(惡)이 따로 없지만 생각이 선과 악을 만든다.'고 하였다. 우리는 세상에서 일어나는 사건들을 자신의 생각이나 기분에 따라 이렇게 저렇게 판단하는 수가 많다. 우리는 자기 자신과 마음속으로 대화한다. 이러한 '자기대화'는 자신의 마음속에서 일어나고 있는 사건들을 자기 스스로에게 설명하는 것이다. 우리의 느낌과 행동을 결정하는 것은 바깥에서 일어나는 사건이 아니라, 그 사건에 대한 자신의 해석에 따라 결정된다. 긍정적인 해석은 긍정적인 힘을 부여하고 사태를 낙관적으로 처리해 나갈 수 있게 하지만, 부정적 해석은 똑같은 사태를 절망감과 우울감 속으로 빠뜨린다.

부정적인 자기대화는 자신을 위축시킨다. 만약, 당신이 자신에게 '나는 멍청해.', '나는 잘하는 게 아무것도 없어.' 라는 따위로 자기 자신을 낮추어 말하고 있다면 당신은 새로운 기술을 배우려 하거나, 새로운 일거리에 도전하지 않을 것이다. 당신은 스스로 만든 패배자란 개념의 감옥 속에 스스로 '포로'가 되는 셈이다. 그러나 이러한 개념의 감옥은 생각이란 벽으로 둘러싸인 감옥이기 때문에 생각의 틀만 바꾸면 이 벽은 쉽게 무너질 수 있다. 부정적 자기대화라는 감옥의 벽은 변하지 않고 무너지지 않는 철옹성이 아니라 생각만 바꾸면 쉽사리 무너뜨릴 수 있는 유약한 벽이란 점을 상기하라.

긍정적이고 낙천적인 자기대화를 하는 사람은 장밋빛 렌즈를 통해 세상을 본다. 이들은 현실을 긍정적으로 바꾸어 볼 수 있어서 여러 면에서 이득을 얻게 된다. 긍정적으로 보는 생각이 반드시 더 현실적인 것이라고 말하기는 어렵지만 보다 건강한 생각인 것임에는 틀림없다. 낙천주의자는 사건에 영향을 미칠 수 있는 자신의 능력을 실제적인 능력보다 더 높이 평가하여 자신감에 차 있다.

스스로 낙천주의자인지 알아보자 ┃ 당신은 다음 일곱 가지 질문에 동의할 수도 있고 동의하지 않을 수도 있다. 솔직하게 느낀 대로 '예' 또는 '아니요' 라고 답하라.

첫째, 나는 상황이 불확실해 보일 때에도 최선을 다한다.

둘째, 나는 언제나 밝은 면을 보려고 한다.

셋째, 나는 내 미래를 낙천적으로 본다.

넷째, 괴로움의 뒷면에는 기쁨이 있다.

다섯째, 만약 무엇이 잘못되면 계속 잘못될 것이다.

여섯째, 매사는 내가 원하는 방식대로 해결되지 않는다.

일곱째, 나는 나에게 좋은 일들이 일어날 것이라고 결코 기대하지 않는다.

이 일곱 가지 물음 가운데 처음 네 가지 물음에는 동의하고, 뒤의 세 가지 물음에는 동의하지 않는다면 당신은 낙천주의자라고 할 수 있다. 이와는 달리 처음 네 가지 물음에는 동의하지 않고, 뒤의 세 가지 물음에 동의한다면 당신은 비관주의자라고 말할 수 있다.

낙천론자와 비관론자의 자기대화 내용을 보다 자세히 비교해 보자. 먼저 나쁜 사건에 직면하여 이를 설명하는 방식에 있어서 차이가 있다. 낙천론자는 고난이나 역경을 일시적인 것이며, 특수한 문제에 국한하여 일어나는 특별한 것이라고 보며, 외부적인 원인으로 발생하는 것이라고 본다. 이에 반해 비관론자는 역경은 영속적인 것이고, 특수한 문제에 국한된 것이 아니라 삶 전반에 걸쳐 일어나는 보편적인 것이며, 사건 발생의 원인이 자기 자신 때문이라고 자신을 비난한다.

이제 좋은 사건이 발생하였을 때 이를 설명하는 방식의 차이를 보자. 낙천론자들은 좋은 사건의 발생을 영속적인 것으로 보고, 이런 사건이 자신의 삶 전체에 걸쳐 일어나는 것으로 보며, 이런 사건의 발생 원인이 자기 자신 때문이라고 생각한다. 반면 비관론자들은 좋은 사건의 발생은 일시적인 것이며, 특정 영역에 국한되어 일어나는 한정적인 것이며, 발생 원인이 자기 자신이 아니라 외부적 원인으로 발생하는 것이라고 생각한다.

믿음이 건강을 증진한다

종교적 또는 영적인 믿음이 살아가는 방법을 결정하고 좌절을 이겨 내는 데 결정적인 역할을 한다. 믿음은 삶의 의미와 목적을 설정하고, 일의 우선순위를 정하고, 전체적인 맥락 속에서 강조할 부분을 찾아내고, 질병에 걸렸거나 위기에 봉착하였을 때 위안을 주고, 건강한 삶의 스타일로 바꿀 수 있도록 해 주고, 인간관계를 원만하게 해 주고, 이기적이기보다는 이타적이 되도록 하는 데 큰 역할을 한다.

최근 종교적 · 영혼적 믿음이 건강을 좋게 한다는 증거가 많이 제시되었다. 예컨대, 병원에 입원한 남자 환자 가운데 5명 중 1명이 종교가 '질병의 위기를 이겨 내게 해 주는 데 가장 중요한 것'이라고 하였으며, 과반수 환자들이 종교가 질병을 치료하는 데 도움이 된다고 하였다. 또한, 종교적으로 위안을 받은 환자들일수록 그렇지 못한 환자들에 비해 우울증 발병률이 낮다. 노인들을 대상으로 7년 동안 추적 연구한 결과, 종교적인 믿음이 크면 클수록 신체적 무력감과 우울감이 줄어들었고, 크리스마스날처럼 종교적인 대축제일 전후에는 예상보다 사망률이 현저하게 줄어든다고 한다. 이 결과는 종교적 신념이 무력감과 우울감을 극복하고 죽음조차도 연기할 수 있다는 놀라운 발견이다. 종교적 집회에 잘 나가는 사람은 그렇지 않은 사람에 비해 혈압이 낮고, 심장마비의 위험률이 반으로 줄어든다. 심장절개수술 환자들 가운데 종교적으로 많은 힘과 위안을 받은 환자는 그렇지 않은 환자들에 비해 생존률이 3배나 더 높다고 한다. 그 밖에도 종교를 믿는 사람은 스트레스를 덜 받고, 자살, 흡연, 약물남용과 같은 자기 파괴적 행동을 덜 하며, 삶을 보다 만족스럽게 생각한다.

낙천적 생각이나 확신감과 같은 것도 믿음과 같이 건강 유지와 개선에 매우 중요한 역할을 한다. 연구에 의하면 낙천적 생각, 자신감, 통제감과 같은 긍정적인 생각이 건강에 매우 유익하다는 사실이 증명되었다. 이러한 생각은 면역계에 영향을 미쳐 질병에 걸릴 위험률을 낮추고, 생명을 연장한다. 몇 가지 두드러진 연구 결과를 살펴보자.

◉ 첫째, 낙천주의자는 면역기능이 항진된다

감기에 걸리는 것을 막아 주는 침 속에 있는 면역물질을 측정해 본 결과 기분 좋은 날은 우울한 날에 비해 면역물질의 기능이 더 높았다고 하며, 낙천주의자는 비관주의자에 비해 질병에 대항해서 싸우는 혈액 내의 면역세포 수가 더 많았다고 한다.

◉ 둘째, 낙천주의자는 암도 잘 이겨 낼 수 있다

전기충격을 성공적으로 도피한 경험을 가진 낙천적인 쥐는 충격을 피하지 못한 무기력한 경험을 가진 쥐에 비해 암세포를 체내에 주입해 주었을 때 보다 잘 이겨 낸다. 생명을 위협하는 유방암에 걸린 환자들 가운데 즐겁게 삶을 살고, 낙천적인 태도를 가진 부인들일수록 더 오래 산다. 암에 걸린 환자들 가운데 긍정적으로 생각하는 습관을 학습하고, 이완반응훈련을 받았던 사람은 그렇지 않았던 사람에 비해 암세포와 싸우는 자연살상세포라는 면역세포의 기능이 훨씬 더 활발하다는 사실이 밝혀졌다.

◉ 셋째, 낙천적 태도가 장수에 영향을 미친다

자신이 건강하지 못하다고 믿는 비관적 태도를 가진 노인들은 건강하다고 믿는 낙천적 태도를 가진 노인들에 비해 사망률이 무려 3배나 더 높았다. 의사가 건강에 이상이 없다고 진단해 주었음에도 불구하고 자기 자신이 건강하지 못하다고 스스로 생각하는 사람들은 낙관론자보다 더 일찍 사망하였으며 실제로는 건강이 좋지 않지만 자신의 건강이 좋다고 생각하는 사람은 예상보다 더 오래 산다. 일상생활 가운데 매 끼마다 무엇을 먹을 것인지, 낮에는 무엇을 하며, 밤에는 어떤 영화를 볼 것인가 등을 자발적으로 선택할 수 있었던 노인들은 자발적 선택을 할 수 없는 무기력한 노인들에 비해 사망률이 반으로 줄어들었다.

◉ 넷째, 낙천적 태도가 질병 발생에 영향을 미친다

한참 격심한 구조조정이 이루어지고 있는 어떤 회사의 간부들을 대상으로 한 연구에 의하면 통제감을 느끼고 있는 경영진들은 이런 구조조정 상황을 위협으로 보지 않고 도전으로 여겨 건강하게 잘 견뎌냈지만, 이런 상황 변화를 위협으로 보고 무력감을 느꼈던 경영진들은 질병에 잘 걸린다는 사실이 확인되었다. 하버드 대학교 졸업생을 대상으로 장기간에 걸쳐 행한 연구에 의하면 낙천적인 자기대화를 하는 사람들은 부정적 자기대화를 하는 사람들에 비해 나이가 들어가면서 질병에 걸릴 위험률이 줄어들고, 신체적으로 더 건강하였다고 한다. 또한, 낙천적인 사람은 병으로 인해 결근하는 경우나 의사를 찾는 경우, 또는 피로감, 근육통, 감기 등 신체적 징후도 부정적 자기대화를 하는 사람에 비해 현저하게 적다는 사실도 밝혀졌다.

◉ 다섯째, 신념이 현실을 이긴다

현실적으로 보아 통제 불가능해 보이는 것조차도 통제할 수 있다는 굳은 신념만 가지면 스트레스에 대한 생리적 반응이 달라지고 건강에 좋은 영향이 일어날 수 있다는 놀라운 사실들이 밝혀졌다. 한 실험에 의하면 사람들에게 짜증나는 소음을 들려주면서 만약 당신이 버튼만 누르면 이 소음이 멈출 수 있다는 말을 해 주고 수학문제를 풀게 하였다. 이 말을 들은 사람들은 듣지 못한 사람들에 비해 스트레스를 덜 받았다고 하며 실제로 이 말을 들은 사람들 가운데는 소음을 멈추기 위해 버튼을 누른 사람이 없었고 또 버튼을 눌러 봐야 소음이 멈추어지지 않았음에도 불구하고 이들의 스트레스반응(손바닥에 땀 나는 반응, 심장박동률, 귀울림, 두통)은 현저하게 줄어들었다고 한다. 우리는 아직 낙천적인 사고가 어떻게 건강을 양호하게 하는지 잘 알지 못한다. 그러나 생각이 기분을 결정하고, 기분이 호르몬 활동이나 면역세포의 기능변화에 영향을 미친다는 사실에 대해 알고 있다. 건강한 마음과 건강한 신체는 둘이 아니라 하나라는 믿음이 더욱 확실해진다. 어쨌든 낙천적으로 살아가는 것이 보다 건강하게 살아가는 최상의 방법이란 것에는 의심의 여지가 없다.

더 건강하게 살기 위해서 어떻게 생각해야 하는가

부정적인 생각을 찾아내자 | 부정적인 생각을 하고 있다는 것을 알아차리는 것이 부정적 생각을 멈추게 하는 제1단계에 해당한다. 생각을 바꾸는 최선의 방법은 일단 종이 위에 부정적인 생각을 기록하는 것에서 시작해야 한다.

먼저 종이의 상단에 자신을 괴롭히는 일이 무엇인지 기록한다. 이때, 어떤 판단도, 어떤 해석도 가함이 없이 실제적인 상황만을 그대로 적는다(예를 들면, 나는 기대했던 승진에서 누락했다). 다음으로 세 개의 칸으로 나누고 왼쪽 칸에는 '느낌/신체반응' 중간 칸에는 '부정적인 사고' 그리고 오른쪽 칸에는 '긍정적인 사고'를 적는다. 보기를 참고하여 기술하는 것만으로 만족하지 말고 부정적인 생각을 긍정적인 생각으로 바꾸는 것을 실제적으로 연습하라. 이렇게 함으로써 부정적 사고는 긍정적인 사고로 바뀔 수 있다.

보기 1　**상황**: 나는 기대했던 승진에서 누락되었다.

느낌/신체적 반응	부정적인 생각	긍정적인 생각
• 흥분되었고 두통이 왔다. • 우울감을 느꼈고 피곤하다. • 용기를 잃었다.	• 나는 형편없는 놈이다. • 나는 결코 성공할 수 없다. • 아무것도 안 된다.	• 나는 여러 가지 면에서 성공하였다. • 나는 충분하게 생활비를 번다. • 나의 동료들은 나를 존중한다. • 나는 더 잘 훈련받을 수 있다. • 나는 아내(남편)를 사랑하며 부모를 사랑한다. • 나는 다른 기회를 포착하기 위해 두 눈을 부릅뜰 것이다.

보기 2　**상황**: 나는 손님들을 접대하기 위해 저녁을 준비하고 있다.

느낌/신체적 반응	부정적인 생각	긍정적인 생각
• 신경질이 나고 긴장된다. • 걱정되었고 심장이 뛰었다. • 화가 났고 턱의 근육이 조여 왔다.	• 결코 시간에 맞추어 저녁 준비가 불가능하다. • 손님들은 내가 만든 요리를 좋아하지 않을 것이다. • 손님들이 오지 않을 수도 있다.	• 시간에 맞추어 식사를 준비할 수 있다. • 어려우면 다른 사람의 도움을 받을 것이다. • 손님들은 나와 즐거운 시간을 보낼 것이다.

부정적인 자기대화를 할 때 다음과 같은 9가지 질문을 해 보라 ┃ 자신도 모르게 부정적인 생각이 떠오를 때마다 자신에게 다음과 같은 질문을 던져 보라. 다음과 같은 자기대화훈련을 하면 긍정적이고 낙천적인 생각으로 바뀔 수 있다.

◉ 첫째, 나를 괴롭히는 것이 무엇인지 정확히 확인하였는가?

불편함을 느낄 때 불편함을 야기한 직접적인 이유를 찾아낸다는 것은 쉬운 일이 아니다. 이런 경우에는 최근 며칠간의 활동을 살펴보면서 그동안 어떤 일을 주로 하였으며, 주로 누구와 대화를 나누었는지, 나쁜 감정을 일으키게 한 특정 사건, 특정 상황, 특정 만남과 같은 것을 상기하라.

◉ 둘째, 발생한 상황을 지나치게 과장하지 않았는가?

자동적으로 일어나는 사건과 상황의 중요성을 지나치게 과장하는 수가 있다. 이처럼 과장된 반응을 보다 건전한 현실적인 생각으로 바꾸어 본다. 지금 큰 일났다고 생각하는 상황이 일주일 후나, 한 달 후 또는 일 년 후에도 그렇게 큰 일이라고 생각할 수 있는가? 당신이 저지른 작은 실수를 영원히 기억하고 괴롭힐 사람은 아무도 없다. 높은 상공에서 기구를 타고 지상을 내려다본다고 생각해 보라. 당신의 걱정거리가 얼마나 시시하고 작은 것에 불과한지 알게 될 것이다.

◉ 셋째, 지나치게 일반화하지 않았는가?

한 번 실수하였기 때문에 계속 이런 실수가 반복될 것이라고 믿는 것은 큰 잘못이다. 두 개의 상황이 똑같이 반복하여 일어날 수는 없다. '언제나' 또는 '결코'라는 말을 함부로 남발하지 마라. 예컨대, '나는 언제나 늦다.', '나는 결코 다른 직장을 구하지 못할 것이다.' 좋은 것이 아니면 나쁜 것이라는 양자택일적인 생각'을 경계하라. 흑이나 백으로 양자택일적으로 나누어 생각하는 것이 과오를 일으키는 주원인이 된다. 아인슈타인과 같은 위대한 천재도 대학입학시험에서 낙제하지 않았는가? 그렇다고 그를 바보라고 한다면 그 사람이야말로 정말 바보인 것이다.

◎ 넷째, 지나치게 걱정하고 있지는 않은가?

만약, 어떤 일이 잘못되고 있다면 곧 큰 재앙이 일어날 것으로 가정하는 수가 많다. 좋지 않은 사태가 발생하였다고 해서 그것이 바로 재앙으로 이어지는가? 당신은 그러한 상황에 대처할 수 있는 자신의 능력을 지나치게 과소평가하고 있지는 않은가? 비록, 나쁜 사태가 실제로 벌어졌다 하더라도 생각한 것만큼 절망적인 상황으로 바뀌는 경우는 극히 드물고, 또 능히 이를 이겨 낼 수 있다. 실수나 실패는 아무나 할 수 있는 극히 평범한 일이라고 생각해야 한다.

◎ 다섯째, 비현실적인 기준으로 자신을 비교하지는 않았는가?

우리는 현실 그 자체가 아니라 마음이 만든 상상적인 것에 따라 생각하고, 상상적인 대상과 스스로를 비교한다. 만약, 당신이 평범한 아마추어 농구선수임에도 불구하고 마치 자신을 마이클 조단과 같은 세계적인 농구선수와 비교한다면 얼마나 비현실적인 비교인가! 만약, 이러한 비현실적인 생각과 비현실적인 비교를 하면서 스스로를 낮게 평가한다면, 비교의 대상을 보다 현실적인 수준으로 낮추지 않으면 안 된다. 자신에게 이렇게 말하라. '나는 내가 할 수 있을 정도만큼만 농구를 잘할 수 있다.' 오직 한 사람만이 대통령이 될 수 있다고 해서, 대통령이 아닌 모든 사람들이 자신을 바보 취급하고 기분 나빠해서야 되겠는가?

◎ 여섯째, 내가 내린 결론에 어떤 구체적 증거가 있는가?

당신은 당신 스스로에게 내린 결론, 예컨대 '나는 앞으로 어떤 직업도 갖지 못할 것이다.' 또는 '아내는 내가 무책임한 사람이라고 생각할 것이다.'라는 등의 속단을 하지 마라. 그것이 사실일 수 도 있지만 구체적으로 확인하기 전에는 그렇게 속단해선 안 된다. 또는, '김씨는 나를 보고 미소 짓지 않는다. 그는 나를 화나게 만든 다.' 이러한 가정에 대해 다른 식의 가정을 택해라. 즉, '김씨가 미 소 짓지 않는 것은 그가 나를 보지 못했거나 아니면 그 자신이 몹시 기분 나빠 그럴 수 있겠다. 나는 곧 그에게 전화해서 그것을 확인해 봐야겠다.' 다른 사람이 어떻게 느끼고 있고 어떻게 생각하고 있을 것이라고 당신 스스로 믿고 있는 것은 사실과 다른 경우가 많다. 당 신이 느끼는 감정과 객관적 사실은 너무나 큰 차이가 있다. 자기 멋 대로 생각하여 멋대로 해석하지 마라.

◉ **일곱째, 잘못된 사건에 대해 지나치게 자신을 책망하지 않는가?**

'그것은 모두가 내가 잘못한 탓이야.', '그 모임에서 모든 사람이 즐겁지 않았던 모든 책임이 나에게 있어.', '내가 그녀에게 더 잘 대해 주었더라면 그녀는 떠나지 않았을 걸.' 이처럼 당신 스스로 어 떻게 해 볼 수 없는 상황에서 일어나는 일에 대해 모두 자신이 잘못 하였기 때문이라고 스스로를 책망하고 있지는 않은가?

◉ **여덟째, 자신의 긍정적 가치를 지나치게 낮추지는 않았는가?**

당신은 상황들 가운데 오직 부정적인 면에만 초점을 둠으로 긍정 적인 점을 무시하고 있지는 않은가? 당신은 '저 여자가 나를 기분 좋게 해 주기 위해 좋은 것만 이야기해 준다.' 또는, '나는 단지 운 이 좋았을 뿐이다.'와 같이 생각한다면 그것은 큰 잘못이다. 이런 말은 당신에게 잘 보이기 위해서라거나 기분을 상하게 하지 않기 위해 말하는 것이 아니라 진정한 사실이라고 생각하라. 좋은 점, 긍 정적인 점을 모두 여과하고 나면 남는 것은 나쁜 것밖에 없다. 스스로 자기를 낮추지 마라.

◎ 아홉째, 지나치게 완벽성을 기대하고 있지는 않은가?

당신은 결코 실수를 해서는 안 된다고 생각하고 있지는 않은가? 만약, 그렇게 생각한다면 실망하는 경우가 많다. 모든 사람은 실수를 저지르게 마련이다. 왜 현실적으로 불가능한 완벽한 기준을 가지려고 하는가? 실수를 하였다고 자신을 비난하고 무기력하게 만들지 않는다면, 실수를 하였다는 것은 오히려 새로운 학습과 성장을 위한 기회가 될 수 있다. 에디슨은 실패가 성공의 어머니라고 하지 않았는가.

당신의 핵심적인 신념을 밖으로 드러내도록 하라 당신 마음속 깊이 박혀 있는 부정적 자기대화의 믿음을 핵심적 믿음으로 바꾸어 의식의 선상으로 끌어올림으로써 큰 도움을 받을 수 있다. 이런 신념을 찾아내기 위한 한 가지 방법은 부정적인 자기대화를 하나씩 찾아내어 자신에게 물어보는 것이다. '만약, 그것이 사실이라고 한다면 그것은 무엇을 의미하며, 무엇이 나쁘단 말인가?' 예컨대, 당신이 제출한 보고서가 정확하지 못한 것이라고 생각되어 걱정한다면 당신 자신에게 '만약 보고서에 잘못이 있다면 어째서 그것이 나쁘다는 것일까? 그러면 그것은 내가 일을 완벽하게 하지 못하였다는 것을 의미한다.' 라고 스스로 대답할 것이다. 이어서 '내가 완벽하게 하지 않았다면 왜 그것이 나를 괴롭힐까?' 등등의 질문으로 이어질 것이고, 이런 질문은 비합리적이고, 비현실적인 완벽주의적 신념에 바탕을 두고 있는 것이라는 부정적 자기대화라는 점을 알게 될 것이다. 이런 비합리적인 신념에 바탕을 두고 있는 몇 가지 생각을 예로 들어 보자.

- 사람들이 나를 찬성하지 않는다는 것은 내가 잘못되었다거나 나쁘다는 것을 의미하는 것이다.
- 한 인간으로서 가치는 얼마나 많이 생산하고 성취하는지 여부에 달려 있다.
- 삶의 고통은 직면하기보다 회피하는 것이 쉽다.
- 나는 매우 허약하고 취약한 사람이다.
- 내가 무언가 느낀다면 그것은 틀림없는 사실이다.
- 무언가 평소와 다른 신체적 징후가 느껴지면 어떤 심각한 일이 일어나고 있다는 것을 의미한다.

이런 비합리적인 신념은 의식의 바닥에 뿌리를 내리고 있으므로 자동적으로 부정적 자기대화를 일으키는 근본 원인이 된다. 그 뿌리를 원천적으로 찾아내어 뽑아 버리도록 해야 한다.

'하지 않으면 안 된다' 라는 생각을 바꾸어야 한다

'나는 내가 일하는 분야에서 일등을 해야 한다, 나는 날씬해야 한다, 나는 마음씨 착한 아내가 되어야 한다.' 등 사람들은 '틀림없이 해야 한다.', '마땅히 그렇게 해야 한다.' 등의 강박적인 생각 때문에 괴로워한다. 이러한 생각은 어릴 때 부모나 선생님 또는 친구들에게서 인정받고 사랑받기 위해 반드시 그렇게 해야 한다고 생각해 왔기 때문에 생겨난 불합리한 생각이다.

다시 한 번 생각해 보라. 반드시 그렇게 해야 한다는 것이야말로 불합리하고 비현실적인 생각이라는 것을 알게 될 것이다. 이러한 말 대신 '일등을 하고 싶다. 날씬해지고 싶다.' 등의 '원한다' 라는 말로 바꾸거나, '할 수 있다' 라는 긍정적인 말로 바꾸어라. 따라서 '나는 반드시 일등을 해야 한다.' 대신 '나는 일등을 하기를 바란다.' 또는 '나도 일등을 할 수 있다.' 라는 말로 바꾸어라. 이런 말이 훨씬 더 긍정적이고, 덜 부담스럽고, 자유스러운 선택이나 의도가 담겨 있는 말이다.

긍정적인 말을 계속하여 마음속으로 다져라 자동적이고 부정적인 생각의 고리를 끊기 위해서는 긍정적인 말을 계속 반복하는 것이 도움이 될 수 있다. 계속 긍정적인 말을 사용하면 그 자체가 강력한 힘이 된다. 당신 자신에게 알맞은 몇 가지 긍정적인 말을 생각해 보고 실천하라. 예컨대, '나는 부자다.', '나는 건강하다.', '나는 내 몸을 돌본다.', '나는 나의 직업에 유능하다.', '나는 기회가 많다.' 는 등 하루 몇 분만이라도 이런 긍정적인 메시지를 자기 자신에게 보내는 노력을 하라. '관세음보살'을 수 천 번 반복하는 관음정진이나 '자성불' 또는 '옴마니밧메훔'을 반복하여 염송하는 불교의 기도는 자기에 대한 긍정적 믿음의 메시지를 보내는 긍정적 사고훈련이라 할 수 있다.

통제감을 갖도록 하라 부딪힌 상황에 스스로 영향력을 행사할 수 있고, 스스로 반응을 선택할 수 있다는 믿음, 즉 자기통제감은 낙천적인 삶을 살아가는데 중요하다. 작은 것부터 통제해 나가는 데 성공하면 통제감을 쉽게 키울 수 있다. 우리는 한꺼번에 너무나 많은 변화를 시도하다가 결국 실패하는 수가 많다. 따라서 당신의 능력에 맞추어 자신감을 키울 수 있는 작은 문제를 발견하여 이 문제를 성공적으로 해결해 나가는 것에서 자신감을 키워 나가는 기회를 늘려 가라. 예컨대, 좋아하는 취미활동을 한다거나 특별한 요리를 한다거나 가고 싶은 곳을 여행한다거나 작은 일거리부터 스스로 처리해 나가는 것을 통해 자기 자신의 통제 능력을 키울 수 있다.

지금 갖고 있는 것을 의식하고 이에 만족하라

당신의 일상생활에서 일어나는 많은 사건들 가운데 가능한 밝은 것은 생각하고 경험하라. 현재 갖고 있는 것에만 초점을 두어야 하며 없는 것은 생각하지 마라. 자기의 단점이나 과거에 어려웠던 일에 대해 생각하기보다는 자기가 갖고 있는 장점과 과거에 즐거웠던 일에 대해서만 생각하라.

9

사랑과 건강

최근 사랑이 지닌 치유의 힘에 관한 과학적 근거들이 많이 발표되고 있다. '사랑한다'는 말은 다른 말로 '마음을 연다' 또는, '가슴을 연다' 등의 말로 사용된다. 그러나 과학자들은 사랑이란 말을 '사회적 지지(social support)', 또는 '친밀감(intimacy)'이라는 말로 대치하여 연구한다. 사랑의 반대, 즉 미움은 '적개심(hostility)', '분노감(anger)', '냉소감(cynicism)'이란 말로 바꾸어 연구하는데, 사랑과 미움은 서로 독립적인 관계가 아니다.

불교에서 쓰는 말로 '맹인이 코끼리 만지듯 한다.'는 말이 있다. 이 말은 코끼리라는 하나의 전체를 보지 못하고 사람마다 개별적 측면에서 느낌을 전하는 어리석음을 뜻할 때 쓰는 말이다. 사랑에 관한 건강심리학적 연구가 많은 용어를 통해 다양한 방법으로 연구되고 있지만 얻어진 결론은 사랑은 모든 병의 치유자가 되고, 미움은 모든 병의 원인이 된다는 것이다. 지난 20여 년 동안 사랑의 치유력에 관한 과학적 연구가 많이 이루어졌다. 여기서는 사랑을 느

끼는 인간관계가 신체건강에 중요하다는 연구 결과를 몇 가지 가닥
으로 나누어 알아볼 것이다.

당신의 배우자가 당신을 사랑한다고 느낀다면 당신은 건강할 수 있다

애리조나 대학교 심리학과의 슈왈츠(Gary Schwartz)와 그의 부인
인 하버드 대학교의 러섹(Linda Russeck)은 사랑과 건강의 관계를 많
이 연구한 심리학자들이다. 이들 부부는 사회적 지지(social support)
란 서로 사랑하고 아껴 주는 따뜻한 인간관계를 뜻한다고 하면서,
사람이 누구에게서 사랑받고 있다는 느낌을 갖는 것이 건강하게 살
아가는 데 가장 중요한 요인이라고 하였다.

예일 대학교의 심장병 학자인 시맨과 스팀은 관상동맥의 폐색 정
도를 알아보기 위해 심장혈관을 촬영할 예정으로 있는 160여 명의
환자를 대상으로 '당신은 타인에게서 진정으로 사랑받거나, 정서
적으로 지지받는다고 느끼는가?' 라는 것과 '당신은 얼마나 많은
사람들과 인간관계를 맺고 있는가?' 를 알아보는 연구를 하였다.
연구 결과에 의하면 사랑받고 있다거나 정서적으로 지지받고 있는
느낌을 갖고 있다고 한 사람이 인간관계를 맺고 있는 사람의 수가
많다고 한 사람보다 관상동맥 폐색이 적었다. 스웨덴의 과학자들도
130여 명의 부인들을 대상으로 연구한 결과 깊은 정서적 관계를 느
끼고 있다고 하는 사람들일수록 관상동맥의 폐색 정도가 훨씬 더
적다는 것을 발견하였다.

케이스 웨스턴 리서브 대학의 메다리와 골드버트는 아직 협심증

증세를 드러내진 않았지만 잠정적인 심장병 환자로 예측되는 기혼 남자 일만여 명을 대상으로 연구하였다. 이 환자들은 콜레스테롤과 혈압이 높고, 나이가 많고, 당뇨를 보이고, 심전도상에 이상을 보이는 환자들이다. 이런 위험 요인을 모두 갖고 있으면 5년 내에 정상인에 비해 약 20배 정도 높은 비율로 협심증이 나타날 수 있다. 그런데 이 환자들 가운데 '당신 부인이 당신을 사랑하고 있는가?' 라는 설문에 '예' 라고 답한 사람은 이런 위험 요인을 모두 갖추고 있음에도 불구하고 '아니요' 라고 대답한 사람에 비해 협심증 발작이 반으로 줄어들었다. 다시 말해 아내의 사랑과 지지를 받으면 심장병 발병이 현저하게 감소할 수 있지만, 부부간에 갈등이 심해 스트레스가 쌓이면 협심증이 현저하게 증가한다. 이 연구는 두 가지 의미를 시사한다. 즉, 첫째는 콜레스테롤이나 혈압을 낮추고, 체중을 감소하며, 금연하는 것이 심장병 발병을 예방하는 데 중요한 요인이 되는 것처럼 부부간에 사랑을 보여 주는 것 또한 심장병 예방과 치유에 중요 요인이 된다는 것이다. 둘째로 이 연구가 시사하는 중요한 의미는 협심증과 같은 심장병을 일으키는 데는 환자의 가족관계, 환자 개인의 심리적 특성, 직장생활이나 기타 인간관계에서 느끼는 스트레스 정도와 같은 심리적 · 사회적 요인 등에 관해서도 주목하지 않으면 안 된다는 것이다. 이처럼 환자의 협심증을 예방하고, 발병을 연기하고, 발작 정도를 낮추기 위해서는 환자의 삶 전반에 걸친 신체적 · 정서적 · 사회적 측면들을 동시에 고려해야 하는 것이다.

이상을 요약하면 비록 섭취하는 음식물, 혈압, 당뇨 등의 신체적 위험 요인들이 심장병 발병에 중요 위험 요인이 되지만 이런 요인들 못지않게 사랑 또는 친밀감이라는 인간관계 요인도 중요하다는 것이다.

심장병 발병과 유사하게 십이지장궤양의 발병에 있어서도 사랑이 중요한 역할을 한다는 사실을 앞서 심장병을 연구한 케이스 웨스턴 리서브 대학의 메달리 등이 보고하였다. 이 연구자들은 아직 십이지장궤양 징후를 보이지 않았지만 위험 요인을 갖고 있는 8천5백 명의 잠정적 환자를 대상으로 연구하였다. 이들 가운데 5년 이내에 십이지장궤양을 실제로 나타낸 환자가 254명이나 되었는데, 이 환자들 가운데는 '아내가 나를 사랑하지 않는다.' 라고 한 사람이 '아내가 나에게 사랑과 지지를 보여 준다.' 고 한 사람에 비해 3배나 더 많았다. 연구자들은, 아내가 나를 사랑하지 않는다는 생각이 흡연, 고혈압, 직장 스트레스, 그 밖의 다른 전통적 위험 요인 보다 십이지장궤양 발병에 더 강력한 요인이 된다고 하였다. 일반적으로 불안하고, 가족문제로 고통을 받고 있는 사람들일수록 십이지장궤양에 더 잘 걸리는데, 이것은 궤양의 발생에 심리적 요인이 중요하게 작용하기 때문이다.

현대의학에서는 각종 궤양이 헬리코 박테리아 감염으로 발생하는 것이라고 알고 있다. 그럼에도 불구하고 아내의 사랑을 받고 있다고 느끼는 남편은 비록 이 박테리아에 감염된다 하더라도 궤양으로 진행하는 것을 억제한다. 이것은 사랑받고 있다는 느낌을 갖는 사람에겐 비록 세균성 감염이 이런 질병을 일으키는 필요조건은 되지만 충분조건은 되지 못한다는 것을 뜻한다.

당신은 진정으로 누구를 사랑하고 있는가

과학자들은 어떻게 사랑과 지지의 정도를 측정할 수 있을까? 사랑과 지지와 같은 인간관계의 정도를 알아보기 위해서는 개인이 느끼는 주관적인 사랑보다 단순한 인간관계를 통한 접촉 횟수를 측정하는 것이 더 쉽다. 예컨대, 오르스-곰머 등의 연구에 의하면 다음과 같은 질문을 통하여 사랑과 사회적 지지를 양적으로 측정할 수 있다고 하였다.

- 보통 한 주 동안 당신이 만나는 사람의 수는?
- 당신이 관심을 갖고 있는 사람의 수는?
- 아무 때나 당신 집에 찾아와서 귀찮게 굴어도 개의치 않을 만한 친구가 몇 명이나 되는가?
- 당신이 솔직하게 이야기를 나눌 수 있는 친구나 가족의 수는 얼마나 되는가?

또한, 이 연구자들은 다음과 같은 질문을 통하여 정서적 관계의 질을 측정하였다.

- 당신은 의지할 만한 특별한 사람이 있는가?
- 당신에게 매우 가깝다고 느껴지는 사람이 있는가?
- 감정을 함께 나눌 만한 사람이 있는가?
- 비밀을 털어놓을 수 있을 정도로 신뢰할 수 있는 사람이 있는가?
- 당신을 생각해 주고 위로해 줄 만한 사람이 있는가?
- 당신이 하는 일을 진정으로 인정해 줄 수 있는 사람이 있는가?

이 연구자들은 이러한 인간관계의 수나 질이 모두 중요하다는 사실을 발견하였다. 물론 거칠고 상처받을 수 있을 정도의 파괴적인 인간관계의 수가 많은 것은 바람직하지 못하지만 따뜻한 사랑과 지지를 보여 주는 인간관계의 질은 수보다 더 중요하다.

헬게손과 코헨은 사회적 지지를 정서적 지지(emotinal support), 정보적 지지(informational support), 도구적 지지(instrumental support)의 세 가지 범주로 나누었다.

- 정서적 지지란 보살핌(caring)과 관심(concern)을 보여 주는 것으로 언어적 또는 비언어적 의사소통을 통해 자신이 존중받고 있고 사랑받고 있다는 느낌이 들도록 하는 것이다.
- 정보적 지지란 다른 사람이 주는 정보, 충고, 평가, 지시와 같은 것이다.
- 도구적 지지란 교통편의 제공, 금전 제공, 허드렛일 돕기와 같이 물질적으로나 신체적으로 도움을 주는 것이다.

이러한 구분은 실제적으로 연구를 계획하고 집행하는 데 유용하게 적용할 수 있다.

또, 사회적 지지를 연구할 때는 다음과 같은 질문을 사용하여 연구하기도 한다.

- 만약, 당신이 아플 때 당신을 차에 태워 병원에 데리고 가거나 택시나 구급차를 불러 병원에 데려 갈 만한 친구가 있는가?
- 만약, 당신이 파산한 경우 당신에게 돈을 빌려 줄 수 있는 친구가 있는가?
- 만약, 당신이 아프다면 당신이 건강할 때까지 당신의 아이들을

돌봐 줄 만한 친구가 있는가?

다른 말로 하면 당신을 진정으로 아끼고 돌봐 줄 수 있는 친구가 있는가? 당신이 가깝다고 느끼는 사람이 있는가? 당신을 도와주길 원하는 사람이 있는가? 당신이 신임할 만한 사람이 있는가? 라는 물음에 대한 답이 '아니요' 라면 당신은 조사(早死)하거나 질병으로 사망할 위험률이 3~5배 정도 더 높아진다. 이런 질병에는 심장발작, 뇌졸중, 감염성 질환, 각종 암, 알레르기, 관절염, 폐병, 자동면역증세, 저체중 신생아 출산, 알코올중독, 약물중독, 자살 등이 포함된다. 사랑과 돌봄을 느끼는 사람은 자기중심적 · 타인학대적 행동은 하지 않고, 타인의 생명을 구하는 이타적 행동을 선택한다.

수많은 연구들에서 당신이 얼마만큼 남의 도움을 받느냐 하는 것뿐 아니라 얼마나 많은 도움을 남에게 베풀 수 있는가 하는 것이 중요하다는 사실이 발견되었다. 서로 사랑을 주고받을 때는 주는 자와 받는 자 모두 치유가 이루어지는 것이다.

노인을 대상으로 한 한 연구에 의하면 노인들이 사회적 지지를 해 주는 집단에 단순히 참여하는 것이 이 집단에서 얻을 수 있는 유형의 혜택보다 더 중요하다는 사실이 밝혀졌다. 즉, 서로 사랑해 주고, 서로 지지해 주고, 인정해 주는 사람이 많으면 많을수록 도움이 되는 것이 더 많아진다는 것이다. 사회적 지지에 관한 가장 단순하고 가장 멋진 정의는 "사회적 지지란 자기 자신이 다른 사람의 사랑을 받고 있고, 존경받고 있고, 보살핌을 받고 있으며, 서로 도움을 주는 집단 구성원 중의 한 사람이란 믿음을 갖도록 해 주는 것"이다.

다른 말로 하면 사랑과 친밀감을 느끼도록 해 주는 것은 바로 치유지만, 외로움, 격리, 고독, 상실, 적개심, 분노, 냉소, 우울, 소외

그리고 이와 유사한 느낌을 가져오는 것은 어떤 것이든 고통, 질병, 조기 사망을 불러오는 해로운 것이다. 비록 질병 발생과 관련되는 심리적·사회적 요인에 관해서 아직도 논쟁 중이지만, 대부분의 과학적 연구들은 건강과 질병을 야기하는 데 있어서 사랑과 인간관계가 가장 중요하다고 결론짓는다.

외로움과 고독감

외로움을 느끼는 것과 단순히 혼자 있는 고독감을 느끼는 것은 구분해야 한다. 많은 사람들에 둘러싸여 종로를 걷고 있으면서도 외로움을 느낄 수 있는 반면 조용한 절이나 별장에서 고독하게 명상을 하거나 쉬면서 주위의 모든 것에 대해 사랑이나 연결감을 느낄 수 있다. 사랑은 사람뿐만 아니라 애완동물이나 신과 같은 영적인 대상과도 연결될 수 있다.

이웃에 살고 있는 사람들을 지칭할 때 공동체(community)라는 말을 사용한다. 잘 알고 있는 장소나 잘 알고 있는 사람들이 있는 곳에 가면 안전감과 편안함을 느낀다. 그러나 오늘날 아파트에 살고 있는 사람들은 비록 공간적으로는 가까운 이웃이 많지만 심리적으로는 외로움을 느끼는 사람이 많다.

새로운 공동체와 새로운 이웃은 계속 만들어지지만 친밀감, 안전감, 편안함을 느끼게 하는 전통적 이웃은 점점 줄어들고 있다. 그 대신 인터넷을 통한 채팅이나 이메일을 통한 커뮤니케이션 방법이 새롭게 등장하여 새로운 형태의 공동체와 연결단체가 만들어진다.

공개적으로 서로 감정을 나눈다거나 또는 친근감을 높이기 위해 자신의 마음을 여는 따위의 사랑나누기와 우정어린 인간관계가 건강이나 안녕에 큰 역할을 한다. 자신의 감정을 솔직히 말하고 당신의 가슴을 타인에게 열고, 요가나 명상을 하고, 내면의 평화와 기쁨, 안녕을 기원하는 기도를 하는 것이 사랑과 연결감을 강화시켜 건강을 좋게 하는 것이다.

어떻게 사랑이 병을 낫게 할까

사랑이나 사회적 지지의 결여가 질병의 발생이나 조기 사망에 강력한 영향을 미칠 수 있다는 견해는 현대의학의 가장 핵심적 개념의 하나가 되었다. 19세기 독일의 로버트 코흐(Koch)는 결핵이라는 특정 질병을 야기하는 특정한 병균(tubercle bacillus)을 찾아낸 공헌으로 노벨상을 받았다. 코흐에 의하면 어떤 특정 질병은 어떤 특정 미생물에 의해 발병함으로 이 특정 미생물을 찾아 없애는 것이 그 병을 치료하는 것이라고 강조하였다. 이러한 견해는 루이 파스테르에 의해서도 지지를 받았다. 그렇다면 과연 사랑으로 병을 치료한다는 것이 가능할 것인가?

박테리아, 바이러스, 그 밖의 미생물이 병을 야기하기 위해선 우리의 면역계, 신경내분비계의 방어기제 속으로 침투해 들어와야 한다. 그러나 사랑과 관계성이 좋아지면 방어기제가 강화되어 세균이 침투하기 어렵게 된다. 비록, 박테리아나 바이러스에 노출된다고 해도 모든 사람들이 병에 걸리지 않는 것은 바로 이런 이유 때문이다. 만약, 그렇지 않다면 환자를 돌보는 의사나 간호사는 바이러스나 박테리아에 계속 노출되기 때문에 언제나 병에 걸려 있어야 할 것이다.

그러나 파스테르는 말년에 이르러 그의 생각을 바꿔서 병균은 질병 발생에 있어 부분적인 역할을 할 뿐 그 밖의 다른 요인들이 더 중요한 역할을 할 것이라고 하였다. 파스테르는 임종 시 "병균은 아무것도 아니야. 토양이 전부다(Le germe n' est rein, C' est le terrain qui est tout)."라고 말하였다고 한다.

다른 말로 하면 박테리아, 바이러스, 그 밖의 다른 병균에 노출되는 것이 질병에 걸리게 되는 필요조건이긴 하지만 충분조건은 아니다. 예컨대, 결핵균에 감염되어 검사상 양성반응을 보인다 하더라도 실제로 결핵에 걸리는 경우는 극소수며, 비록 인플루엔자균에 감염되었다 하더라도 대부분의 사람들이 인플루엔자에 걸리지 않는다.

사랑과 관계성이 어떤 질병에 걸리는 것을 보호하는 역할을 한다는 증거는 많이 있다. 이런 증거들에 의하면 친화적 인간관계가 면역기능을 강화하여 질병에 대한 내성을 높여 준다는 것이다. 파스테르는 외로움과 격리감은 병균이 번식할 수 있는 기본 토양을 만들어 주지만 사랑과 우정은 이런 병균이 번식할 수 없는 토양을 마련해 준다고 하였다.

결핵균이 발견되기 전까지만 하더라도 결핵은 나쁜 기후, 정서적 우울, 유전성들이 결합되어 일어나는 것으로 간주하였다. 그러나 특정 결핵균이 발견되자마자 이 병균을 키우는 토양이 되는 심리적·사회적 요인을 무시해 버렸다. 그 대신 이 균을 박멸하기 위한 약물의 개발과 이 세균의 전파를 막기 위한 방법에만 모든 관심이 집중되었다. 오늘날에 와서야 특정 병원균과 심리적·사회적 요인을 동시에 강조하는 입장이 다시 대두되었다.

버크만(Berkerman)은 건강에 영향을 미치는 사회적 요인 연구에 관한 세계적인 권위자다. 그는 최근에 발표한 논문에서 자신이 1975년경 박사학위 논문 종합시험을 치를 때 겪었던 경험을 토대로 심리사회적 요인이 다양한 종류의 질병 발병에 영향을 미칠 수 있다는 견해를 언급하였다.

> 나는 사회적 지지나 인간관계가 여러 종류의 질병 감염에 영향을 미칠 수 있다고 생각한다. 나는 신경내분비 조절이나 면역반응 조절과 같은 가설적 통로가 존재할 것으로 생각한다. 사랑은 이러한 통로를 거쳐 감염성 질환, 암, 심장병의 발병을 억제할 것이다.

하버드 대학과 존스 홉킨스 대학의 연구 사랑과 인간관계가 일반적인 질병 감염에 영향을 미칠 수 있다는 가장 강력하고 흥미 있는 연구가 앞서 언급한 러섹과 스왈츠 등에 의해 보고되었다. 이들은 1950년대 초 하버드 대학 학부에 재학하고 있던 건강한 학생 125명에게 자신의 부모에 대해 느끼는 감정을 알아보는 질문서를 제시하였다. 즉, 당신은 당신 부모와 관계가 다음 네 가지 가운데 어디에 속하는지 하나만 선택하라. '대단히 친근하다. 따뜻하고 친근하다. 허용적이다. 긴장되고 냉정하다.' 중 어디에 속하는지 선택하라는 것이었다. 이 네 가지 물음 가운데 '대단히 친근하다.'는 물음에 답한 경우는 4점을 주고, '긴장되고 냉정하다'에 답한 경우에는 1점을 주었다.

1950년대에 행한 질문서에 답하고 35년이 지난 후 이 연구에 참여하였던 학생들의 의료기록을 얻어 내어 이 의료기록과 함께 개개인의 생활사를 분석하였다. 이 분석에서 얻은 놀라운 사실은 다음과 같다.

35년 전 자신의 어머니와 긴장되고 냉정한 관계를 느꼈다고 한 사람의 91%가 그 사이에 관상성 심장병, 고혈압, 십이지장궤양, 알코올중독과 같은 심각한 질병을 보였다. 반면에 어머니와 따뜻한 관계를 느꼈다고 하였던 사람들은 45%만이 질병에 걸렸다. 이와 유사하게 아버지와의 관계가 긴장되고 냉정하다고 한 사람들 가운데 82%가 질병에 걸렸지만 따뜻하다고 한 사람들 가운데는 50%만이 질병에 걸렸다.

어머니나 아버지와 관계가 모두 따뜻하지 못하다고 하였던 사람들은 100%가 질병에 걸렸지만, 어머니는 따뜻하지만 아버지는 차가웠다고 한 사람의 75%, 그리고 아버지는 따뜻하지만 어머니는 냉정하다고 한 사람의 83%가 질병에 걸렸다.

이 연구자들은 "사랑 그것을 따뜻한 것으로 지각하는 것만으로도 가장 핵심적인 생물심리사회적-영적 완충제(biopsychosocial-spiritual buffer)의 역할을 하여 스트레스나 병균에 의한 부정적 영향을 완화하고 면역기능과 치유능력을 촉진한 것이다."라고 언급하였다.

존스 홉킨스 의과대학의 연구 결과도 하버드 대학과 극히 유사한 결과를 보여 주었다. 연구자들은 1940년대 이 대학의 의과대학에 다녔던 남자 1,100명을 대상으로 '인간관계의 질과 암 발생 간에 어떤 연관이 있을까?' 라는 의문을 가지고 연구하였다.

연구자들은 '부모와의 관계척도' 라고 부르는 인간관계척도를 사용하여 학생들과 그들 부모의 관계를 측정하였다. 연구자들이 질문서를 작성할 당시 이들 학생들도 하버드 대학생처럼 모두 건강하였지만 그 후 50년이 지나는 동안 암을 나타냈던 사람들은 그렇지 않았던 사람들에 비해 그들 부모와의 관계가 가깝지 못하다고 기술하였던 학생이 많았다. 이러한 인간관계 요인은 흡연, 음주, 방사선

노출과 같은 알려진 암 발생 위험 요인보다 더 높은 암 발생 예언지표가 된다는 것이다.

또한, 그 후 50여 년 동안 자살을 시도했다거나, 정신질환 때문에 입원하지 않으면 안 되었거나, 악성 종양이 출현하였던 사람들도 대학시절 외로움 때문에 몹시 고통스러워하였거나, 인간관계 때문에 많은 어려움을 보였던 학생들이었다. 대학 시절 인간관계에서 어려움을 보였던 학생들은 그렇지 않았던 학생들에 비해 그 후 50년 동안 암 발생을 비롯하여 여러 가지 종류의 질병 출현이 잦아진다는 사실이 밝혀진 것이다.

**마음 열기
(가슴 열기)** 일반적으로 어린 시절의 사랑, 사회적 지지, 친밀감을 형성하는 데는 부모가 가장 중요한 존재가 된다. 만약, 당신이 사랑, 격려, 친밀감이 부족한 가정환경에서 자랐다면 현재 당신의 인간관계는 불신과 의심이 바탕이 되는 인간관계 양상을 보일 수 있지만, 당신이 사랑과 관심이 충만한 가정에서 자랐다면 현재 당신의 인간관계 양상은 개방적이고 신뢰감에 바탕을 둔 인간관계를 보여 줄 것이다.

만약, 정서적 · 신체적 · 성적 남용 때문에 친밀감이 위협받는 가정에서 자랐다면, 성장하면서 친절하고 사랑스러운 인간관계를 발달시켜 나간다는 것은 어려운 일이다. 이런 경우 심장은 심장 자체를 보호하고 방어하기 위해 강력하게 무장할 것이므로 처음 자신을 보호하려 했던 정서적 방어를 계속하려 할 것이다. 만약, 방어를 풀어도 안전감을 느낄 수 있다는 확신이 들지 않는다면 계속 방어상태를 지속함으로써 심장 자체가 방어벽에 둘러싸여 고립된다. '당신의 심장 열기'라는 말은 상대방에게 당신 자신의 가슴을 열어 철옹성처럼 닫아 두었던 마음의 방어벽을 허물어 뜨린다는 것이다.

자신의 마음을 남에게 열려고 하는 것을 친근감이라고 한다. 만약 어린 시절 자신을 보호해 줄 것으로 믿었던 사람들에게 학대를 받았다면, 어른이 된 후 남을 친근하게 믿는다는 것은 어려운 일이다.

결혼함으로써 따뜻한 사랑을 얻을 것으로 생각하였던 사람들이 결혼 후 기대한 만큼 사랑을 받지 못하는 수가 있다. 어린 시절 사랑을 받지 못하면 친근한 인간관계를 형성할 수 있는 능력 발달이 장애를 받을 수 있다. 즉, 부모와 좋지 못한 관계는 성숙한 후 인간관계 형성에 절대적으로 필요로 하는 자아감의 형성과 같은 것이 위축될 수 있다. 이러한 자아감의 상실로 대인관계에서 실패나 타인에게 거부당할 것이란 공포 때문에 친밀한 인간관계를 형성하지 못한다.

그러나 언제나 부정적인 것만은 아니다. 옛날에 입었던 상처도 치유할 수 있다. 어린 시절 경험하였던 어려움이나 부모의 사랑을 받지 못함으로 인한 유해한 영향들도 성인이 된 후 친밀한 인간관계를 맺거나 사랑스런 관계를 새롭게 맺게 됨으로 하여 상처를 치유할 수 있다. 그러므로 인간관계를 맺고 있는 사람이 어떤 사람이며, 어떻게 관계하느냐 하는 것이 어린 시절의 어려웠던 경험을 극복하는 데 큰 도움을 준다. 어린 시절 너무나 심각한 결핍을 경험하였던 경우는 회복이 쉽지 않지만, 일반적인 작은 결핍 경험은 회복할 수 있다. 최근 문헌 개관에 따르면, 어린 시절 부모에게 극단적으로 학대받았던 사람들은 후에 냉정하고 비정한 배우자와 결혼하는 경향이 있지만, 비교적 적은 곤란을 경험한 사람은 친절한 배우자나 따뜻한 사람들과 인간관계를 맺음으로 새로운 변화가 일어날 수 있다는 사실이 밝혀졌다.

기타 연구 ▨   1979년부터 1994년까지 사회적 격리가 질병 발생과 사망에 미치는 영향을 알아보기 위한 8곳의 지역사회 연구가 이루어졌다. 비록 이들 연구에서는 캘리포니아, 핀란드, 조지아, 스웨덴 등 세계 도처에 있는 지역사회를 대상으로 연구하였고, 지역사회마다 다른 사회적 지지와 사회적 격리의 정도를 측정하였지만 이 연구들에서 거의 일치하는 결과가 나왔다. 즉, "사회적으로 격리된 사람은 강력한 밀착감이나 집단에 귀속감을 갖는 사람에 비해 모든 종류의 질병으로 조기 사망할 위험률이 2~5배 정도 더 많다는 것이다." 이 연구들 가운데 대표적인 몇 가지 연구만 살펴보자.

◉ 알라메다 카운티 연구

1965년 하버드 대학의 버크만과 그녀의 동료들은 샌프란시스코 근교의 알라메다 카운티에 살고 있는 남녀 7천여 명을 대상으로 연구를 시작하였다. 사회적 친밀감이나 지역사회에 결속력을 보여 주지 않는 사람은(예컨대, 친구, 친척과 접촉하는 횟수, 결혼 유무, 교회나 모임에 나가는 횟수로 계산) 높은 결속력을 보여 주는 사람들에 비해 1965년부터 1974년까지 9년간의 연구 기간 동안 1.9배에서 3.1배 정도 더 많이 사망하였다.

또 이 연구에서는 집단 결속력과 조기 사망 간의 관계가 나이, 성, 인종, 사회적·경제적 상태, 자기보고에 의한 신체적 건강상태, 흡연, 음주, 과식, 신체운동, 건강 예방시설의 이용 등과 같은 요인보다 조기 사망을 예언하는 데 더 강력하고 독립적인 예언지표가 된다는 사실을 발견하였다. 다시 말해 사회적 유대가 결핍된 사람들은 관상성 심장병, 뇌졸중, 암, 호흡기 질환, 소화기 질환, 그 밖의 다른 질병으로 사망할 위험률이 높았다.

연구자들은 연구가 끝난 1974년부터 8년간 이들을 관찰하였는데(도합 17년간 관찰), 이렇게 연구 기간을 연장하였을 때도 앞의 연구 결과와 동일한 결과를 얻었다. 가장 강력한 사회적 유대관계를 가졌던 사람들은 외로움이나 격리감을 가진 사람들에 비해 질병에 걸리거나 조기 사망할 확률이 현저하게 낮았다.

강한 사회적 유대관계를 가지고 있었지만 건강하지 못한 생활습관을 보였던 사람들이, 낮은 사회적 유대관계를 갖지만 건강한 행동습관을 가진 사람에 비해 더 오래 살았다. 가장 오래 산 사람은 두 말할 것도 없이 밀접한 사회적 관계를 가지면서도 동시에 건강한 행동을 보인 사람들이었다.

사회적으로 고립되어 있거나 자신이 외롭다고 느끼는 부인들이 흡연으로 인한 암 발생뿐 아니라 그 밖의 부위에서 발생하는 암으로 사망할 위험률도 유의미하게 많았다. 사회적 연결감이 없는 격리된 남자도 암에서 살아남을 확률이 유의미하게 줄어들었다. 친밀감이나 정서적 지지를 느끼지 못하면 유방암에 의한 사망률도 유의미하게 증가하였다.

사회적 밀착감과 질병의 진행과정과 생존의 관계를 알아보기 위해 최근 유방암으로 진단된 알라메다 카운티에 사는 흑인 525명과 백인 부인 486명을 대상으로 한 연구에서는 밀착감이 없거나 정서적 지지를 느끼지 못한 부인들은 유방암에 의한 사망률이 유의미하게 증가하였다. 정서적 지지를 느끼지 못하고 있다고 하는 흑인 여자나 백인 여자는 유방암으로 죽는 사망률이 거의 두 배 정도 더 많았다.

◎ 과연 친구를 사귀는 것이 건강을 좋게 하는가

많은 연구들에 의하면 배우자가 있는 사람들은 배우자가 없는 독신자, 별거자, 홀아비, 과부, 이혼자들에 비해 중요 질병으로 인한 사망률이 낮으며, 질병에 걸리는 발병률도 낮고, 질병에 걸린 후 회복률도 높다고 한다. 예컨대, 노스캐롤라이나 주에 있는 듀크 대학의 심장병학자 레드포드 윌리엄스는 관상동맥 촬영 결과 최소한 한 개 이상의 관상동맥이 심하게 막혀 있는 남녀 환자 1,400명을 대상으로 연구하였다. 5년의 연구 기간 동안 결혼하지 않고 홀로 살았거나 정기적으로 대화를 나눌 수 있는, 어떤 신뢰할 수 있는 사람을 갖지 못한 사람은 결혼했거나 신뢰할 수 있는 사람과 대화자를 가진 환자들에 비해 3배 이상 더 많이 사망한다는 사실을 발견하였다. 5년의 연구 기간 동안 결혼하지 못했던 사람은 50%나 더 많이 사망하였는데, 더욱 흥미로운 것은 비록 배우자를 가졌지만 부부의 관계가 좋지 않고 신뢰할 수 없다 하더라도 배우자가 없는 독신에 비해 더 많이 살아남았다는 것이다. 따라서 이 연구 결과는 부부 사이의 관계가 어떠하든 어떤 사람과 더불어 산다는 것만으로도 외롭게 사는 것보다 건강이 보다 양호하다는 것을 시사한다.

발티모아에서 행한 찬드라의 연구에서도 이와 유사한 결과를 볼 수 있다. 급성 심장발작을 경험한 남녀 900여 명을 대상으로 환자들이 병원에 입원해 있는 동안, 그리고 퇴원 후 5년 동안 집에서 기거하는 동안 생존하는 비율을 조사하였더니 결혼한 사람들이 결혼하지 않은 사람들에 비해 생존한 비율이 유의미하게 더 많았다. 스웨덴에서 행한 한 연구에서도 심장발작을 일으킨 후 살아남은 200명을 8년간 연구한 결과 배우자가 없는 경우가 심장병과 그 밖의 다른 질병의 원인으로 사망하는 위험률이 유의미하게 더 높았다.

노스캐롤라이나의 던햄 시에서 블라저는 65세 이상의 남녀 331명을 대상으로 사회적 지지의 효과를 연구하였다. 사회적 지지를 장애에 대한 동정으로 지각한 사람은 30개월 이내에 38%가 더 일찍 죽게 되었다. 비록, 나이, 성, 인종, 경제상태, 신체건강상태, 자기보호 기능, 우울증 징후, 인지적 기능, 스트레스적인 삶의 사건 그리고 흡연과 같은 각종 질병 관련 원인들을 통제한 후 연구하여도 사회적 지지를 장애에 대한 동정으로 지각한 사람들은 모든 원인에서 조기 사망하는 경우가 34%나 더 많았다.

또 다른 연구로는 심장병을 앓았던 사람들이나 외롭게 살아온 사람들이 외롭지 않게 살았던 사람들에 비해 심장병 발작의 위험 요인이 더 높은지 여부를 알아본 케이스의 연구가 있다. 이 연구 결과는 예측한대로 정확하게 맞았다. 외롭게 살아온 사람들은 연구가 시작된 후 6개월 이내에 심장마비에 걸린 확률이 두 배 이상 증가하였으며, 이런 비율은 그 후 4년간 관찰하였을 때도 유사한 비율로 나타났다. 케이스는 심장병의 재발률과 심장병에 의한 사망률은 다른 사람과 함께 산 사람들에게서는 매우 낮았는데, 이것은 타인과 함께 산다는 것이 심장병의 재발을 억제해 주기 때문이다.

우로신은 다른 사람들에게 지지를 받지 못한다고 느끼는 사람들에서 심장병이 악화되는 경우가 많았다는 점을 발견하였다. 그는 820명의 심장병 환자를 대상으로 연구하였는데, 개개 환자에게 목욕이나 음식물 마련과 같은 일상생활의 일거리에 대해 타인의 도움을 받을 필요가 있는지 여부를 질문한 후, 일 년 동안 건강이 좋아지는지 여부를 조사해 보았다. 다른 사람의 도움이 필요 없다고 말한 환자들에 비해 도움이 필요하다고 하였던 환자들이 1년 이내에 사망하는 위험률이 3배나 더 증가하였으며, 보다 많은 도움이 필요하다고 한 사람은 주변사람들의 도움에 만족한다고 한 사람에 비해 6배 반이나 더 높은 사망률을 보였다. 우로신은 독신이나 외롭게 사는 사람은 다른 사람과 함께 사는 사람에 비해 타인의 적절하고 실질적인 지지를 잘 지각하지 못하는 경향이 있다고 하였다.

하버드 대학교 의과대학의 버크만은 급성 심장발작으로 입원한 남녀 노인을 대상으로 정서적 지지를 많이 받았다는 환자와 정서적 지지를 받지 못하였다는 환자들을 비교하였더니, 정서적 지지가 없었다고 한 환자는 지지가 있었다고 한 환자에 비해 입원해 있는 동안 3배 이상 사망률이 높았으며, 퇴원한 환자를 대상으로 연구한 결과도 정서적 지지를 받지 못하였다는 사람은 6개월 이내에 53%가 사망하였지만 한 사람의 정서적 지지자를 가진 경우는 36%, 두 사람 이상의 정서적 지지자를 가진 경우는 23%가 사망하였다. 이러한 비율은 퇴원 후 1년이 지나도 그대로 지속되었다.

호놀룰루와 샌프란시스코에 사는 일본인들과 일본 본토에 살고 있는 일본인을 대상으로 심장병 발병률을 연구한 'Ni-Hon-San'이란 유명한 연구가 있다. 연구자들은 일본 본토에 사는 사람과 호놀룰루와 샌프란시스코로 이민 온 일본인 1,900명을 대상으로 연구하였는데, 연구자들은 심장병의 발병률이 일본 본토 사람에서 제일 낮았고, 그 다음으로 하와이의 일본인, 제일 높은 곳이 샌프란시스코에 사는 일본인이었다. 이 결과는 미국 본토에 가까워지면 가까워질수록 심장병이 발병하는 환자가 증가하는 것 같아 보였다. 이러한 발병률의 차이는 음식물, 혈압, 콜레스테롤과 같은 이유로는 설명할 수 없었다. 더구나 일본 본토에 사는 사람들이 가장 흡연을 많이 했음에도 불구하고 심장병 발병률이 낮았다는 점은 특이한 결과다.

그 후 연구자들은 캘리포니아에 사는 일본인을 대상으로 전통적인 일본 문화를 얼마나 잘 유지하고 있는지 그 정도에 따라 분류하였다. 로제토 연구에서와 같이 가장 전통적인 일본 문화를 지키고 생활하는 재미 일본인들, 예컨대 밀접한 사회적 관계망이나 친척간의 연계, 또는 동족마을과 같은 일본 전통을 잘 유지하고 있는 집단일수록 일본에 사는 집단과 유사하게 심장병 발병률이 낮았다. 이와는 대조적으로 가장 서구식으로 바뀐 집단일수록 심장병 발병률이 3배에서 5배까지 증가하였다. 환언하면 사회적 관계망과 밀접한 가족연계가 심장병 발병과 조기 사망을 유효하게 낮춘다는 것이다.

토마스 왁스만과 그의 동료들은 사회적 지지와 종교적 믿음이 심장수술 후 남녀 환자의 사망률에 미치는 영향을 6개월간 연구하였다. 이들은 환자들에게 다음과 같은 두 가지 질문을 하였다. 첫째, 당신은 교회, 클럽, 공회당 등의 집단모임에 정기적으로 참가하는가? 둘째, 당신은 당신이 믿는 종교와 정신적인 신념(어떤 종교나 어떤 정신적 신념이나 관계없음)에서 어떤 힘을 얻거나 정신적 위안을 받은 적이 있는가? 단체모임에 정기적으로 참여하지 않는 사람들은 비록 심장수술 후 생존에 영향을 미칠 수 있는 각종 의학적 처치를 받았음에도 불구하고 정기적으로 모임에 참석하는 사람들보다 4배 이상 사망률이 높았다. 또한, 환자들이 믿고 있는 종교에서 어떤 힘이나 위안을 얻지 못한다는 환자들은 힘이나 위안을 받는다는 환자들에 비해 3배 이상 더 높은 사망률을 보였다.

이 결과는 어떤 집단 모임에도 참여하지 않는다는 것과 믿는 종교에서 어떤 힘과 위안을 받지 못한다는 것은 건강에 좋지 못하다는 것을 보여 준다. 또한, 정기적으로 집단 모임에도 참여하지 않고, 자신이 믿는 종교에서 어떤 힘이나 위안도 받지 못한 사람은 수술 후 6개월 내에 7배 이상 사망률이 높아진다. 이것은 너무나 놀라운 결과다. 이처럼 사랑과 친화감을 불러내는 심리적 개입이 우리의 건강이나 생존에 엄청난 효력을 발휘한다.

◎ 사랑의 훈련 효과

1989년 스탠퍼드 의과대학의 데이비드 스피겔은 유방암 환자를 대상으로 한 연구 결과를 발표하였다. 그 결과는 앞에서 몇 차례 언급한 바 있다. 스피겔의 기본 연구 의도는 심리적·사회적 개입이 유방암 환자의 생존 기간을 연장할 수 있다는 예일 대학의 버니 시겔이 발표한 견해가 옳지 못하다는 것을 증명하기 위한 것이었다. 왜냐하면 버니 시겔은 심리적·사회적 요인의 개입이 암 환자의 생존을 연장할 수 있다고 하는 주장을 담은 단행본 몇 권을 출판하였기 때문에 이를 논박하기 위한 실증적 자료가 필요했다. 사실 스피겔은 자신의 연구 의도를 다음과 같이 언급하였다.

"우리는 불안, 우울, 고통을 감소시키려는 심리사회적 개입이 유방암 진행에 아무런 영향도 미치지 않을 것이란 점을 확인하려고 하였다."

스피겔의 연구에서는 유방암 환자들을 무작위로 두 집단으로 나누고 두 집단 모두 전통적인 유방암 치료방법인 화학적 치료, 외과적 수술, 방사선치료, 약물치료를 실시하였다. 그러나 두 집단 가운데 한 집단의 부인들에겐 전통적 치료법 외에도 매주 한 차례 90분 동안 집단적으로 만나 자신들의 병에 대해 느끼는 감정을 솔직하게 이야기할 수 있도록 해 주었다. 즉, 이들이 서로 나눈 이야기 내용

가운데는 유방암 때문에 몸 맵시가 많이 일그러져 추해졌다는 것, 죽음에 대한 공포감 그리고 친구들이나 배우자 등에게 버림받는 기분 등에 관해 서로 이야기함으로써 심리적으로 서로 위안을 느끼고 상호 지지적인 느낌이 들도록 해 주었다.

이 지지집단은 한 사람의 정신과 의사와 사회사업가 그리고 실제로 유방암을 앓은 후 치료된 사람의 심리치료가에 의해 지도되었다. 실제로 유방암을 극복한 사람 외에는 어느 누구도 이들 환자들의 절실한 심경을 잘 이해할 수 없었기 때문에 유방암을 치유 극복한 심리치료자의 역할은 막중했다.

스피겔은 "이 집단의 환자들에게 어떻게 하면 암을 극복할 수 있는가를 논의할 수 있는 분위기를 마련해 주었을 뿐 이 집단에 참여하는 것이 암의 진행에 어떤 영향을 미칠 것이라는 선입관적인 믿음을 갖도록 한 적은 없다. 이 집단의 환자들에게 정기적으로 모임에 참여하도록 격려해 주고 자신의 병에 관해 느끼는 기분이나 삶에 영향을 미치는 것들에 대해 진솔하게 표현하도록 하였다. 또한, 참가한 환자들 사이에 든든한 관계성을 맺도록 해 줌으로 격리감이 생기지 않도록 하였다. 환자들은 자신들의 경험을 통하여 비극적인 상황에서 의미 있는 내용을 찾아내어 이를 다른 환자들이나 환자들의 가족에게 도움 줄 수 있는 내용을 얘기하도록 하였다. 이 집단에 참여하였던 환자들은 다른 환자들과 강력한 연대감을 갖고 똑같은 어려운 경험을 공유함으로써 서로 간에 수용감을 갖도록 하였다." 라고 말했다.

방사선치료 때문에 식도가 좁아진 한 환자는 세상에서 분리되는 느낌을 가진다고 하였는데, 자신이 식당에서 수프를 마시려고 애쓰고 있는 동안 "지금 식당에서 음식을 먹고 있는 저 사람들은 저렇게 잘 먹을 수 있는 것이 얼마나 행복한 줄 잘 모른다.”라는 생각이 들었다고 하였다. 이 치료집단에 속한 환자들은 개별적으로 병원도 다니고, 시도 쓰고, 동료가 죽은 경우 문상을 가도록 하였다. 이렇게 함으로써 환자들이 가족이나 친구에게서 소외되는 사회적 격리감을 이겨 내도록 한 것이다.

결과적으로 이렇게 함으로써 강력한 집단의식과 친화감이 형성되었다. ‘사랑(love)’, 이 말이 대부분의 과학학술잡지에 사용되지 않음에도 불구하고 이 결과가 발표된 『Lancet』라는 의학잡지에서는 이들 환자들이 서로 사랑하게 되었고, 서로를 아끼게 되었다고 하였다. 매주 한 차례씩 90분간 이루어지는 이 모임 1년 동안 계속되었다. 그리고 5년이 지난 후 스피겔은 “나는 최종적으로 연구자료를 검토해 보았는데 너무나 놀라 그만 의자에서 굴러 떨어질 뻔하였다. 매주 한 번씩 집단적으로 지지를 받았던 부인들은 지지를 받지 않은 부인들에 비해 평균적으로 두 배 이상 오래 살았다.”는 사실을 발견하였다. 이 결과는 매우 놀라운 것이다.

캘리포니아 대학교 포지는 악성 흑색종(melanoma)을 가진 환자를 대상으로 외과수술에 의해 종양을 제거하고 난 후 지지집단과 비교집단 가운데 어느 한 집단에 무작위로 34명씩 배정하였다. 두 집단 모두 외과수술 외에 어떤 종류의 전통적 치료도 받지 않았다. 지지집단에 속했던 환자들은 6주간 동안 매주 한 번씩 90분 동안 서로 만났다. 이렇게 5~6년이 지난 후 조사해 보았더니 6주간의 지지모임에 참석하였던 환자들은 비교집단의 환자들에 비해 통계적으로 유의미하게 더 오래 살았다. 지지집단에 속한 환자 34명 가운데는 단 3명만이 사망하였는데 반해 비교집단 환자들은 34명 가운데 10명이나 사망하였으므로 3배 이상 많이 사망하였다. 또한,

지지그룹의 환자들 가운데는 5~6년 사이에 7명이 재발하였지만 비교집단에서는 13명이 재발함으로 두 배 정도 재발률이 더 높았다. 이처럼 흑색종을 가진 환자가 단 6주간의 지지모임에 참석한다는 것만으로도 5~6년 후까지 생존 기간을 늘리고, 재발률을 낮춘다. 앞서 본 유방암 환자의 경우처럼 1년 동안 지지모임에 참석하는 것이 두 배 이상의 생존 기간을 늘린다고 하는 통제된 연구의 결과는 실로 놀랄 만한 것이다.

포지의 연구는 앞서 언급하였던 하버드나 존스 홉킨스 대학의 연구와 연관지어 생각해 볼 수 있다. 하버드나 존스 홉킨스의 연구에서는 대학 재학 시절 그들의 부모와의 따뜻한 관계가 35~50년 동안 질병 발생을 억제하는 데 영향을 미쳤다고 하는 데 반해 포지나 스피겔의 연구에서는 단 몇 주에서 1년 정도의 사회적 지지모임에 참여하는 것만으로 그 후 5~6년 동안 암으로 사망하는 것을 줄이고 암의 재발을 억제하는 데 영향을 미쳤다. 이처럼 다른 사람과 어떻게 관계하는지, 즉 인간관계 양상이 건강과 질병에 많은 영향을 미친다. 대부분의 사람들은 어린 시절의 인간관계 양상이 어른이 되어도 그대로 지속된다. 우리는 학교나 기타 다른 곳에서 타인을 사랑하고 친하게 관계하는 인간관계 방식에 관해 학습하지 않는다. 일반적으로 사람들은 인간관계 방식을 새롭게 바꾸는 것을 학습하지 않고 옛날 방식을 고집스럽게 그대로 지속한다. 그러나 포지의 연구에서 볼 수 있는 것처럼 단 6주간의 인간관계 훈련에만 참여하더라도 5년 후까지 흑색종의 재발이나 죽음에 양호한 영향을 미친다. 6주간의 훈련기간 동안 흑색종 환자는 효과적으로 상호 소통하는 것을 배웠고, 서로 격려하고, 사랑하고, 친밀한 분위기를 느낄 수 있도록 해 주는 것을 배웠다. 이런 따뜻한 분위기하에서는 정서적 방어를 하지 않기 때문에 보다 자유롭고, 충실하게 사랑을 주고 받을 수 있을 만큼 안정감을 느낄 수 있게 된다. 이런 상황을 6주간 훈련받고 나면 사랑을 주고받는 인간관계 기술과 그 가치를 일상생활 속에 연결해 나갈 수 있다. 사회적 지지, 심리적 지지, 대화기술, 희생적인 봉사, 그 밖의 여러 가지 인간관계기술은 어린 시절에 학습한 방식을 일생 지속하려는 경향이 있다.

조기 사망에 영향을 미치는 또 다른 심리적 요인은 적개심이다. 21여 년 전에 행한 심리검사에서 적개심의 점수가 상위 20% 내에 속하는 사람들이 하위 20%에 속하는 사람들에 비해 심장병이나 암과 같은 각종 질병들 때문에 조기 사망할 위험률이 42%나 더 높다고 한다. 이 결과는 죽음에 영향을 미칠 수 있는 각종 요인들, 예컨대 나이, 혈압, 혈중 콜레스테롤 수준, 흡연, 알코올 섭취량 등의 요인을 통제한 후 연구해 보아도 유사한 결과가 나온다.

밀러(Miller)는 45개의 개별 연구를 메타분석한 결과 관상성 심장병 발병에 있어 가장 중요한 성격 변인이 적개심이란 사실을 밝혔다. 적개심이란 단일 요인이 심장병 발병의 3대 위험 요인으로 간주하는 콜레스테롤 수준의 증가, 고혈압, 흡연, 그 밖의 여러 요인을 합친 것과 같거나 또는 더 크다고 한다. 적개심이란 외로움이나 격리감에 뿌리를 두는 것이다. 외로움이나 격리감을 느끼는 사람들은 분노와 적개심을 잘 나타낸다. 만성적으로 분노감이나 적개심을 잘 나타내는 사람들은 보다 심한 외로움과 격리감을 느낀다. 이 외로움은 악순환되어 보다 격렬한 분노감이나 적개심의 유발을 부채질하게 된다.

외로움의 근저에 있는 것을 다루는 것이 바로 심장병 치료의 핵심이다. 심장병 발병 후 재발에 의한 돌연사를 낮추는 데 효과적인 몇몇 프로그램들을 개관해 보면 적용한 접근법이 무엇이든 관계없이 한 가지 공통적인 치료기법이 발견되는데, 이것은 바로 스트레스에 취약한 시기 동안 정서적 지지를 제공해 주는 것이다. 올센(Orsen)은 9개의 개별 연구논문을 개관하였는데, 이 연구에서는 사회적 지지망의 크기와 심혈관 질환 위험률 간의 상관관계를 발견하였다. 다시 말해 사회적 지지망이 크면 클수록 심장병 발병률은 낮아진다는 것이다.

'타입 A 행동'이란 이름과 개념을 처음 사용한 메이어 프리드만(Meyer Friedman)이 중심이 되어 시도한 연구 가운데 '관상성 심장병 재발방지 연구(Recurrent Cornary Prevention Project: RCPP)'란 것이 있다. 타입 A 행동이란 시간적 조급성, 말을 빨리하기, 여러 가지 일을 동시에 행하기, 한 줄로 서서 장시간 기다리지 못함, 그 밖에 지나친 경쟁심과 적개심의 표현과 같은 것이 특징이다. 프리드만은 처음에는 타입 A 행동이 심장병 발병의 위험 요인의 하나로 생각하였다. 그러나 그 후 연구를 거듭한 결과 타입 A 행동 요인들 가운데 '적개심(hostility)'이란 요인만이 심장병 발병 위험 요인들 가운데 가장 위험한 요인이란 것이 밝혀졌다.

1978년 프리드만과 그의 동료들은 심장병 발작을 일으킨 사람을 대상으로 4년 동안 타입 A 행동을 수정함에 따라 이 병의 재발을 억제하고 생존 기간을 늘릴 수 있는지 여부를 알아보기 위한 연구에 착수하였다. 이 연구에서는 환자들을 세 집단으로 나누었는데, 첫 번째 집단은 환자들에게 음식물, 운동, 약물, 가능한 수술 방법 그리고 심혈관 병리현상들에 관해 충고해 주었다. 두 번째 집단은 앞서의 집단과 동일한 처치와 타입 A 행동 변경과 자존심 고양을 위한 심리적 방법을 가르쳐 주는 지지집단에 참석하도록 하였다. 세 번째 집단은 아무런 처치도 하지 않았다.

그러면 결과는 어떻게 나왔을까? 4년 반 뒤, 충고와 정보만 받았던 첫 번째 집단에서는 심장병 재발률이 21.2%인데 반해 아무런 처치도 받지 않았던 세 번째 집단의 재발률은 28.2%였다. 그러나 지지집단에 참석했던 두 번째 집단에서는 재발률이 12.9%로 아무런 처치도 받지 않은 집단에 비하면 재발률이 54% 정도나 더 낮았다. 이런 재발률 감소 가운데 몇 %가 타입 A 행동을 바꿈에 의해 일어났는지 또는 몇 %가 사랑받고 정서적 지지를 받음으로써 일어났는지를 가릴 수는 없지만 가장 중요한 것은 어린 시절 부모에게 받지 못했던 사랑을 이 지지집단으로 끌고 간 따뜻한 지도자에게 받은 무조건적인 사랑과 애정 때문에 재발이 억제된 것으로 간주되었다. 이 점에 관해 이 연구를 주도한 프리드만은 다음과 같이 언급하고 있다.

> 디안 울만(Diane Ulman)은 이 연구에 참여하였던 수백 명의 남자 환자들의 대리 어머니 역할을 했다. 우리는 남자들의 경우 타입 A 행동의 형성 원인이 어린 시절 부적절한 모성애가 중요 역할을 할 것이라고 생각하고 있었다. 그러나 이러한 모성애 결핍이 어른이 된 후에도 어느 정도까지는 보상 성취될 수 있다고 하는 이 연구의 결과를 발견하기 전까지는 이를 잘 인식하지 못하였다. 그러나 우리 연구에 참여하였던 환자들의 부인도 타입 A였기 때문에 자기 자신이 어린 시절 잃어버렸던 부성애를 찾으려는 데만 급급했으므로 남편의 결핍된 모성애를 채워 주지 못했다.

적개심 외에 연구자들은 냉소와 의심이 타입 A행동의 또 다른 독소 부분이 된다는 점도 발견하였다. 예컨대, 어떤 한 연구에서는 500명의 남녀를 15년간 연구하였더니 의심이 많은 환자일수록 사망 위험률이 높았다고 한다. 죽음에 영향을 미치는 위험 요인들인

나이, 성, 신체, 건강기능에 관한 의사의 평가, 흡연, 콜레스테롤, 알코올 섭취 등의 요인을 모두 통제한 후에도 의심의 정도가 높은 사람일수록 사망 위험률이 더 높았다고 한다. 어째서 의심이 건강을 악화시키고 사망 위험률을 높인단 말인가? 앞서 우리가 언급한 것처럼 우리는 자신의 가슴을 열고 방어벽을 높이지 않는 부드러운 성격을 갖는 사람과 친해질 수 있다. 당신 자신을 남에게 부드러운 사람으로 드러내 보인다는 것은 쉬운 일이 아니다. 왜냐하면 사람들은 자기 자신이 나약해 보이는 사람이라고 느낄 때 쉽게 상처받을 수 있다고 생각하기 때문이다. 당신이 어느 누구와 깊은 관계를 맺게 되면 안전감과 신뢰감을 얻게 되는 동시에 가슴을 열게 됨으로 상대방에게 상처받기 쉬운 위험률도 높아진다. 그러나 가슴이 열리면 당신의 가슴에서 사랑하는 사람의 가슴으로 흘러가는 사랑의 감정을 느낄 수 있게 된다. 이런 친근감이 일어나면 자연적으로 치유가 이루어진다. 반대로 의심과 불신이 생기면 가슴은 막히고 방어벽은 더욱 높아진다. 결과적으로 외로움이 생기면서 질병이 발생하고 조기 사망이 발생하게 된다.

다시 한 번 요약하면, 따뜻한 인간관계는 믿음을 불러오고 방어벽을 낮추게 되고, 사랑과 친화감을 느끼게 하고, 치유가 이루어지게 하지만 공포나 불안한 인간관계는 불신감과 적개심을 낳고, 가슴을 폐쇄하여 고립감을 초래하고, 결과적으로 질병이 생기고 조기 사망을 초래하게 된다.

10

명상, 마음 그리고 몸

명상하는 마음

필자는 유난히 더웠던 1995년 여름 지리산에 있는 한 선원(禪院)에 들어가 15일간 집중적으로 명상수련을 한 적이 있었다. 새벽 2시 30분에 일어나 3시부터 3시간, 오전 8시부터 3시간, 오후 2시부터 3시간, 저녁 6시부터 3시간. 이렇게 하루 4번에 걸쳐 모두 12시간 동안 기도, 참선, 호흡, 간경, 염불 등 삼마타와 위파사나, 즉 지(止)와 관(觀)을 집중적으로 수련하였다. 비록 힘은 들었어도 정신적으로는 지극히 맑고 깨끗했으며, 모처럼 본래의 맑은 마음자리를 되찾는 듯하였다. 이 명상 기간이 끝난 후 평소 불편했던 여러 가지 신체 징후가 사라졌다. 그 후에도 주로 휴가 중 짧게는 4일, 길게는 15일 동안 집중 명상수련을 위해 산사(山寺)를 찾았다. 이런 불교식 수련 외에도 지난 20여 년간 국선도와 태극권과 같은 동양 전통 기공수련을 하였고, 벤슨과 오니시, 카밧진 등의 명상과 생활습관 변경 서적을 우리말로 번역하고, 사회인과 학생을 대상으로 같이 명상을 수련하고 공부하고 지도해 왔다.

명상이란 과거도 아니고, 미래도 아니고, 오직 지금 이 순간 여기에 마음을 챙겨 모으고 있는 것이다. 이렇게 하면 삼라만상의 색깔들이 보다 선명하게 살아 있는 듯 보이고 흐르는 물소리, 스쳐 가는 바람소리가 본래의 모습으로 보이고, 들리며, 천지(天地)의 기운이 내 몸속으로 스며듦을 느끼게 되고, 내 몸에서 나오는 에너지가 나를 둘러싸고 있는 삼라만상과 교감되는 듯이 느껴진다. 나는 대자연의 하나고 대자연이 곧 나 자신임을 실감한다. 나를 둘러싸고 있는 모두는 하나이고, 우리 모두는 사랑으로 서로 연결되어 있음을 느끼게 된다.

숲 속 양지바른 곳에 정좌하여 앉은 채 20여 분간 호흡명상에 들어가 보라. 지금 당장 하던 일을 멈추고 명상의 세계로 들어가 보라. 당신은 지금 어디에 있어도 호흡할 수 있겠지만 창가로 다가가서 앉거나 바깥마당에 나와 의자 위에 앉아서 할 수도 있고, 공원의 잔디밭에서 할 수도 있는 것이 명상이다.

하늘과 땅 그리고 내가 하나가 되는 천지인 호흡법

바닥에 다리를 포개고 등은 똑바로 세운 채 앉아서 기운을 빼고 이완하라……. 일 분 동안 이리저리 몸을 뻗치면서 당신의 몸이 가능한 한 편안함을 느끼도록 하라……. 그리고 조용히 눈을 감는다.

크게 한 번 숨을 내쉬어라. 그리고 단전(아랫배)에 의식을 집중한 채 숨을 들이쉴 때 단전이 가득 차게 부풀어 오름을 느끼고, 숨을 내쉴 때는 단전이 편편하게 홀쭉해짐을 느끼도록 하라……. 이완감을 느끼면서 내 몸과 함께 내가 존재한다는 것을 확실하게 느낄 때까지 계속하라. ……이 렇게 호흡하는 것은 많은 호흡법 가운데 하나다.

자, 이제 하늘과 땅 그리고 나를 연결하는 호흡법을 해 보자. 하늘과 땅 에서 온 에너지가 나의 심장 부위에서 서로 만나는 호흡을 상상해 보자.

자, 하늘에 있는 기운(에너지)을 호흡하는 것부터 시작하자. 당신의 머 리 정수리 바로 위에 있는 에너지를 상상하라. 호흡을 들이쉴 때 머리 위 정수리에서 에너지가 심장으로 깊이 들어오도록 마셔라. 호흡을 내쉴 때 는 당신의 호흡이 우주 끝까지 퍼져 나간다고 생각하라……. 몇 번 이 호 흡을 반복하라…….

이제 땅의 기운(에너지)을 호흡해 보자. 당신 발 밑에 있는 지구 에너지 를 상상해 보라……. 숨을 들이쉴 때 지구 에너지가 발바닥으로 들어와 심장까지 이른다고 생각하라. 숨을 내쉴 때는 마치 당신의 호흡이 우주 끝 까지 퍼져 나간다는 광대함을 느끼도록 하라…….

자, 하늘과 땅을 서로 연결하는 큰 호흡을 해 보자. 숨을 천천히 깊이 들 이쉴 때 하늘 에너지와 동시에 땅 에너지를 몸속으로 깊이 끌어 들여 라……. 이 두 에너지가 당신의 심장에서 서로 만나도록 하라. 숨을 내쉴 때는 당신의 호흡이 저 우주 끝까지 넓게 퍼져 나간다고 의식하라. 이 호 흡을 하면서 편안함을 느낄 때까지 1~2분간 계속하라.

자, 이번에는 눈을 뜨고 대자연을 바라보라. 호흡을 계속하면서 하늘과 땅을 살펴보라. 이 호흡이 지금 바로 이곳으로 당신을 데려왔다. 지극히 평화로운 자신의 존재를 느끼면서 이 우주와 내가 하나가 되었음을 축하 하라.

불안할 때는 마음의 기어를 변속하여 현재라는 내 존재와 함께 광대무변한 의식으로 바뀔 수 있도록 하는 천지인(天地人)연합호흡을 실시하는 것이 좋다. 천지인연합호흡이든 단전호흡이든 호흡수련이야말로 우리의 의식을 바꾸고 확장하는 최선의 방법이 된다(자세한 호흡법에 관해서는 제3부의 '호흡법'과 '명상법'을 참고하라).

만약에 당신의 마음이 교통체증처럼 짜증이 날 때 단전호흡과 같은 심호흡을 몇 번 실시해 본다면, 마음이 제자리로 돌아와 안정감을 취할 수 있고, 보다 창의적인 생각을 할 수 있게 된다. 그러나 가족 가운데 누가 아프다거나 어떤 구체적이고도 심각한 걱정거리가 있어 몹시 심란할 때는 단전호흡만으로는 안정을 회복하기 쉽지 않다. 이때는 천지인 연합호흡을 하면 걱정을 잊고 보다 큰 자기를 회복하는 데 도움을 받을 수 있을 것이다.

불교의 스님들은 "명상이란 마음이 광대무변하게 커지는 것이며, 바깥으로 떠도는 마음을 자기의 집으로 불러오는 것(Meditation is being spacious, and bringing the mind home)이다."라고 설명한다. 우리가 현재라는 순간에 머물고 있으면서 에너지가 하늘과 땅에서 우리 몸속으로 들어오고 있다는 것을 느끼게 되면 몸과 마음은 편안해진다. 이때, 우리는 무엇인가 좀 더 크게 되는 것 같고, 무언가 끝없는 편안함 속에 안주하게 된다. 그러나 무언가에 얽매어 걱정을 하게 되면 우리의 마음은 마치 낚시에 걸린 물고기처럼 오그라들고 불안해진다. 이럴 때 하늘과 땅과 내가 하나가 되는 천지인호흡을 몇 분 동안 실시해 보면 광대무변한 자유로운 마음상태로 되돌아 갈 것이다. 이때, 우리의 마음은 본래의 제집으로(제자리) 되돌아오는 것이며, 그것이 바로 지금이라는 현실과 함께 바로 이곳에 존재하게 되는 것이다.

광대무변한 마음이란, 삼라만상이 나와 하나되는 보다 큰 마음을 반영하기 때문에 매우 강력한 것이다. 위축되어 걱정하는 마음은 갈기갈기 찢어진 불안정한 마음이다. 우리는 특별한 노력을 하지 않고 일상적인 일을 하면서도 명상의 상태로 접근해 갈 수 있다. 우리가 하고 있는 일에 편안하게 몰입되어 있을 때 우리는 명상하는 마음의 상태에 머물고 있는 것이다. 흔히 우리는 독서삼매에 들어 있다거나 낚시할 때, 정원을 가꿀 때, 붓글씨를 쓸 때 등 지금 하는 일에 편안하게 몰입되어 있을 때 삼매에 들었다 한다. 이런 경우 창의적인 생각이 자유롭게 흘러나오며, 이때 나온 아이디어에 스스로 놀랄 때도 있다. 요리를 한다거나 청소를 할 때도 삼매에 빠지는 경우가 있다. 하루 20~30분씩 진정으로 좋아하는 일에 온 마음을 집중하여 빠져들어 보는 것이 바로 생활 속의 명상이다.

프랑스에 머물고 있고 2003년 우리나라도 방문한 바 있는 월남 출신의 뛰어난 시인이자 작가인 틱낫한(Thich Nhat Hahn)이란 스님은 자신의 제자들에게 늘 다음과 같은 것을 강조한다. 즉, 당신이 어떤 일을 하더라도 끝없이 넓은 마음과 지금 현재라는 의식에 주의를 기울이라고 가르친다. 지금 내가 접시를 씻고 있다거나, 자동차를 몰고 있거나, 음식을 먹고 있거나 혹은 사랑을 하고 있거나 그 밖의 어떤 일을 하든지 지금 하는 일에 또렷이 자신의 마음을 챙기는 이른바 마음챙김 명상이 삶을 가장 충만하게 살 수 있도록 해 준다고 가르친다. 불교의 선(禪)에서도 가고 있거나, 머물고 있거나, 앉아 있거나, 누워 있거나, 말하거나, 묵묵히 있거나, 움직이거나, 조용히 있거나, 무슨 행동을 하는 중이라도 현재의 자기를 의식하고 있는 것이 바로 선의 핵심이라고 한다. 지금 당장 여러분도 평소 좋아하는 어떤 활동을 선택하여 그것에 의식을 집중하는 훈련을 해 보라. 바로 이것이 마음챙김 명상(Mindfulness Meditation)을 실천하는 것이고 생활 속의 명상을 실천하는 것이다. 이를 불교에서는 사념처(四念處) 명상 또는 관법(觀法), 위파사나 등으로 불린다.

　보통 사람이 명상을 처음 시작할 때는 병의 치료를 위해서 시작하는 수가 많지만 나중에 가면 보다 깊고 큰 정신적 이점을 발견하게 된다. 한때 저자도 신경이 몹시 날카로워 낯선 사람과 마주칠 때마다 심한 긴장감을 느끼는 만성 과민성 환자였다. 따라서 쉽게 흥분하였고, 잘 긴장되었으며, 혈압도 높고, 짜증도 잘 내는 편이었다. 그래서 필자가 제일 먼저 실천하였던 명상은 단전호흡이 중심이 되는 국선도호흡이었다. 그 후 이 호흡을 조금 변화시켜 하루 한두 번씩 한 번에 10~20분 동안 넷에서 하나까지 거꾸로 호흡을 헤아린다거나, 하나에서부터 108까지 호흡을 바로 헤아려 가는 수식관(數息觀) 호흡을 하였으며, 어떤 특정 단어, 예컨대 '관세음보살'이나 '옴마니밧메훔'과 같은 만트라를 숨을 내쉴 때 마음속에서 암송하는 호흡도 해 보았다. 또, 태극권의 108동작과 함께 호흡하는 수련도 몇 년간 해 보았고, 지금도 매일 아침 40~50분 정도 명상을 하고 있다. 이런 명상수행 덕분에 옛날에 비해 훨씬 건강하고 활기찬 활동을 할 수 있다.

명상의학

　이러한 명상의 생리학적 이점에 관해서는 하버드 대학교의 순환기 내과 교수인 허버트 벤슨(Herbert Benson)과 케네스 월라스(Keneth Wallace)에 의한 연구가 돋보인다. 이들은 어떤 특정 단어나

진언(眞言)과 같은 만트라(mantra)에 주의를 집중하는 사마타 형식
의 초월명상(Transcendental Meditation: TM)이 심장박동률, 호흡률,
산소 섭취량을 감소시킨다는 점을 발견하였다. 이들은 이러한 안정
지향적이고 신체 회복적인 생리학적 변화상태를 '각성 · 저대사성
상태(Wakeful hypometabolic state)' 라 불렀고, 이를 생리적 흥분이
이완되는 '이완반응(the relaxation response)' 이라 불렀다. 다시 말
해 이 반응은 정서상태의 긴급반응인 투쟁 혹은 도피반응(fight-
flight response)이 일으킨 유해한 효과를 감소하는 일종의 해독반응
이다. 벤슨은 어떤 유형의 명상이라도 생리적으로 매우 유익한 신
체 회복반응을 야기한다는 사실을 증명하였다.

예컨대, 극히 최근의 연구들은 어떤 조건하에서는 면역기능이 약
화된 경우 이런 명상을 실천하면 자연살상세포(natural killer cell)의
활동이라든가 보조 T-세포(Helper T-cell)의 기능이 신속하게 회복
된다는 사실을 보여 주고 있다. 벤슨이 쓴 『이완반응(Relaxation
response)』에는 명상이 심장혈관장애를 예방하거나 개선하는 데 매
우 의미 있는 효과를 보인다는 과학적 사실을 보여 주고 있다. 지금
미 국립보건원(National Instituters of Health) 산하의 국립 심장, 폐, 혈
액 연구소(The National Heart, Lungs and Blood Institutes)에서는 명상
을 운동, 스트레스 관리, 식염 섭취 제한과 함께 경미한 고혈압 치
료의 주된 방법으로 추천하고 있다. 또한, 심장박동이 불규칙적인
부정맥의 치료, 협심증이나 심근경색과 같은 관상성 심장질환의 예
방과 치료에도 매우 유효하다는 각종 의학적 증거들을 제시하고 있
다. 놀라운 사실은 이러한 유익한 치료효과들은 비록 과거에 명상
수련을 전혀 해 보지 않았던 초심자들이라도 단 몇 주 동안만 명상
을 실천하여도 큰 효과가 있다는 것이다. 비록 명상하는 방법이 서

둘다 하더라도 명상을 하면 반드시 효과가 있을 것이란 믿음을 가지면 그 효과가 더욱 두드러지게 나타난다고 한다. 벤슨은 이러한 가외의 효과를 신념 요인(faith factor)에 의한 것이라고 설명하였다.

명상수련이 결코 쉬운 일은 아니다. 저자도 명상수련을 한 지 20여 년이 지났지만 아직도 명상을 한다고 앉아 있으면 주의집중이 잘 되지 않고 생각의 대상이 이리저리 빈번하게 바뀌는 것을 자주 경험한다. 그런데 이러한 마음의 동요는 정도의 차이는 있지만 누구나 다 겪는 것으로 극히 정상적인 현상이기 때문에 결코 염려할 일은 아니다.

어떤 선사(禪師)는 마음을 바닷물의 작용에 비유하였다. 바닷물이 파도에 휩쓸려 들락날락하듯이 우리의 마음도 생각이란 파도에 휩쓸려 들락날락한다. 생각이란 언제나 떠올랐다가는 다시 사라진다. 비록, 능숙한 명상가라 하더라도 여전히 생각의 파도를 타고 들락날락한다. 능숙한 명상가는 생각의 파도에 많이, 자주 휩쓸리지 않고 마음이 한 곳에 일정하게 머무는 것이 특징이다. 다시 말해 망상의 정도나 빈도가 상대적으로 많이 줄어든다는 것이다.

능숙한 명상가도 명상 도중 자신의 일상사에 대해 생각이 일어나고, '이 생각, 저 생각'에 관심을 기울이지만 곧 이런저런 생각을 조용히 내려놓고 본래의 마음자리로 쉽게 되돌아온다. 즉, 능숙한 명상가도 마음의 파도를 일으키지만, 이러한 마음의 파도는 극히 자연스런 것이라는 것을 알고는 마음의 파도에 휩쓸리지 않고 본래의 자리로 되돌아온다는 것이다. 이와는 대조적으로 초보 명상가는 먼저 이 생각 저 생각하기 시작하여 곧 "아! 나의 마음은 왜 이렇게 혼란을 일으키는가, 나는 언제나 망상 속에 있구나, 나는 올바른 생각을 하지 못하는 것 같아, 이것은 정말 무서운 일이야."라고 스스로 말한다. 벤슨은 그의 환자들에게 망상이 일어나면 '그래, 잡다한 생각이 일어나도 좋아, 망상은 자연스러운 거야, 별문제가 되지 않는 거야. 그것은 마음이 일으키는 하나의 파도에 불과해.' 라고 스스로에게 다짐하라고 한다. 생각이라는 마음의 파도를 놓아 버리고 제자리로 돌아오면 모든 번뇌와 망상은 저절로 끊어 버릴 수 있다.

전형적인 호흡명상의 하나인 수식관 명상을 예로 들어 보자. 수식관 명상은 자신의 호흡을 거꾸로 세어 가는 명상이다. 아마 넷에서 하나까지 자신의 호흡을 세고 나면 비교적 안정된 기분을 느낄 수 있을 것이다. 그런 다음 마음속에서 이런 대화를 할 수 있을 것이다. "아, 정말 명상은 대단한 것이구나. 단 네 번 호흡을 하고 나니까 벌써 이렇게 몸과 마음이 이완되는 것을 느낄 수 있으니 말이야……. 그런데 어째서 이렇게 쉬운 것인데도 불구하고 잘하기가 어려울까? 정신 차리고 다시 한 번 되풀이해 보자. 넷, 셋, 둘, 하나, 넷, 셋, 둘, 하나, 넷……. 아니 나의 허리띠가 좀 조이는 것 같다. 몸무게가 조금 늘어난 것 같군. 무엇을 먹었는지 좀 생각해 봐야겠어. 그동안 운동할 시간이 없었던 것 같다. 지난해 스키를 타다가 다친 무릎이 아직도 완쾌된 것 같지 않아 올 겨울에는 스키 타러 가기가 힘들 것 같아. 돈이 너무 비싸……. 아차 호흡을 잊어버렸군. 이제 다시 정신을 차리고 호흡을 되풀이해야겠어. 넷, 셋, 둘, 하나……." 이러한 생각의 연쇄는 보통 사람들이 호흡명상을 하면서 느끼는 마음의 파도다.

명상이란 자기에 의한 끊임없는 판단과 외부자극의 유혹을 따라가지 않고 내려놓도록 하는 일종의 학습이다. 바깥으로 떠돌던 마음을 거두어 들여, 주의집중 대상(호흡)으로 되돌아오게 할 때마다 주의와 선택에 관련하는 정신적 근육이 강화된다. 놀라운 것은 비록 대부분의 명상훈련 시간을 망상하는 데 소모하였더라도 신체적으로 양호한 변화가 일어난다는 점이다. 망상을 내려놓겠다는 단순한 의도만으로도 이와 유사한 결과가 생긴다는 것이 얼마나 다행한 일인가? 그러나 명상을 계속하지 않으면 신체적으로 유익한 효과는 몇 주가 지나면서 점점 사라져 버리는 것이 일반적이다.

10주간의 마음챙김 명상수련을 끝낸 사람을 대상으로 명상 효과를 알아본 한 연구를 소개하면 다음과 같다.

이 연구는 명상수련이 끝난 사람을 대상으로 명상이 끝난 6개월 후 질문지를 통해 명상 효과를 알아본 것이다. 대부분의 피험자들은 수련이 끝난 후 6개월 동안 매일 10~20분씩 공식적인 명상수련을 계속하고 있지는 않지만 이들은 일상생활의 한 부분으로 마음챙김 명상을 계속 실천하고 있었다. 또한, 이들 대부분은 처음 그들이 명상센터를 찾아왔을 때 보였던 신체적 징후들이 거의 치유되어 있었다. 이들은 명상을 단순하게 기계적으로 실천하는 것이 아니라 이제는 생활 속의 명상수련으로 바꾸었다.

만약, 당신이 공식적인 명상수련을 잠깐 동안 배운 후 더 이상 계속하지 않고 있다면, 지금부터 다시 시작하여 적어도 3개월 정도 매일 규칙적으로 계속 하라고 권유하고 싶다. 마음챙김 명상을 하거나, 태극권을 하거나, 만트라의 암송(관세음보살 또는 옴마니밧메훔)을 한다거나, 도보명상과 같은 명상을 할 수도 있다. 명상을 일상생활의 하나가 되도록 하는 가장 쉬운 방법은 매일 정해진 시간에 계속하는 것이다. 일반적으로 평소보다 20여 분 일찍 일어나 하루의 일과를 시작하기 전에 명상을 실시하는 것이 좋다. 하루 가운데 어느 적당한 시간대에 20분 정도를 할애하여 명상을 실천한다는 것은 현실적으로 어렵다. 따라서 아침, 새벽과 같이 어떤 정기적 시간을 정하여 규칙적으로 명상을 실시하겠다는 의도가 명상수련을 실천하는 데 가장 중요한 것이다.

불교에서 나온 사념처(四念處, 위파사나)에 근간을 둔 마음챙김 명상(mindfulness meditation)을 질병치료에 최초로 도입한 것은 1980년에 매사추세츠(Massachusetts) 대학의 메디컬센터에 스트레스 감소와 이완 프로그램(Stress Reduction and Relaxation Program: SRRP)을 설립한 존 카밧진에 의해서다. 그가 실시한 8주간의 프로그램 내용과 이 프로그램을 끝내고 얻어진 놀라운 결과가 『Full Catastrophe Living』이란 그의 저서에 잘 기술되어 있다(이 책은 장현갑과 김교헌, 장주영에 의해 『마음챙김 명상과 자기치유』란 제목으로 번역되었다). 여기서 카밧진은 'Mindfulness'를 '우리의 삶 속에 충분히 깨어 있는 상태(being fully awake in our lives)'라고 언급하고 있다. 카밧진의 이 명상법은 그 후 미국을 비롯하여 여러 나라에서 스트레스 클리닉(Stress Clinic)을 운영하거나 기타 심신건강 클리닉을 운영하는 데 큰 지침을 주었다. 이러한 마음챙김 명상은 신체적 또는 정서적 아픔을 치유하는 데 효과가 있음이 과학적으로 밝혀졌다.

우리의 마음은 일반적으로 신체 또는 정서적 고통에서 도피하려고 한다. 그러나 고통이 지속되면 우리의 의식 바닥까지 괴로움을 느끼게 된다. 결과적으로 근육은 더욱 긴장하여 고통이 심하게 되고 정신적·신체적 에너지가 고갈된다. 이와는 달리 고통에 대해 의식을 집중하여 그 고통을 자신의 현실로 받아들이게 되면 오히려 고통에 대한 저항이 감소하고, 이를 자연스런 것으로 받아들일 수 있게 된다. 이러한 두 입장은 하늘과 땅만큼이나 큰 차이가 있다.

스트레스 대처 워크숍에 참여한 환자들은 마음챙김 명상이 통증 경험을 바꿀 수 있는 강력한 방법이 될 수 있다는 것을 알 수 있게 한다. 워크숍에 참가한 사람들은 눈을 지그시 감고 통증이 있고 긴장이 있는 곳을 발견할 때까지 자신의 신체를 이리저리 살펴본다. 자신의 몸 이곳 저곳에서 일어나는 모든 감각에 주의를 기울이지만 감각에 대해 어떤 판단이나 비판 없이 그냥 묵묵히 지켜만 보도록 한다. 우리가 어떤 하나의 감각을 아픔, 즉 통각이라고 판단하여 명명하면 '이 통각이 바로 나를 괴롭히고 있구나.'라고 생각하게 되고, 이에 따라 몸과 마음이 이런 생각에 따라 즉각적으로 반응한다.

통증이란 것은 신체적으로 일어나는 감각과 이 감각에 대한 우리의 지각적 판단과 같은 두 부분으로 구성된다. 비록, 신체적 감각으로서 통증은 누구에게나 동일하다 하더라도 통증에 대한 지각적 판단은 사람마다 다르므로 이 감각에 관한 느낌 또한 사람마다 크게 달라질 수 있다. 마음 집중이 맑고 넓어지면 고통이라는 낚시에 매달려 오던 생각은 훨씬 적어지고 자유로워져서 고통이 한결 적게 느껴질 것이다. 잠깐 멈추고 다음과 같은 마음챙김 명상을 실천해 보라.

이 훈련을 통해 과연 무엇을 경험할 수 있었는가? 긴장이나 고통은 처음 그것에 대해 주의를 기울일 때는 더욱 커진다는 점이 공통적인 현상이다. 그러나 그 후부터 이 감각은 변화되어 감소되기도 하고 사라지기도 한다. 흔한 경우는 아니지만 편두통을 앓을 때 두통 그 자체를 마음챙김 명상의 초점 대상으로 삼을 수도 있다. 이 얼마나 흥미로운 일인가! 처음에는 쏘는 듯한 통증이 느껴지고 이어서 구역질이 생기게 된다. 잠깐 동안 모든 것이 평온해지는 듯하지만 곧 이어 관자놀이가 심하게 떨리게 되면서 턱으로 아픔이 재빨리 이동한다. 그 다음에는 눈에 심한 압박감을 느끼게 되고, 이 압박감은 부드러운 치통으로 바뀐다. 잠깐 지난 후 이 통증은 멈추게 되고 수면에 빠지게 된다.

　명상을 수련하지 않은 사람은 편두통이 발생하면 짜증부터 낸다. 왜 이런 고통이 나한테 생겨 골치 아프게 할까? 그리고는 아픔 때문에 구토를 하고 몸부림을 치고 캄캄한 방에 누워서 고통 없는 일반적인 사람들에 대해 부러움을 느낀다. 때때로 이 환자들은 심한 고통과 자신에 대한 연민 때문에 우는 일도 있다. 울면 울수록 통증은

고통을 함께 하는 명상

　잠깐 몸을 바로 세우고 가능한 신체의 존재를 충분히 느껴 보라……. 자, 눈을 감고 크게 내려놓는 심호흡을 하라……. 단전호흡이나 천지인(天地人)연결호흡으로 호흡에 관심을 돌려라…….

　자, 당신의 몸에 주의를 기울여 보라. 매우 편안한 신체 부위가 있는가 하면 긴장이나 통증을 느끼는 부위도 있을 것이다……. 긴장과 통증이 느껴지는 부위를 찾아내어 바로 그 부위에 의식을 모아 호흡한다고 상상해 보라…….

　그 부위의 감각에 관해 가능한 주의하면서 당신의 호흡이 그 부위를 통해 들어가고 나간다고 생각하라…….

　세심한 주의를 기울여 느껴지는 감각의 미묘한 차이와 에너지의 흐름을 간파하라……. 아무런 비평이나 판단 없이 호흡을 잘 해낼 수 있음을 지켜 보라…….

　느껴지는 감각들을 좋다 또는 나쁘다고 판단하지 말고 있는 그대로 바라보기만 하라……. 있는 그대로 놓아 두고 바라만 보라……. 이 훈련을 1~2분 동안 계속하라.

더욱 심해진다. 어떤 때는 통증이 너무 심해 스스로 목숨을 끊어 버리고 싶어 하는 경우도 있다. 이럴 때 명상을 배우면 편두통의 시작을 곧 휴식과 명상을 하기 위한 기회로 삼을 수 있다. 편두통이 결코 유쾌한 것은 아니지만 결코 불쾌한 것만도 아니다. 이것은 오직 나타나는 것일 뿐이다.

명상이란 도대체 무엇인가? 요컨대, 명상이란 마음의 광대함에 있고, 흩어진 채 바깥으로 떠돌던 자신의 마음을 자신의 집으로 되돌아오도록 하는 것이다.

참선에 불취외상 자심반조(不取外相 自心返照)란 말이 있다. 다시 말해 밖으로 보이는 것에 따라가지 말고 자기의 마음으로 돌아와 비추어 보라는 말이다. 이것이 바로 명상의 핵심이다.

마음과 마음의 만남

오늘날 서양 과학에서는 우리의 몸과 마음의 활동을 근본적으로 전기적 파동에너지(electrical wave-energy)에 의해 구성된다고 믿고 있다. 예를 들면, 우리가 어떤 사물을 본다고 할 때 빛이란 에너지(물리적 에너지)가 빛에만 민감하게 반응하는 수용기세포, 예컨대 망막(retina)에 있는 간상체(rod)나 원추체(cone)와 같은 세포에 와 닿으면 빛이란 물리적 에너지가 신경흥분이라는 전기적 에너지로 바뀌면서 신경충격(nerve impulse)이 발생한다는 것이다. 이 신경충격은 시신경세포를 통해 전기적 파동에너지의 형태로 다음 세포에 전달된다. 이런 생명에너지가 밀집하여 있는 곳이 뇌나 심장이며, 뇌 속에서 보여 주는 에너지를 우리가 잘 볼 수 있는 형태로 나타낸 것이 바로 뇌파도(electroencephalogram: EEG)다. 또, 심장의 활동을 전기적 파동에너지로 나타낸 것을 심전도(electroc-ardiogram: ECG)라 한다.

그러나 이러한 생명에너지에 대한 명명은 문화권에 따라 다르다. 중국이나 한국, 일본과 같은 동양에서는 기(氣, Qi)라고 부르며, 인도에서는 삭티(shakti) 또는 쿤달리니(Kundalini)라 부른다. 합기도(合氣道), 태극권(太極拳), 태권도 등 여러 무술에서는 바로 이런 기를 모으고, 이 기를 운용하는 것을 중요 목표로 한다. 그러므로 무술이란 가장 근본적인 순수 형태로 볼 때 생명에너지를 정신수련(mental arts)을 통해 모으고, 이를 잘 흐르게 하는 것이다. 동양의 무술과 마찬가지로 요가에서도 신체의 생명에너지를 정신적으로 통제하는 훈련이 그 근본이다. 동양 의학과 종교에서는 모든 생명체는 스스로 에너지를 방사하고 있다고 믿는다. 한의사나 기치료사는 이러한 생명에너지의 균형과 적절한 소통을 신체적·정신적 안녕의 핵심이라고 생각한다. 우리나라 사람들이 얼마나 기에 관심을 갖고 있는지를 우리말을 통해 살펴볼 수 있다.

정신적 의미로 쓰이는 기에 관한 단어로 정기(精氣), 원기(元氣), 기력(氣力), 사기(士氣), 호연지기(浩然之氣), 기운(氣運), 생기(生氣), 감기(感氣), 기질(氣質), 기품(氣品), 용기(勇氣), 기개(氣槪), 기고만장(氣高萬丈), 기골(氣骨), 기급(氣急), 기맥상통(氣脈相通), 기백(氣魄), 기분(氣分), 기상(氣象), 기색(氣色), 기세(氣勢), 기승(氣勝), 기압(氣壓), 기온(氣溫), 기절(氣絶), 기진맥진(氣盡脈盡), 기합(氣合), 기혈(氣血) 등 무수히 많은 단어에서 기를 사용하고 있음을 알 수 있다. 반면에 이런 생명에너지가 허실하고 잘 소통되지 않을 때 건강을 잃는 것으로 본다.

데이비드 아이젠버그(Eisenberg)는 하버드 대학교 의과대학을 졸업하고 1977년 이후 미국 의사로서 한의학에 지대한 관심을 가지고 연구를 해 온 저명한 의사다. 그가 중국 의학에 관심을 갖게 된 동기는 「New York Times」의 제임스 로스톤(James Reston) 기자가 1971년 닉슨 대통령을 수행하여 북경에 갔다가 침으로 마취한 환자를 대상으로 급성 맹장염 수술을 하는 것을 보고 쓴 기사를 읽고 난 후부터였다. 아이젠버그는 대학을 다닐 때부터 중국어를 공부하였고, 하버드 대학교 의과대학을 졸업한 후 몇 차례 중국을 방문하면서 중국어를 보다 많이 익힐 수 있었다. 그는 1985년 하버드 대학교 의대생들을 인도하여 북경과 상해를 방문하였다. 그곳에서 그는 중국의 과학자와 기수련가와 합동으로 중국 의학과 기에 관한 과학적 사실을 탐구할 수 있는 기회를 가졌다. 1985년 아이젠버그(David Eisenberg)가 쓴 『氣를 만나다: 중국 의학의 탐구(Encounters with Qi : Exploring chinese medicine)』에서 기공에 관한 흥미 있는 내용을 서양 과학에 소개하였다.

동양의학에서는 기(氣, Qi)가 경락(meridious)이라고 부르는 미세한 에너지 통로를 통해 이동한다고 믿고 있다. 기는 호흡수련이나 정신통일, 또는 태극권(太極拳, t'ai chi chu'an)과 같은 명상적인 운동(meditative movement) 수련을 통해 강화된다고 믿는다. 중국을 여행해 본 사람은 누구나 쉽게 볼 수 있는 것처럼 중국인은 새벽 6시만 되면 대도시, 중소도시, 시골에 이르기까지 남녀노소 가리지 않고 많은 사람들이 공원으로 몰려나와 태극권을 수련한다.

태극권은 108가지의 동작을 약 25분간 쉬지 않고 계속 움직이면서 차례로 한 가지씩 동작을 이어나가는 행공인데, 이를 일종의 보행명상(walking meditation)이라고도 한다. 이제 태극권은 중국뿐만 아니라 세계적인 명상으로 널리 보급되어 있으며, 태극권이 신경쇠약, 심장병, 고혈압, 위궤양, 암 등 각종 성인병의 예방과 치유에 좋은 효과가 있다는 과학적 증거가 많이 제시되어 있다. 태극권처럼 기의 흐름을 통제하는 능력을 기공(氣攻, Qi Gong)이라 하는데, 기공이란 바로 생명에너지의 조정을 말한다. 기는 수련하는 사람의 신체 내부에서만 이동하는 것이 아니라 이 사람에서 저 사람으로 사람 사이에도 이동한다.

기공사(氣攻士, Qi Gong Master)도 인도의 요기와 유사하게 생명에너지를 기묘하게 통제하는 묘기를 보여 준다. 중국 기공사나 인도의 요기는 뾰족한 못이 박혀 있는 바닥에 맨몸을 눕힐 수도 있고, 이 못이 박힌 바닥 위에서 점프도 할 수 있고, 이곳에 몸을 누인 채 몸 위로 자동차가 굴러갈 수 있는 묘기도 보여 준다. 보통 사람의 경우에는 이렇게 하면 못이 피부를 찔러 상처를 입을 수도 있지만, 요기나 기공사는 아무런 상처 없이 잘 수행할 수 있다. 우리나라에서도 고도의 기수련을 한 기공사나 차력사들이 몇 번의 심호흡을 한 후 마음을 집중하여 실로 놀라운 묘기를 보여 주는 것을 TV를 통해 목격할 수 있다. 이런 경이적인 행동은 눈속임수가 아닌 실제적인 것이며, 이런 행동을 설명하기 위한 과학적 연구가 관심을 끌고 있다.

한 사람의 기를 다른 사람에게 보내는 이른바 외공(外攻)수련은 3,000여 년의 역사를 가지고 있다고 하지만 이에 관한 과학적 관심은 침술의 시행이 서구에 도입된 1978년 이후라고 한다. 처음에는 서구과학자들이 침술의 효과를 단순한 암시효과에 불과한 것이라 하여 과소평가하였다. 그러나 당나귀에 침을 놓아 진통 효과가 일어난다는 사실이 보고된 후 침이 마취나 진통 효과뿐 아니라 고혈압과 같은 특수 질병의 치료에도 효과가 있다는 사실이 보고되었다. 더구나 기공사가 환자에게 기를 보내 주어 각종 질병을 치유할수 있다는 증거들도 많이 제시되었다. 이제는 침의 효과를 신경전달물질인 엔도르핀(endorphins)의 효과로 설명하는 내용이 이 분야의 교과서에도 소개될 정도로 침이나 기의 효과를 더 이상 신비한것으로 여기지 않는다. 미국 국립보건원 대체의학 연구소장 래리도지는 21세기 의학을 명상과 기의 의학이 될 것이라고 예언한 바있다.

중국에서는 기공 전문가들이 한두 번의 호흡 끝에 기(氣)를 보내어 형광등을 켜는 것도 보여 줄 수 있고, 중요 경락 지점에 기를 보내어 직접 침을 놓지 않고서 수술할 수 있다고까지 한다. 많은 사람들은 기를 신체건강뿐 아니라 텔레파시, 천리안, 염력(어떤 대상에 접촉하지 않고 마음의 힘에 의해 그 대상을 움직이게 할 수 있는)과 관련이 있는 것으로 생각한다.

동양 사람들이 오랫동안 믿어 왔던 기(氣)현상에 관해 오늘날 서양과학자들도 많은 관심을 가지고 여러 의문을 제기하였다. 예컨대, 외공(外攻)이 가능하다면 내 마음이나 신체에 영향을 미칠 뿐 아니라 타인의 마음이나 신체에도 영향을 미칠 수 있지 않을까? 이를설명하기 위한 현대 물리학의 한 단면을 소개해 보자.

다음에 소개할 내용은 보리센코(Borysenko)의 『마음이 지닌 치유의 힘(Power of Mind to Heal)』에서 인용한 것이다.

현대 양자물리학에서 기의 현상을 설명할 수 있는 흥미 있는 실험을 소개해 보자. 이러한 실험에서는 어느 정도의 일정한 거리를두고 한 사람이 다른 사람에게 영향을 줄 수 있다는 외공의 주장을 사실로 입증한다. 즉, 이 실험에 의하면 비록 외관상 서로 떨어져 있는 것으로 보이는 사물이라 하더라도 이들 간에는 우주적 에너지에 의해 서로 연결되어 있기 때문에 이 에너지는 시간과 공간의 한계를 초월하여 이동할 수 있다. 보다 구체적으로 살펴보기로 하자. 1964년 존 스튜와트 벨이란 양자물리학자는 실로 놀라운 실험결과를 발표하였다. 이 실험에 의하면 한번 두 개의 입자들이 서로 접촉을 하고 나면 이 두 입자들은 서로 연결되었던 상태를 알아 연결되었던 상태를 그대로 유지하려고 한다는 것이다. 비록 이 두 입자가 서로 반대방향으로 이동하더라도 서로 영향을 줄 수 있다는 것이다. 벨의 공리에 따르면 어떤 하나의 원자(atom)는 일단 그 원자와 한 번 결합하였던 다른 원자를 알고 있다는 것이다. 이처럼 A 원자가 B원자를 안다는 것은 빛이나 소리 또는 중력과 같이 거리가 멀어지면 힘이 감소하는 에너지 형태와는 판이한 것으로 이 에너지 형태는 공간적으로나 시간적으로 국소적(local) 위치를 갖는 것이 아니라 비국소적(non local)이라는 것이다. 이것은 전 우주에 가득 차 있는 에너지로서 먼 거리를 넘어서도 작용할 수 있고 시간을 넘어서도 작용할 수 있다는 것이다.

의사이면서 동시에 유명한 저술가인 래리 도지는 마음이 지닌 치유의 힘을 양자물리학적 개념으로 논의하면서, 국소적 또는 비국소적 마음이란 개념을 언급하였다. 그는 『Healing Words』라는 저서에서 양자물리학의 세계와 비국소적 마음과 치유의 관계를 명쾌하게 설명하였다. 벨(Bell)의 원리를 좀 더 자세히 살펴보면 우리가 실제로 목격하는 사람, 나무, 책상, 굴뚝과 같은 고체성 물체가 원자 수준에서 보면 끝없이 분주하게 움직이고 있는 수많은 원자들로 이루어져 있다는 것이다. 우리는 인간의 신체를 밤하늘에 비유할 수 있다. 밤하늘에 반짝이는 무수한 별들을 수많은 원자에 비유할 수 있으며, 무수한 별들이 서로 가까이 있는 것처럼 보이지만 이 별들의 거리는 몇 만 광년 또는 몇 십만 광년하는 식으로 엄청나게 많이 떨어져 있다. 따라서 대부분의 하늘 공간은 별로서 가득 차 있는 것 같지만 실상으로는 텅 빈 공간이다. 하늘 공간이 텅 빈 것처럼 우리의 몸이나 다른 모든 사물들도 원자 수준에서 볼 때는 텅 빈 공간이다. 이른바 색즉시공(色卽是空)이요, 공즉시색(空卽是色)이며, 오온개공(五蘊皆空)인 것이다. 이렇기 때문에 나도 비어 있고, 너도 비어 있으므로 무상(無常)이며, 무아(無我)이기 때문에 집착할 대상도 영속적인 대상도 없는 것이다.

이처럼 텅 빈 공간 속에서 원자들은 끝없이 들락날락한다. 지난 주에 당신의 뇌 조직을 이루었던 원자가 이 주에는 병아리의 창자를 이루는 원자가 되어 있거나 다음 주에는 돼지 발톱을 이루는 원자로 바뀔 수 있다. 같은 이치로 지난 주에 파리 날개였던 원자가 이 주에는 당신의 뼈 조직을 이루는 원자가 될 수도 있다. 한때 마하마드 간디, 테레사 수녀, 예수 그리스도 또는 석가모니 부처의 육신을 이루었던 원자가 우리 몸 속을 거쳐 갈 수도 있다. 벨의 이론이 타당하다고 한다면 이 원자들은 연속적으로 서로 연결되어 있기 때문에 우리 모두는 남이 아니라 하나다. 우리는 모두 동일한 본성(本性)을 가진 하나의 실체다. 즉, 부처의 현신이다. 모든 것이 공(空)이며, 공은 곧 나(我)이기 때문이다.

벨의 이론에 대해 물리학자들의 논쟁은 아직 종결되지 않았다. 어떤 물리학자는 앞으로 연구가 더 진행되면서 이 이론들이 더욱 확고하게 지지될 것이라고 믿는 사람도 있고, 또 어떤 이는 이 이론은 다른 설명방식으로 설명되어야 한다고 주장하는 사람들도 있다.

비록 오늘날 많은 과학자들이 아직도 벨의 공리에 의심을 하겠지만 기나 요가와 같은 명상을 수련하는 사람들은 벨의 공리를 절대적인 사실로 받아들이려고 한다. 우리 인간은 우리가 살고 있는 현실을 보다 잘 지각할 수 있는 능력을 갖춘 종(種)으로 진화하고 있다는 한 과학자의 지적을 귀담아 들어야 할 것이다.

우리는 어떤 사람을 만났을 때 기분이 좋아지고, 편안한 느낌을 느끼기도 하지만, 어떤 사람은 살기를 느끼게 하고, 신경질이 나게 하며, 두려워지며, 내 기운이 그 사람 쪽으로 빠져나가는 듯한 거부 감을 느끼게 하는 사람도 있다. 다른 사람의 나쁜 생각으로 내 마음 이 오염되는 것을 막고, 내 생각에 의해 남이 손해를 입는 것을 막아 주기 위해 빛을 발하는 계란훈련이라는 명상법 하나를 소개한다.

빛을 발하는 계란훈련

몸을 부드럽게 쭉 뻗치면서 서서히 눈을 감고 시작하라……. 호흡에 주목하면서 숨을 들여 마실 때는 몸이 약간 부풀어 오르고, 숨을 내쉴 때 는 몸이 약간 오그라들며 이완되는 것에 주목하라……. 호흡이 들어가고, 나가고 하는 것을 부드럽게 관찰하노라면 집중력은 더욱 명쾌하게 높아 질 것이다…….

자, 이번에는 당신 머리 위에 사랑의 빛을 발하는 큰 별이 하나 있다고 상상하라……. 이 별에서 발광하는 사랑의 빛이 폭포수처럼 쏟아 부어 몸 을 통해 흘러간다고 상상하라……. 빛이 머리 정수리로 들어와 마치 강물 이 강바닥의 모래 위를 씻어 내려가듯이 몸속의 모든 세포들 사이를 헤집 고 내려간다고 상상하라……. 빛의 강물이 어떤 피로감도, 어떤 질병도, 어 떤 나쁜 독소도 모두 씻어 내려가 발바닥을 통해 대지로 흘러간다고 상상 하라…….

이 명상법은 아침 잠자리에서 일어난 후 실천하거나 불안하다고 느낄 때, 어떤 기분 나쁜 사람의 잘못된 에너지가 나에게 침투해 들어오는 것을 느낄 때, 피로감을 느낄 때 실시하면 큰 도움을 받을 수 있다(앞에 있는 지시문을 읽어 녹음한 후 이 테이프를 들으면서 깊은 명상의 세계로 들어가도록 하라).

마음과 몸의 만남

1970년대 말 심리신경면역학(Psychoneuroimmunology: PNI)이란 새로운 학문이 등장하였다는 것은 앞서 본 바 있다. 요컨대, 사람이 생각하는 바에 따라 자신의 신체적 속성인 면역세포의 활동이 달라진다는 사실이 밝혀진 것이다. 당시에는 이런 사실을 믿으려는 사람이 거의 없었으며, 의사들조차도 마찬가지였다.

그러나 그 후 불과 몇 년 사이에 스트레스와 같은 특이한 조건 하에서 면역기능이 크게 달라진다는 사실이 속속 드러나기 시작하였다. 예컨대, 대학생들을 대상으로 한 연구에서 극히 며칠 동안 계속되는 단기간의 시험기간 동안 신체의 인터페론(interferons) 수준이 0에 가깝게 떨어진다는 사실이 밝혀졌다. 인터페론이란 면역계에 속하는 어떤 특정 세포가 정상적인 기능을 하기 위해 필요한 것이다.

면역세포의 한 종류로서 자연살상세포라고 알려진 임파구세포 (lymphocytes)란 것이 있다. 이 자연살상세포는 주로 두 가지 기능을 하는 것으로 알려져 있다. 즉, 첫째는 신체 내를 순시하면서 바이러스에 감염된 세포를 찾아 이를 퇴출시키는 기능을 하고, 둘째는 암세포를 찾아 이를 죽이는 기능을 한다. 불행하게도 현대의학은 아직도 바이러스를 퇴치할 구체적인 방법을 찾지 못하였으며, 암 치료도 원시적인 단계에 머물고 있을 뿐이다. 그런데 우리의 몸이 이러한 중요 기능을 스스로 수행할 수 있는 임파구를 갖고 있다는 것이 얼마나 다행스러운 일인가?

앞서 본 학생들처럼 일 주일 정도 계속되는 시험과 같은 심리적인 스트레스를 겪고 나면 감기나 몸살 또는 입가에 돋아나는 발진(cold sore)과 같은 '작은 병'에 걸리는 수가 많다. 이러한 병들은 인터페론 수준이 낮아지므로 자연살상세포의 활동이 약화되기 때문이다. 아마 여러분들도 이들 대학생들과 마찬가지로 며칠 심한 심리적인 걱정거리나 과로와 같은 스트레스를 경험하고 나면 감기나 몸살 또는 입술이 불어터지는 발진 등은 경험해 보았을 것이다. 따라서 심한 육체적·정신적 긴장과 어려움을 겪고 나면 몸살이나 기타 작은 질병에 쉽게 걸리는 것은 바로 이런 이유 때문인 것이다. 그런데 신기한 일은 아무리 어려운 일을 겪었더라도 며칠만 푹 휴식하고 나면 몸과 마음이 거뜬해진다는 것이다. 이것은 쉬는 동안 면역기능이 정상을 되찾았기 때문이다. 그러나 이와 같은 단기간의 스트레스는 쉽게 회복되는 것이 일반적이지만, 수년간 오래 지속되는 스트레스는 쉽게 회복되지 않고 만성적이 되어 건강에 심각한 위협이 될 수 있다.

역사상 가장 위대한 생리학자의 한 사람으로 추앙받는 하버드 대학교 의과대학 교수였던 월트 B. 캐논이 있다. 그는 짧은 기간의 스트레스 동안 신체가 반응하는 것을 '투쟁 혹은 도피반응(fight or flight response)'이라고 불렀다. 우리는 누구나 위기에 처하면 초인적인 힘을 발휘할 수 있다는 것을 경험하였을 것이다. 예컨대, 체중이 불과 50Kg밖에 나가지 않는 어머니가 충돌한 자동차 밑에 깔려 있는 자신의 아기를 구하기 위해 2톤이나 되는 자동차를 들어올렸다는 기사가 보도된 적이 있다. 이런 기적 같은 일은 아드레날린이란 호르몬이 부신수질이란 내분비선에서 분비되어 혈압을 올리고 심장박동을 세차게 부채질하며, 간 속에 저장해 놓은 글리코겐(혈당의 저장 형태)을 혈액 속으로 쏟아 부어 근육의 기능을 급상승시켰기 때문이다. 아드레날린 분비는 동시에 시각을 더욱 예민하게 하고, 단기간의 기억을 촉진하며, 정신적 활동도 더욱 날카롭게 한다. 그러므로 이런 위기사태에서 순간적으로 보다 많은 것을 볼 수 있고, 재빨리 어떤 결정도 내릴 수 있게 되고, 행동 대처도 기민하게 할 수 있어 위기에서 살아남을 수 있도록 해 준다.

이러한 투쟁 혹은 도피반응은 자율신경계 가운데 교감신경계가 작용하여 일어난 반응이다. 공포 상황하에서 아드레날린을 분비함에 의해 시작되는 이 반응은 공포사태가 사라지면 곧 제자리로 되돌아간다. 예컨대, 자동차를 몰다 깜짝 놀랄 수 있는 어떤 돌발적 시태가 발생하였다면 즉각적으로 신체가 반응한다. 그러나 몇 분이 지나면 신체기능은 제자리로 되돌아간다. 대체로 우리가 살아가면서 만나는 각종 스트레스에 대해 이런 식으로 반응하는 것이 일반적이다. 그러나 결혼생활을 하는 동안 경험하는 자질구레한 스트레스가 점차 쌓임으로써 결국 무거운 짐이 되어 이혼하는 경우라든가, 회사에서 상사와의 관계가 계속 악화되어 더는 그 부서에 근무할 수 없어 퇴사하는 경우를 볼 수 있다. 이처럼 오랜 기간 쌓인 분노와 같은 스트레스가 심각한 사태로 돌변하는 수도 있다. 이처럼 스트레스는 급성뿐만 아니라 만성적으로도 작용할 수 있다.

스트레스 연구의 최고 대가인 한스 셀예는 만성 스트레스하의 생

리학적 반응을 '일반순응증후군(general adaptation syndrome: GAS)'
라고 불렀다. 그는 쥐에게 만성적인 스트레스를 가하면 부신이 비
대해지고 T-임파구(T-lympocytes) 수가 줄어든다는 사실을 발견하
였다. 1930년대에는 면역계에 대해 알려진 바가 거의 없었기 때문
에 만성적 스트레스가 질병을 발생시킬 수 있다는 이 발견은 정말
놀라운 것이었다. 셀예가 관찰한 것은 주로 코르티코스테론
(corticosterone)이라 부르는 호르몬의 작용에 관한 것이었는데, 사람
의 경우도 쥐의 코르티코스테론과 유사한 코르티솔(cortisol)이란 호
르몬을 분비한다. 사람도 쥐와 같이 장기간 스트레스를 받게 되면
코르티솔이 많이 분비되며, 이에 따라 부신피질이 비대해진다. 코
르티솔이란 호르몬은 급성 스트레스하에서는 신체를 보호하고 회
복시키는 긍정적 기능을 하지만 장기간의 스트레스하에서 코르티
솔이 오랫동안 작용하게 되면 면역세포의 생성을 억제하고, 이미
만들어진 면역세포들의 활동조차 억압하게 된다. 따라서 만성 스트
레스하에서는 세균의 침입에 따라 감염성이 증가함으로 감기에 잘
걸리게 되고 관절염이나, 편두통, 위궤양, 심장병, 암 등 각종 질병
이 발생하기 쉽다.

　우리는 가끔 암과 같은 불치병에서 기적같이 회복되었다는 사례
를 들어 본 적이 있다. 셀예도 한때 피부암으로 진단을 받았다가 자
발적으로 치유·회복된 사람이다. 주치의가 그에게 이제 여생이 몇
달밖에 남지 않았다고 통보하였을 때, 셀예는 자신의 일생을 회고
하는 자서전을 쓰려고 하였다. 실제로 셀예는 평생 32권의 저서와
논문 1,500편 이상을 쓴 사람이다.

　셀예는 그간 발표하였던 학술잡지의 논문들을 하나하나 살펴보
고 있는 동안 과거에 경험하였던 몇 가지 고통스런 생각들이 떠올

랐다. 그중 하나는 그가 의과대학에 다니는 동안 자기가 연구해 놓은 결과를 자신의 지도교수 이름으로 발표해 버렸던 일이다. 그는 이 뼈아픈 옛 상처를 그냥 털어 버리고 말까 아니면 이 사실을 세상에 공개하여 그 선생을 매도해 버릴까 궁리하였다. 그는 그냥 털어 버림으로써 기억 속에서 지우기로 작정하였다. 이런 식으로 가슴 아픈 과거사를 하나씩 내버리는 일을 반복하였다. 1년 후 재검사를 받기 위해 병원에 갔을 때 그의 주치의는 감쪽같이 암이 사라진 것을 보고 너무나 놀랐다. 이처럼 기적같이 암이 사라진 이유가 계속 숨겨 둔 언짢은 마음을 털어 버리고 용서해 주는 것을 되풀이함으로써 만성적인 스트레스가 사라진 것과 어떤 관련성이 있을 것으로 생각할 수 있다. 아직 우리는 이런 의문에 대한 어떤 결정적인 해답을 내릴 수는 없지만 너그럽게 용서해 주는 자비의 실천이 곧 스트레스를 해소하여 결과적으로 암이 치유되는 것으로 추측해 볼 수 있다.

만성 스트레스는 오랫동안 지속되는 슬픔이나 원한뿐만 아니라 삶의 도전에 응전할 수 있는 어떤 기술도, 능력도 없다고 느껴지는 절망상태나 무기력상태에서도 나타날 수 있다. 스트레스의 정의에 가장 과학적이고 합리적인 것으로 여겨지는 것은 "스트레스란 부딪친 문제에 대해 대처할 수 있는 반응이 부적당하다고 지각됨과 동시에 신체적으로나 정서적으로 위협감을 느낄 때 나타난다."라고 정의한다.

예컨대, 두 사람이 큰 셰퍼드를 만났을 때 개에 대해 서로 다른 지각을 한다. A는 과거 경험에 따라 개를 사랑했고, 개를 매력적인 동물이라 지각하여 두렵지 않게 생각한다. 그러나 B는 개를 두려운 존재로 지각하고 가능한 개를 멀리하려고 하였다. 만약, 개가 입에 거품을 물고 짖어 댄다면 두 사람 모두 개를 무서워 할 것이다. 이때, 개에게 대처하는 기술이 중요한 문제가 된다. 잘 대처하지 못하는 사람은 이런 개를 보자마자 무서움을 느껴 행동이 동결되겠지만 잘 대처하는 사람은 동결된 사람의 등 뒤에 숨어 버릴 수 있을 만큼 영리하게 행동할 수 있을 것이다.

스트레스를 잘 대처하는 사람을 스트레스에 강인한(hardy) 사람이라고 한다. 뉴욕 시립 대학의 수잔 코바사는 스트레스 상황에서 스트레스를 잘 대처하는 사람들이 가진 태도를 '3C 태도' 라고 정의하였다. 즉, 스트레스에 강인한 사람은 도전감(Challenge), 몰입감(Commitment), 통제감(Control)과 같은 3C를 갖는다는 것이다. 이런 사람들은 변화나 사건을 위협으로 받아들이는 것이 아니라 도전으로 받아들이므로 이를 극복하기 위한 효과적인 방책을 찾고 준비해 나가는 데 몰입할 수 있다. 그리고 이 사람들은 이미 일어난 외부의 상황은 통제할 수 없다 하더라도 일어나고 있는 일에 대한 자신의 반응은 스스로 통제할 수 있다는 자신감을 보일 수 있다. 이처럼 "고통은 불가피한 것이라 하더라도, 비참해지는 것은 선택하는 것이다(Suffering is inevitable, Misery is optional)." 이 말은 비록 삶의 스트레스는 피할 수 없는 것이라 하더라도 이를 대처하는 지혜는 얼마든지 자유로이 선택할 수 있다는 점을 강조한 것이다.

이처럼 스트레스에 강인한 사람은 삶에 부딪히는 불가피한 고통을 고난 속에서 허덕이지 않고 잘 이겨 내는 슬기로운 사람들이다. 이들은 위기나 고난을 일방적으로 회피하지 않고 긍정적인 의미로 바꾸어 놓을 수 있기 때문에 스트레스가 엄습해 오는 시기를 오히려 삶의 성장기로 바꾸어 나갈 수 있다. 예컨대, 매우 열심히 일을 하지만 자기가 열심히 일하는 것이 어려운 사람들을 돕고 자신을 성장시키는 기회라고 믿는 사람들은 일의 가치를 느끼지 못하는 사람에 비해 스트레스를 받지 않는다. 직장에서 받는 스트레스, 심한 질병이나 상처에서 오는 스트레스, 또는 사랑하는 사람을 이별함으로써 오는 스트레스와 같은 각종 스트레스 상황에서 자기 자신에게 스스로 부여하는 삶의 의미가 스트레스를 해결해 나가는 데 놀라운 힘을 발휘할 수 있다.

대단히 감동적인 책인 『Man's Search for Meaning』을 저술한 저명한 정신치료가의 한 사람인 빅터 프랭클(Victor Frankle)은 제2차 세계대전 종전 시 나치의 대학살에서 살아남은 유태인으로서 악명 높은 아우슈비츠 감옥소 생활을 한 사람이다. 그는 이 책에서 비록 심한 고통에 직면하고 있어도 어떤 의미(meaning)를 발견할 수 있었던 사람들은 살아야 한다는 굳센 의지를 보였다는 사실을 발견할 수 있다고 하였다. 그래서 삶의 의미를 발견한 사람들은 나치의 첫 학살에서 죽지 않고 살아남았을 경우 전쟁이 끝나 석방되는 날까지 건강하게 살아남을 수 있었다. 그러나 삶의 의지를 상실한 사람들은 심장병의 발작이나 아니면 아주 단순한 감염성 질환에 걸려 몇 시간 이내에 죽는 경우도 흔했다고 기술하고 있다. 프랭클은 자신의 마음(용기나 희망 또는 절망감과 무기력과 같은)과 자기 자신의 신체면역 상태 간에 밀접하게 연결되어 있다는 것을 아는 사람은 희망이나 용기의 급작스런 상실이 죽음의 결과를 초래할 수 있다는 사실을 알게 된다고 하였다. 프랭클이야말로 정신신경면역학을 최초로 언급한 과학자라고 할 것이다.

무기력감이나 절망감과 같은 심리적 태도가 면역체계에 영향을 미칠 수 있는 생리적·생화학적 기제는 자율신경계통과 뉴로펩타이드(neuropeptide)라 부르는 미세한 단백질 물질을 통해 이루어진다. 우리의 뇌는 마치 제약공장과 같아서 우리의 기분에 영향을 미치거나 면역체계와 같은 신체기제에 영향을 미칠 수 있는 다양한 화학물질을 만들어 낸다. 예컨대, 호랑이나 사자와 같은 맹수를 만나 죽음의 공포에 직면하였을 때 우리의 뇌 속에서는 엔도르핀(endorphins)이라 부르는 뉴로펩타이드를 분비하여 공포감 대신 오히려 편안감과 함께 졸음이 오게 할 수 있다. 또한, 우리 뇌에서는 바륨(varium)과 같은 신경안정제와 비슷한 천연적인 신경안정제를 생산하여 분비하기도 한다. 그 밖에도 정서의 통제와 표현에 관여하는 수많은 펩타이드(peptides)를 생성하는데, 이는 곧 우리의 정서 상태의 변화에 따라 뇌 속에서 생산하는 생화학물질의 종류가 달라질 수 있다는 사실을 의미하는 것이다.

만약, 당신이 당신의 상사를 호랑이 같은 두려운 존재로 느꼈다면 당신의 신체 내에서는 놀라움과 관련한 일련의 변화가 일어난다. 즉, 뇌 속에는 각종 펩타이드를 분비하여 혈류로 보내게 되고 이 물질들은 몸속에 있는 세포의 표면에 와 닿게 된다. 그러면 타당한 열쇠만이 특정한 자물쇠를 열듯이 개개 펩타이드는 특정의 효과적인 수용세포를 만나야만 비로소 효율적으로 기능할 수 있다. 정서반응을 주도하는 뇌 부위는 변연계(limbic system)라고 불리는 뇌 부위다. 이곳 특히 변연계의 편도체에 있는 세포들이 뉴로펩타이드의 생성과 분비에 주도적으로 활동한다. 그러므로 이 편도체가 정서와 신체가 서로 연결되는 접점지대라 할 수 있을 것이다.

자, 잠깐 숨을 고르고 나서 이번에는 즐거운 장면을 생각해 보자. 마음을 차분히 가라앉히면서 더 즐거운 생각 속으로 깊이 들어가 보자.

눈을 감고, 아기가 미소 짓는 얼굴이나
유쾌한 농담을 주고받는 즐거운 장면이나
앞으로 나를 즐겁게 해 줄 것으로 생각되는
어떤 장면이나 사건을 상상해 보자.
온갖 감각기관들을 총동원하여 이때 일어나는
기쁨을 만끽하도록 하라.
이 행복한 장면 속에서 무엇이 보이며, 무엇을 느끼는가?
지금 당신이 존재하는 바로 그곳의 아래와 위,
그리고 좌측과 우측에서 어떤 일이 일어나고 있는가?
어떤 즐거운 소리가 들려오지 않는가?
어떤 달콤한 향기가 나지 않는가?
당신의 마음속이나 몸속에서 나오는 가장 정서적이거나
가장 심오하게 느껴지는 감각적 기억이 얼마나 즐거운가?

자, 지금까지 최상의 즐거움을 회상하였다면 조금 쉰 후(1~2분) 이러한 즐거움을 느끼고 있을 당신의 신체가 어떻게 반응하였는가 살펴보라. 즐거움의 느낌을 세포 하나하나가 반응하고 느낄 수 있을 때 우리는 참으로 뼛속 깊숙한 곳에서 즐거운 반응이 이루어지고 있는 느낌이 들 것이다.

즐거움을 상상하는 이러한 명상 동안 뇌 속과 몸속에서 일어나는 변화는 앞서 무서운 직장상사를 보고 느낀 변화와는 판이하다. 즉, 이런 행복감을 상상하는 명상도 변연계에 있는 어떤 세포들에서 뉴로펩타이드를 방출하여, 뇌혈류 장벽을 지나 당신의 혈관 속에 들어가 온 몸에 퍼져가도록 한다. 적절한 열쇠의 기능을 하는 펩타이드 분자가 적절하게 반응하는 세포에 도달하여 자물쇠를 열게 되면 이 세포 속에 있는 다양한 유전자가 작용하여 단백질의 합성을 시작하거나 멈추게 할 것이다. 어떤 단백질이 활성화되고 불활성화되느냐에 따라 당신의 몸속에 있는 기능이 크게 바뀔 수 있다.

이처럼 '생각이 사태를 만든다(Thoughts become things).' 그러므로 우리가 어떤 기쁨을 생각하면 당신 몸속에 있는 특정 세포가 기쁨으로 반응한다. 우울감을 느끼면 우울감에 반응하는 특정 세포가 우울과 반응하게 된다. 뇌 속에 있는 특정 세포만이 뉴로펩타이드를 생성하는 유일한 기관이 아니다. 장 속에 있는 세포들도 임파구(lympocytes)와 같은 뉴로펩타이드를 만드는 공장 역할을 한다. 그러므로 소화기나 면역계에서 일어나는 현상 또한 뇌의 기능과 기분에 영향을 미칠 수 있다. 엔도르핀을 발견한 퍼트(Pert)는 장에서 분비되는 뉴로펩타이드가 장의 기분(gut feeling)을 느끼게 하는 생리적인 기초가 된다고 하였다. 속이 편안하면 마음이 편안하고, 소화가 잘되면 밥맛이 좋으며, 마음이 즐거우면 신체의 건강도 좋아진다는 옛 사람의 직관이 오늘날 신경과학으로 증명할 수 있게 되었다.

이처럼 우리의 감정이 우리의 신체에 미치는 영향은 다각도로 나타난다. 여러분도 불안이 심할 때 근육이 긴장되고, 우울한 기분이들 때 신체적으로 피곤하고, 즐거울 때는 활력감이 생기며, 감사한 마음이나 사랑을 느낄 때 가슴이 활짝 열리는 것을 체험하였을 것이다. 뛰어난 신경과학자 미카엘 러프는 마음과 신체는 서로 분리될 수 없는 것이라고 강조하면서 세포 하나하나가 마음이 스며들어 있다고 하였다. 우리 몸의 세포는 세포와 세포가 상호작용을 하여 우리의 감정과 의사선택에 영향을 미치게 한다. 세포는 모두 의식이 있고 깨어 있는 존재인 것이다. 사람들이 마음과 신체의 관계에 관해 언급할 때 흔히 마음이 신체에 미치는 영향이라는 일방적인 것만을 주로 언급한다. 그러나 보다 중요한 것은 이 두 과정이 동시적으로 일어나고 있다는 점에 주목해야 한다. 마음이 행복하면 신체도 행복하고 신체가 편안하면 마음 또한 편안해지는 것이다. 여러분이 명상을 하고 있노라면 마음과 신체가 모두 조화로운 상태로 머물고 있으며 평화를 만끽하는 것이다. 반대로 마음이 망상이나 번뇌에 얼룩져 있거나, 미움이나 탐욕으로 가득 차 있다면 신체도 바로 혼란상태에 빠져들게 되고 이런 혼란상태가 지속되면 마음과 신체에 질병이 발생하게 되는 것이다.

11

명상의 치유적 의미

명상의 종류와 의미

인도를 비롯한 아시아에서 기인한 고대 철학이나 종교에서는 현존적인 삶을 괴로운 것(人生苦海)으로 보고 이 괴로움이 어떻게 만들어졌으며, 이 괴로움이 없는 세계로 가려면 어떻게 해야 하는가? 이른바 고집멸도(苦集滅道)라 부르는 사성제(四聖諦)를 진리 파악의 핵심으로 보고 있다. 이처럼 삶의 고통에서 벗어나 안락한 세계로 가려는(離苦得樂) 노력이 명상이라는 마음 수련 방법을 탄생시켰다. 특히, 불교에서는 인간의 고통이 탐욕, 미움, 어리석음(貪瞋痴)이라는 세 가지 잘못된 마음(三毒心)에서 생겨난 것으로 보고, 이 고통에서 벗어나 해탈의 세계로 가는 마음 수련법(명상법)을 강조한다.

명상의 종류 | 명상은 수행하는 목적에 따라 절대적인 의미와 상대적인 의미로 나누어 생각할 수 있다.

즉, 절대적 의미의 명상이란 모든 인간적 제한 조건에서 해방된 해탈의 경지(究竟涅槃)에 이르는 것을 의미하는 것으로 종교적 의미로 주로 사용한다. 즉, 고통이 사라진 경지(涅槃: Nirvana)에 이르면 어떤 얽매임도 갈등도 없는 참다운 나(眞我)를 얻게 되는데, 이런 깨달음의 경지에 이른 인간을 가리켜 아라한(Arahant) 또는 보살(Bodhisattva)이라 부른다. 이런 해탈의 경지에 이르면 주관과 객관의 이분법적 대립이 없어지고, 정서적으로 기쁨, 자비, 평온으로 가득 차며, 생리적으로는 각성이완상태, 즉 성성적적(惺惺寂寂)의 경지에 이른다.

한편, 상대적 의미로 사용하는 명상은 한 개인의 지식, 사고, 가치, 감정 등 존재를 제한하는 주관적 편견과 선입견에서 벗어나 밝고, 자유롭고, 신선하게 사물을 볼 수 있도록 하는 것이다. 비록, 현실적인 삶의 고통 속에서도 보다 건강한 사고와 삶의 방식을 지향해 나가도록 하는 것을 목표로 한다. 오늘날 심리학이나 의학에서 다루는 명상은 상대적 의미를 강조하는 것으로, 더 건강한 삶의 습관이 자리 잡게 되면 우리 몸이 본질적으로 갖고 있는 자연 치유력이 저절로 솟아나 온갖 질병에서 해방될 수 있다고 강조한다. 따라서 여기서 언급하는 명상이란 바로 상대적 의미의 명상과 밀접하게 관련 있는 것이다.

명상을 수련하는 방법에는 여러 가지가 있다. 불교의 수행법만 하더라도 크게 사념처(四念處), 사정근(四正勤), 사여의족(四如意足), 오근(五根), 오력(五力), 칠각지(七覺支), 팔정도(八正道)와 같이 모두 37가지로 통칭 37조도품(三十七助道品)이 알려져 있다. 그러나 수행하는 방법에 따라 크게 두 가지 방법으로 나눈다. 즉, 첫째는 어떤 하나의 특정 대상(예컨대, 시각적 · 청각적 대상)에 의식을 집중시키는 명상으로, 비유컨대 사진을 찍을 때 어떤 피사체에 렌즈의 초점을 맞추는 것처럼 의식을 특정 대상에 집중하도록 하는 집중명상(concentration meditation)이 그것이다. 이 방법은 불교뿐만 아니라 요가수행에서 특히 강조하는 방법으로 '옴', '훔', '옴마니밧메홈' 등 특정 낱말이나 구(句)와 같은 만트라(mantra)를 반복하여 읊조린다거나 촛불과 같은 시각적 대상에 의식을 집중해 나가는 수행으로 삼마타(samatha)수행 또는 지법(止法)이라 부른다.

이러한 수행법과 달리 의식을 어떤 특정 대상에 고착함이 없이 경험하는 세계를 있는 그대로 관찰하기 위해 의식을 열어 가는 통찰명상(insight meditation)이란 것이 있다. 이 명상은 마치 전면의 시각세계를 가능한 넓게 포착하기 위해 카메라의 렌즈를 최대한 확장하는 것과 같이 의식을 넓혀 마음을 또렷하게 챙겨가도록 하는 명상이다. 이 명상에는 어떤 특정 대상 하나에 의식을 집중하는 것을 강조하지 않고, 그 대신 순간순간 맞닥뜨리는 사건의 모습을 개입 없이 가만히 지켜 보도록 강조한다. 이 명상법은 근본 불교인 상좌부(Theravada)에서 기인한 것으로 미얀마 등지의 남방 불교에서 강조하는 수행법이다. 위파사나(vipassana) 명상 또는 관법(觀法)이라고도 한다.

위파사나는 사념처관(四念處觀)이라고도 부르는데, 이는 지금 이 순간의 신체[身], 느낌[受], 마음[心], 진리[法]와 같은 4가지에 대해 판단하지 않고 순수한 마음으로 인내심을 가지고, 지나치게 애쓰지 않고 살펴보노라면 깨달음에 이른다는 것이다. 사념처의 염처란 팔리어의 'sati-pattana'를 번역한 말인데 'sati'란 'mindfulness'이며, 'pattana'는 'stop'이란 뜻이다. 이 염처(念處)명상법을 서양에서는 'Mindfulness Meditational'이라 부르고,

우리말로는 '마음챙김 명상' 이라 부른다. 일반적으로 불교에서는 이를 '관법' 이라 부르며, 통찰명상에 포함시킨다.

명상의 의미 선(禪)의 방법에는 화두(話頭)를 잡지 않고 조용히 마음을 안으로 살피는 묵조선(默照禪)과 화두를 의심하여 참구하는 간화선(看話禪), 염불을 되풀이하는 염불선(念佛禪)과 같은 여러 가지 방법이 있다. 어떤 형태의 선 수행이든 수행자는 주어진 특정 과제에 의식을 집중시키면서 자연발생적으로 일어나는 연상이나 생각을 억압하지 말고 그것이 조용히 의식 속에 왔다가 사라지는 것을 관조하도록 강조한다. 즉, 일어나는 망상을 억누르려 할 것이 아니라 집중 대상으로 삼은 것에 더 마음을 쏟아야 한다는 것이다. 이처럼 특정 대상에 의식을 모으고(止法: samatha), 자연스럽게 일어나는 마음을 살펴보노라면(觀法: vipassana) '참나'를 증득하게 된다고 강조한다. 지(止)와 관(觀)을 모두 수행하는 지관법(止觀法)을 명상수행 방법들 가운데 가장 수승한 수행법(摩訶止觀)이라 할 수 있으며, 마음의 실상을 관찰할 수 있다 하여 실상관(實相觀)이라고 부르기도 한다.

델몬트(Delmont)는 마음챙김 명상, 즉 Mindfulness Meditation을 정신분석학의 자유연상과 유사한 것으로 비유하였다. 즉, 마음챙김 명상은 무의식적으로 억압해 놓은 내용이 의식선상으로 떠오르는 것을 자연스럽게 살펴보도록 하는 것을 강조함으로써 각성상태하에서 억압된 내용을 관찰할 수 있게 한다. 이 명상법은 정신분석의 통찰과 유사하다.

이상을 요약하면 집중명상(samatha, 止法)은 만트라나 기타 어떤 특정 대상에 의식을 집중하는 것을 특별하게 강조하는 명상인데 반해, 통찰명상(vipassana, 마음챙김 명상, 觀法)은 지금 이 순간 당면하고 있는 과제에 의식을 집중하면서 이때 일어나는 생각 등에 대해 어떤 판단이나 해석을 가하지 않고 그냥 그대로 지켜보는 것을 강조하는 명상이다. 따라서 명상이란 일차적으로 의식을 어느 하나의 대상에 모으는 훈련(samatha, 止)을 통하여 삶의 전반에 걸쳐 일어나는 갖가지 일들에 대해 고요히 살펴봄으로써(vipassana, 觀) 궁극적으로 내적 평온함이 극대화되어 고통(질병들)이 사라지고, 진정한 자기를 만날 수 있도록(자기치유, 참나 증득) 하는 것이라 할 수 있다.

**명상법의
임상 도입** | 삶의 고통을 넘어 열반에 이르고자 하는 절대적 의미의 명상이 불교 수행의 근본 취지지만 1970년대 이후 산업화하면서 스트레스와 같은 새로운 의미의 삶의 고통이 문제시되었다. 이러한 변화에 따라 상대적 의미의 명상이 주목을 받게 되었다. 스트레스를 적절하게 대처하지 않고 방치하면 종국적으로 각종 신체적 질병이 발생한다는 사실이 밝혀지면서 스트레스를 대처하기 위한 자기조절기법으로써 명상의 중요성이 부각되기 시작하였다. 특히, 1970년대 후반에 들어와 스트레스에 의한 정신신체 질환이 만연하고, 병원 외래 환자의 70~80%가 스트레스 관련 질환자라는 사실이 알려지면서 앞서 언급한 두 가지 명상법이 행동의학의 중요 자기조절기법으로 임상장면에 도입되었다.

첫 번째 명상법인 삼마타(samatha) 명상을 임상에 처음 도입한 경우는 미국 하버드 대학교 의과대학 순환기 내과 교수인 벤슨(Benson)이 이완반응(relaxation response)이란 이름으로 1970년대 초반에 임상에 도입하기 시작하였다. 두 번째 방법인 위파사나

(vipassana) 명상법이 임상에 도입된 것은 1980년 미국 매사추세츠 대학교의 메디컬센터의 행동의학 교수로 있는 카밧진(Kabat-Zinn)에 의해서다. 카밧진은 이 의료원에 스트레스 완화 클리닉을 설립하고, 이곳에서 시행하는 8주간의 스트레스 완화 프로그램 내용으로 마음챙김 명상을 체계적으로 실천하도록 하였다.

오늘날 북미의 경우 수 백여 메디컬센터나 개인 클리닉에서 각종 질병의 치료와 예방에 이 두 가지 명상법을 적용하고 있다. 여기서 이 명상법을 임상에 적용한 실례들을 살펴보자. 그 밖에 대표적 스트레스 관련 질병인 관상성 심장병의 역전 치유에 선풍적인 계기를 마련한 딘 오니시(Ornish)의 프로그램 내용도 명상을 통한 자기치유에 역사적 전기를 마련한 것으로 인정되므로 간단하게 언급할 것이다.

삼마타 수행법: 벤슨의 이완반응법

1967년 벤슨은 하버드 대학교 의과대학에서 심장병 전문의 과정을 마치고 생리학 교실에서 스트레스와 혈압과의 상관관계를 원숭이를 대상으로 연구하고 있던 중이었다. 원숭이의 혈압이 상승할 때마다 백색 광선을 비추어 주고, 혈압이 내려갈 때는 청색 광선을 비추어 주면서 원숭이가 자신의 혈압을 낮출 때마다 먹이를 주었다. 계속 훈련한 끝에 원숭이는 자신의 혈압을 스스로 낮출 수 있게 되었다. 이 연구 결과가 세상에 알려지자 초월명상(TM)을 수련하던 한 수련자가 벤슨을 찾아와 "왜 원숭이와 같은 동물만 대상으로 연구하느냐? 초월명상을 수련하는 사람도 혈압을 임의적으로 내릴 수 있다."라고 주장하였다. 이 수련자가 거듭 찾아와 졸라 대었기에 벤슨은 초월명상 동안 일어나는 혈압 변화뿐만 아니라 기타 여러 가지 생리학적 변화에도 관심을 갖고 초월명상 수련자를 대상으로 정신생리학적 연구를 시작하였다.

이 연구에 자원 참여한 초월명상가의 혈관 속에 생리학적 기록장치를 삽입한 후, 호흡률에서 뇌파에 이르기까지 여러 가지 생리학적 기능을 관찰하였다. 측정은 명상에 들어가기 전 20분 동안, 명상을 하는 20분 동안, 그리고 명상이 끝난 직후 20분 동안 3차례에 걸쳐 측정하였다.

명상 전 휴식상태에서 명상상태로 들어가자마자 놀라운 생리학적 변화들이 관찰되었다. 물론 이들은 명상 전의 안정상태에 있을 때도 낮은 수준의 대사상태를 보였지만 명상상태에 들어가자마자 산소 섭취율이 17%나 감소하고, 일산화탄소의 배출율도 급격하게 줄어들었다. 호흡률도 안정상태에서는 분당 14~15회였지만 명상상태에서는 10~11회로 줄어들었고, 혈류 속의 유산염 수준도 현저하게 낮아졌다. 유산염 수준이 높다는 것은 불안이나 긴장이 높다는 것과 관련이 있고, 유산염 수준이 낮다는 것은 평화감과 이완감이 높다는 것과 관련 있다. 이들에게서 측정된 유산염 수준은 당시까지 측정 보고된 어떤 사례보다 더 낮은 수준이었다. 끝으로 명상 기간에는 휴식기간에 비해 느린 파형의 뇌파(특히 α波)를 많이 보여 주었는데, 이것은 명상을 하는 동안에 심리적으로 이완한다는 것을 의미한다. 명상가들은 명상 전 휴식상태에서 명상 시기 그리고 명상 이후 시기 동안 계속하여 낮은 혈압을 보였다. 비록 명상 기간 동안 혈압이 낮아지는 것이 일반적인 경향이지만 명상을 하는 동안 현저하게 낮아지지는 않았다.

앞서 본 연구 결과처럼 명상상태의 생리학적 특성은 수면이나 동면처럼 낮은 수준의 신진대사를 보인다. 이완반응의 생리학적 특성을 수면이나 동면상태와 서로 비교해 보자. 동면상태에 들어간 동물의 체온을 알아보기 위해 직장 온도를 측정해 보면 정상상태에 비해 60°F나 체온이 하강한다. 그러나 명상에 들어간 수련자들의 체온은 정상 체온과 변동 없이 그대로 유지된다. 따라서 체온변화로 볼 때 명상상태와 동면상태는 판이하다. 한편, 수면과 명상을 비교하기 위해 신진대사율을 측정해 보면 수면의 경우에는 수면에 들어간 후 1시간 이후부터 5시간까지 대사율이 서서히 낮아지지만 명상의 경우에는 명상에 들어간 뒤 3~4분 이내에 대사율이 급속하게 떨어진다. 수면상태 때는 δ파(delta波)와 같은 불규칙적인 느린 파형의 뇌파가 두드러지지만 명상상태에서는 α파가 두드러진다. δ파는 전형적인 수면파지만 α는 안정된 각성파다.

이러한 명상상태의 생리학적 특징을 쉽게 설명하면 대사상태로 볼 때는 낮은 대사상태를 보여 주지만 의식상태로 볼 때는 또렷한 각성상태를 보여 준다고 말할 수 있다. 벤슨 등은 이러한 명상상태의 정신생리학적 특징을 '각성저대사상태(wakeful-hypometabolic state)'라고 불렀다. 이런 상태는 불가(佛家)에서 선(禪)의 경지를 마음은 별처럼 또렷하면서도 몸은 고요하고 적적한 상태, 이른바 '성성적적(惺惺寂寂)의 경지'를 과학적으로 표현한 것이라고 할 수 있을 것이다.

1976년 벤슨은 초월명상 전문수련가가 아닌 일반인을 대상으로 이완반응 명상법이라는 것을 소개하였다. 이 이완반응법은 어떤 종교적 색깔도 배제한 순수한 의미의 명상법으로 오직 스트레스에 대처하여 건강을 증진하는 것을 목적으로 한다. 일반인들이나 환자들도 이완반응을 실천하면 앞서 본 초월명상가들과 같은 의식상태를 보여 준다. 그리하여 이완반응의 실천은 스트레스의 예방이나 스트레스에 의한 각종 질병의 치유에 크게 도움이 된다는 사실이 널리 알려지게 되었다.

1940년대 스위스의 생리학자 헤스(Hess)는 뇌의 시상하부에 있는 특정 뇌 부위를 자극하면 과잉된 스트레스로부터 신체를 보호하기 위한 특정한 생리적 기제가 작동하게 된다는 사실을 발견하여 노벨 생리학상을 받았다. 이러한 보호반응은 스트레스 작용 시, 즉각적으로 보여 주는 위기반응인 '투쟁 혹은 도피반응'과는 정반대의 반응으로 마음이 편안해지고, 근육이 이완되며, 혈압과 호흡률이 낮아지는 평화로운 상태를 일으키는 반응이다. 명상을 하는 동안 일어나는 이러한 이완반응을 헤스가 언급한 보호반응으로 간주할 수 있다. 만약, 이완반응 동안 일어나는 생리학적 반응이 헤스가 언급한 보호반응이라면 이완반응은 대뇌생리학적 작용에 바탕을 둔 부교감신경계의 반응으로 스트레스로부터 생명체를 보호해주는 매우 유익한 반응인 것이다.

이완반응을 야기하는 데는 몇 가지 단계가 있지만 하버드 대학교 의과대학의 심신의학연구소에서 행하는 표준적인 이완반응방법을 소개한다.

표준적인 이완반응 방법

제1단계 : 당신의 종교적 신념체계에 알맞는 특정 단어나 짧은 문구와 같은 만트라를 먼저 선택하라. 종교를 믿지 않는 사람은 '하나', '평화', '사랑'과 같은 중립적인 단어를 선택한다. 크리스천은 시편 23에 나오는 '하느님은 나의 목자이시다(The Lord is my shepherd)', 불교 신도라면 '옴마니밧메훔(Om Mani Padme

Hum)' 과 같은 만트라를 선택한다.

제2단계 : 조용히 앉아 편안한 자세를 취한다.

제3단계 : 눈을 감는다.

제4단계 : 근육을 이완한다.

제5단계 : 호흡을 자연스럽게 천천히 하면서 숨을 내쉴 때마다 마음속으로 이미 선택한 만트라를 읊조린다.

제6단계 : 이완반응을 하는 동안 계속 수동적 자세를 취하라. 잘 하지 못하면 어쩌나 하는 따위의 걱정은 하지 마라. 마음속에 어떤 생각이 떠오르더라도 '아, 그래(Oh, well)' 라고 자신에게 말하고 조용히 자신이 선택한 만트라로 되돌아가라.

제7단계 : 10~20분 동안 계속하라. 시간을 알아보기 위해 눈을 떠도 되지만 자명종 시계를 사용해서는 안 된다. 끝나면 일 분 정도 조용히 눈을 감고 앉아 있다가 눈을 뜬다. 1~2분 동안 일어서지 말고 가만히 있다가 서서히 일어서라.

제8단계 : 하루에 한 번 또는 두 번 이 방법을 실천하라.

이완반응을 임상분야에 활용한다는 것은 스트레스가 각종 질병을 야기할 수 있고 악화시킬 수도 있다는 이론적 근거에 바탕을 두고 있다. 명백한 임상적 의미를 갖는 질병 조건에서도 이완반응의 효용성은 사람에 따라 달라질 수 있지만 이완반응 명상법의 효과가 널리 인정되고 있는 몇 가지 대표적 질병에 관해 살펴보자.

고혈압 ▆ 스트레스로 고혈압이 발생하는 경우가 많은데, 이런 경우에는 이완반응이 근본적 대책이 된다. 그러나 스트레스가 고혈압 발생의 주원인이 아니라면 약물치료가 최선의 치료방법이 될 것이다. 이처럼 고혈압은 여러 가지 원인으로 야기될 수 있지만 적어도 스트레스로 고혈압이 발생하는 경우에는 이완반응이 큰 도움이 될 것이다. 벤슨과 기타 연구자들은 많은 환자들을 대상으로 이완반응이 혈압을 낮출 수 있다는 데 관해 많은 증거를 제시하였다. 이런 연구 결과를 평균해 보면 고혈압 환자의 경우 이완반응이 5~10mm 정도의 혈압하강 효과가 있다고 한다. 이완반응의 효과는 개인의 고혈압이 스트레스와 관련한 정도에 따라 달라진다. 예컨대, 어떤 환자는 혈압 하강제를 복용해야 할 정도로 혈압이 높았는데 그 이유가 스트레스 때문이었다. 이 환자의 경우 이완반응을 규칙적으로 계속 실시하였더니 스트레스로 인해 상승한 혈압만큼 혈압 하강 효과를 보였다. 비록, 이완반응 학습 후에도 계속 약물을 복용해야 할 정도로 혈압이 높다하더라도 약물의 복용량이 줄어들었고, 약물에 의한 부작용도 상대적으로 감소하였다.

이완반응이 혈압을 하강시키는 데 가장 효과적인 경우는 '흰가운 고혈압(White-coat hypertension)' 환자들이다. 이 환자들은 의사의 진료실이나 이와 유사한 스트레스 장면에서만 특별하게 혈압이 올라간다. 고혈압이 '말 없는 살인자' 또는 '내적 시한폭탄'과 같이 매우 위험한 병이라고 알려져 있기 때문에 혈압이 높다고 진단하는 의사 앞에만 가면 환자는 심한 공포감을 느껴 혈압이 상승하게 된다. 최근 연구에 의하면 고혈압으로 진단받은 환자 가운데 25% 이상이 바로 '흰가운 고혈압' 환자라고 한다.

벤슨이 보고한 전형적인 사례를 살펴보자. 이 환자는 55세의 남자로서 광고회사 중역으로 있는데, 10년 전 신체검사 시 경미한 고혈압으로 진단을 받았다. 그 후 그는 뇌졸중이 발생할지도 모른다는 두려움으로 인해 정기적인 신체검사일 전 며칠 동안 몹시 불안하였다. 따라서 이런 불안한 상태에 있는 그는 의사 앞에서 혈압을 측정할 때 몹시 높은 혈압을 보일 수밖에 없다. 비록, 고단위의 혈압 하강제를 복용해도 의사의 진료실에 들어가 혈압을 측정하면 높은 수준의 혈압을 보였다. 그러나 24시간 일상생활을 하는 동안 혈압변동을 측정해 보았더니 낮은 수준의 혈압을 보였다. 사실 이 환자는 낮 동안 자주 현기증을 느끼고 피로감을 보였는데, 이런 현상은 혈압 하강제의 다량 복용으로 평상시 혈압이 지나치게 낮아졌기 때문이었다. 그리하여 이 환자는 전형적인 '흰가운 고혈압' 환자로 간주되어 이완반응을 실천하도록 권유하였다. 이완반응 실천 후 공포감이 점차적으로 감소하였으며, 드디어 의사의 진료실에서 혈압을 측정해도 심리적으로 편안함을 느끼게 되었고, 혈압도 정상으로 되돌아왔다. 1년 후에는 투약을 완전히 중지할 정도로 혈압이 정상을 되찾았다.

통 증 ■ 　스트레스와 불안은 통증의 역치를 낮춤으로 통각자극에 더욱 민감하게 된다. 이런 현상은 악순환을 되풀이한다. 즉, 통증이 오면 이에 더욱 민감해져서 통증이 악화될까 염려하기 시작한다. 이런 염려는 통증에 대한 지각을 더욱 과민하게 하여 더욱 심한 아픔을 느끼게 한다.

이완반응은 이런 악순환의 고리를 끊을 수 있기 때문에 많은 종류의 통증을 치료하는 데 유용하게 적용할 수 있다. 특히, 스트레스성 근육통이나 두통치료에 매우 유용하게 적용할 수 있다. 경우에 따라서는 이러한 통증이 몇 주 이내에 완치되는 경우도 있다. 이보다 훨씬 더 심한 통증의 경우에는 이완반응만으로 통증을 완전히 제거할 수는 없지만 통증에 대한 내성을 증가시키기 때문에 고통을 잘 견뎌 낼 수 있다.

불임증 ■ 결혼한 후 몇 년이 지나도록 인위적으로 피임을 하지 않았음에도 아이를 갖지 못한 부부는 자주 우울하고, 불안하며 화를 낸다. 불임증치료는 비용이 많이 들기 때문에 스트레스가 더욱 높아진다. 이런 높은 스트레스로 인해 불규칙적인 배란을 야기할 수도 있고, 호르몬 분비에도 변화가 생길 수 있으며, 나팔관 기능에도 이상이 생길 수 있고, 정자 생성이 감소할 수도 있으므로 불임 가능성은 더욱 높아진다.

여류 심리학자 앨리스 도마와 벤슨 등의 연구에 의하면 이완반응에 기초한 스트레스 완화 프로그램의 실천이 불임 스트레스를 유의미하게 감소시켜 임신 가능성을 높인다는 사실이 발견되었다.

**불안, 분노,
적개심 그리고 우울감** ■ 스트레스는 신체에 영향을 미칠 수 있는 심리적 변화를 야기한다. 불안은 메스꺼움, 구토, 설사 그리고 공황발작(panic attack)을 일으키며, 적개심이나 분노는 심장병 발병의 위험 요인으로 알려져 있다. 규칙적으로 이완반응을 실천하면 불안, 적개심, 분노감, 우울감을 감소한다는 사실이 많은 연구들에서 밝혀졌다. 따라서 이러한 심리적 변화에 수반되는 각종 신체질병이 이완반응훈련으로 예방되거나 치료될 수 있다.

기 타 ■ 벤슨은 앞서 언급한 질병들 외에는 이완반응법으로 치유할 수 있는 질병으로 부정맥, 암, 고지혈증, 불면증, 좌골신경통, 협심증, 두통 등의 치유 사례를 구체적으로 소개하고 있다.

위파사나 수행: 카밧진의 마음챙김 명상

고대 불교에서 연유한 위파사나(vipassana) 수행법에 근거를 둔 마음챙김 명상법(mindfulness meditation)이 임상에 처음 도입된 것은 1980년이다. 미국 매사추세츠 대학교 메디컬센터의 행동의학자 카밧진(Kabat-Zinn)이 스트레스 감소 클리닉을 설립하면서 이 명상법을 임상에 도입한 것이다. 이 클리닉이 설립된 후 20여 년 동안 암, 심장병, 고혈압, AIDS, 불면증, 두통, 디스크, 당뇨병 등 스트레스에 기인한 각종 심신증 환자 2만여에 이르는 사람들이 이 명상법을 실천하여 큰 도움을 받았다고 한다. 이 클리닉에서 8주 동안 실시하는 스트레스 완화 프로그램에 찾아온 사람들은 자신이 자발적으로 찾아온 것이 아니라 환자의 주치의가 권유하여 찾아온 환자들이다.

이 클리닉에서는 전통적인 의학적 또는 심리학적 방법과는 판이하게 질병의 종류에 따라 환자를 구분하고, 이에 따라 처치를 달리하는 것이 아니라 모든 환자들에게 동일하게 마음챙김 수행을 바탕으로 하는 8주간의 스트레스 감소 훈련 프로그램에 참여하도록 한다. 이 프로그램 내용에는 어떤 것은 좋지 않으니 해서는 안 된다고 강조하지 않는다. 대신 자신의 능력이나 내면적 치유력을 동원할 수 있다거나 더 새롭고 창의적인 방법으로 행동을 바꾸어 나갈 수 있도록 하는 데 도움이 될 수 있는 것들을 강조한다.

이 클리닉에서 실천하는 마음챙김 명상법은 크게 두 가지로 나눈다. 첫째 방법을 공식 명상수련법이라 부르는데, 이것은 하루 중어느 일정 시간을 공식적으로 정하고 의식을 집중하는 훈련을 하는 것이다. 둘째 방법은 비공식적 명상수련법이라 하는데, 이것은 일상생활을 하는 동안 매 순간 바깥으로 떠도는 마음을 자기 자신에게 되돌려 자신의 마음을 또렷이 챙기도록 하는 훈련을 말한다. 두 가지 명상법에 대해 보다 구체적으로 살펴보자.

이 클리닉에서 실시하는 공식 명상수련에는 자신의 몸을 부분 부분 샅샅이 살펴보는 '신체관법(body scan)', 조용히 앉아서 호흡을 살펴보는 '정좌명상(sitting meditation)' 그리고 일련의 신체 동작을 천천히 부드럽게 하면서 마음을 챙겨 가는 '하타요가(hatha yoga)'와 같은 세 가지 방법을 주로 강조한다. 8주 동안 이 세 가지 공식 명상법을 실천해 보고, 그중 자신에게 가장 적합한 것을 선택하도록 한다.

신체관법이라는 명상법은 발끝부터 머리 정수리까지 신체의 모든 부분을 차례로 살펴보면서 그때 그 부위에서 일어나는 신체 감각에 주의를 기울인다. 이 명상은 등을 대고 누워서 하는 것이기 때문에 만성통증을 갖고 있다거나 그 밖에 신체 부위에 통증을 갖고 있는 사람이 실천하기 쉽다.

정좌명상은 두 다리를 가부좌 또는 반가부좌 자세로 하고 머리, 목 그리고 등을 똑바로 세우고 앉는다. 이 자세는 전통적으로 불교에서 전해 오는 자세지만 카밧진의 스트레스 클리닉에서는 등받이가 똑바로 선 의자에 앉아서도 할 수 있다. 먼저, 호흡할 때 콧구멍으로 들락날락하는 공기의 흐름이나 아랫배의 부드러운 상하 움직임에 주의를 집중한다. 이렇게 하여 주의집중 능력이 늘어나면 호흡하는 동안 호흡의 질이 달라진다거나, 소리, 냄새, 촉각 등과 같은 감각이나 생각과 같은 것들이 의식선상으로 떠오르는 것들에 주의를 살핀다. 이렇게 하는 동안 의식의 초점을 호흡에 두고 반응은 하지 않은 채 안정상태를 유지한다.

하타요가는 일련의 신체 동작으로 이루어진다. 하나하나의 자세를 취할 때 내면적으로 안정상태를 유지하고, 동작 하나하나에 주의를 기울이면서 신체가 탄력성과 힘을 기를 수 있도록 활기차게 해 나간다. 요가를 하는 동안 호흡과 동작에 주의를 기울이면 집중력이 높아질 수 있다.

일정한 시간을 정해 놓고 수련하는 공식명상과는 달리 비공식적 명상이란 일상생활의 활동, 예컨대 밥을 먹거나 샤워를 하거나 면도를 하거나 달리거나 운전을 하거나 일하거나 운동을 하거나 청소를 하거나 설거지를 하거나 아이를 돌보거나 성행위를 하거나 기타 어떤 일을 하더라도 바깥으로 빼앗겼던 마음을 지금 이 순간 행하고 있는 그 활동 대상으로 되돌려와 그것을 바라본다.

마음챙김 명상을 실천할 때는 마음을 한 곳에 집중하기 위해 먼저 어떤 특정 대상에 호흡을 집중시켜 나가는 것부터 시작한다. 특정 대상에 의식을 집중하려고 애를 써 보지만 금방 다른 대상으로 마음이 떠나 버린다. 예컨대, 과거에 대한 기억이나 미래에 대한 생각, 어떤 신체 부위에 대한 아픔이나 가려움과 같은 감각, 또는 심리적으로 따분함이나 초조함 또는 불안감과 같은 것들에 대해 생각이 머물고 있을 때는 어떤 판단도 하지 말고 그냥 그것만을 조용히 살펴본 후 원래 주의집중 대상으로 삼았던 그 대상으로 마음을 되돌리도록 한다. 방황하는 마음을 초점 대상으로 삼았던 곳으로 되돌아오게 한다는 것은 앞서 보았던 이완반응과 같은 사마타 명상과 유사하다. 그러나 이 두 명상 간에는 중요한 차이가 있다. 즉, 마음챙김 명상에는 자신의 마음이 원래의 집중 대상에서 떠나 다른 대상에 머물고 있을 때 머물고 있는 그 대상조차도 관찰한다. 마음챙김 명상의 가장 큰 특징은 순간순간 변화하는 의식세계를 어떤 개입이나 판단 없이 그냥 그대로 살펴보는 것이다.

카밧진은 마음챙김 명상법을 실천함에 있어서 무엇보다도 다음과 같은 7가지 태도를 확고하게 가져야 한다고 강조한다.

마음챙김 명상을 실천하기 위한 7가지 태도

◉ **첫째, 판단하지 마라.**
자기의 주관적 판단에 따라 호오(好惡), 선악(善惡) 등 시비에 말려들지 말고, 자신의 마음이 일으키는 작용을 조용히 살펴보도록 하라.

◉ **둘째, 인내심을 갖도록 한다.**
사물이 변화하는 데는 시간을 필요로 한다. 금방 효과가 없다고 짜증을 내거나 초조하게 생각하지 마라.

◉ **셋째, 초발심을 유지하도록 한다.**
어떤 일을 하든 처음 할 때 일어나는 순수한 마음을 지속하여야 한다.

◉ **넷째, 자신에 대한 믿음을 갖도록 한다.**
자기 자신이나 자신의 느낌상에 일어나는 변화에 주목하고 관찰하라.

◉ **다섯째, 지나치게 애쓰지 않는다.**
지나치게 애쓰지 말고 자연스럽고 편안하게 이루어지는 것을 지켜보라.

◉ **여섯째, 수용하라.**
모든 것을 있는 그대로 보고 그대로 받아들인다. 즉, 좋은 것은 좋은 대로 나쁜 것은 나쁜 대로 왔다가 물러가는 것을 관찰하라.

◉ **일곱째, 내려놓아라.**
집착하고 있는 대상을 살펴보고 가만히 내려놓아라.

카밧진은 이러한 태도와 더불어 평소 하루 20분 이상, 일주일에 6일 정도 공식명상을 하는 것이 좋다고 권장한다. 더불어 기름진 음식을 먹지 않고, 야채, 과일과 같은 식물성 음식이나 물을 많이 마실 것을 권장한다.

임상 적용의 효과

매사추세츠 대학교 메디컬센터에서 마음챙김 명상을 스트레스 대처 프로그램으로 채택한 후 20년 동안 환자 2만여 명이 8주간의 프로그램을 수료하였다. 전반적으로 보아 스트레스 감소 프로그램에 참석하였던 환자는 이 명상수련을 하는 것을 좋아하였고, 새로운 삶의 전기를 마련할 수 있었다고 보고하였다. 일반적으로 보면 8주간의 수행이 끝나면 처음 시작하였을 때 보였던 각종 신체징후와 불안, 우울, 적개심과 같은 심리적 문제가 현저하게 감소한다. 이러한 결과는 여러 집단의 피험자를 대상으로 몇 차례에 걸쳐 반복 연구하여도 동일한 결과가 나타났으며, 질병의 종류와도 관계없이 거의 유사한 결과가 반복 측정된다. 이러한 사실은 곧 이 명상 프로그램이 어떤 종류의 질병을 가졌거나 또는 어떤 삶의 상황에 처한 사람에게도 적절하게 적용할 수 있다는 것을 의미한다.

신체질병의 징후가 감소하는 것과 더불어 건강과 관련되는 행동과 태도도 개선되며 세상이나 자기 자신을 보는 견해도 크게 달라진다. 즉, 이 명상을 수행한 사람들은 자신감이 높아지고, 보다 당당하게 자기를 주장할 수 있게 되고, 자기 자신을 보다 잘 보살피려는 동기가 높아지며, 스트레스 상황에 직면하였을 때 이를 효과적으로 대응할 수 있는 능력도 증가한다. 또한, 이들은 자신의 삶을 보다 잘 통제할 수 있다는 느낌을 가졌고, 스트레스적인 상황을 위협적인 것이 아니라 도전적인 것으로 기꺼이 받아들이게 되었으며, 삶이 매우 의미 있는 것이라는 태도를 가졌다고 한다. 8주간의 명상 프로그램이 끝난 사람들을 대상으로 추후 조사를 여러 차례 해보았더니 대부분의 사람들은 몇 년간 이 명상을 계속하고 있었다고하며, 이 프로그램을 배운 후 얻어진 양호한 효과가 지속되고 있다고 응답하였다.

마음챙김 명상의 실천이 공황발작으로 심한 고통을 받고 있는 환자의 치유에 큰 효과가 있다고 하였다. 공황발작 동안 일어나는 공포는 심장마비와 같이 마치 죽음이 눈앞에 임박한 것처럼 느낄 정도로 심각한 위기감을 느끼게 한다. 이런 공포를 가진 환자가 호흡명상에 주의를 집중하는 훈련을 하게 되면 과거 심장발작이 왔을 때 경험하였던 가슴통증이나 숨막힘과 같은 병적 공포가 약화된다.

마음챙김 명상은 기종(emphysema)이나 만성 폐색 폐질환(chronic obstructive pulmonary disease)의 재활에 도움이 된다는 사실도 밝혀졌다. 한 연구에 의하면 매일 규칙적으로 마음챙김 명상을 실천하면 숨이 끊어질 듯한 얕은 호흡의 발작이 일어나는 빈도나 정도가 감소할 뿐만 아니라 이러한 발작을 통제할 수 있을 것이라는 자신감도 증가하며, 이런 호흡발작으로 인해 응급실에 실려 오는 횟수도 유의미하게 감소한다는 사실이 드러났다.

최근 매사추세츠 대학교 메디컬센터 피부과에서 마음챙김 명상이 잘 알려진 스트레스 관련 질병의 하나인 건선피부병(psoriasis)의 치료에 효과가 있다는 것을 증명하였다. 이 질환의 전통적 치료는 자외선을 환부에 조사하는 것이다. 그런데 이 자외선치료를 하는 동안 명상을 하도록 한 사람과 단순히 광선만 쪼이게 한 사람을 대상으로 치료 효과를 비교하였더니 명상을 한 사람이 그렇지 않은 사람에 비해 훨씬 효과적으로 빨리 치유되는 결과를 얻었다.

카밧진이 1997년 달라이라마와의 대화(Salzberg & Kabat-Zinn, 1997)에서 최근 2년 동안 자신의 스트레스 클리닉에서 마음챙김 명상을 실천한 사람이 1,155명이었는데, 이 8주간 프로그램이 끝난 후 32%에서 분노, 불안, 우울, 신체화(somatization)와 같은 행동징후가 줄어들었다고 하며, 개개 질병을 의학적으로 진단해 보았을 때는 45% 정도에서 각종 질병의 징후가 감소하였다고 하며, 80% 이상의 환자가 자신의 신체적 · 심리적 징후가 유의미하게 감소하였다고 했다. 그러나 모든 사람에게 명상이 좋았던 것은 아니었다. 즉, 15~20% 정도는 명상을 하고 난 후 과연 무엇이 어떻게 좋아졌는지 알 수 없다고 하였다. 그러나 이 명상법 외에 의학적 개입방법으로 적용되는 다른 심리적 개입방법들과 비교하였을 때 마음챙김 명상법과 비유할 수 있을 정도로 좋은 결과를 보인 심리적 개입방법을 발견할 수 없었다고 하였다.

기 타 ■   요가와 명상을 하거나 자비와 보시 활동을 하고 채식 위주의 음식을 먹는 것과 같은 전통적 불교식 생활습관으로 변화하는 것이 심장병이나 암과 같은 스트레스 관련 질병의 예방과 치유에 도움이 된다는 과학적 증거들이 1970년대 중반부터 쏟아져 나오기 시작하였다.

1930년대 하버드 대학교의 심리학자 에드문트 제이콥슨이 점진적 이완법(Progressive Relaxation)이란 요가법을 서양의학에 소개한 후 70여 년 동안 이 이완법이 긴장성 두통과 같은 각종 정신적 긴장에서 오는 여러 종류의 질병 치유에 탁월한 효과가 있다는 것이 알려졌다. 또, 오하이오 주립 대학교의 키콜트 글래서 등은 의과대학생을 대상으로 학생들이 시험을 치르는 동안 점진적 이완명상을 시켰더니 감기나 독감과 같은 감염성 질병을 방지하는 조세포(helper cell)의 수가 증가한다는 사실을 발견하였다. 이처럼 요가에서 비롯한 각종 이완법을 규칙적으로 실천하면 면역기능이 강해진다.

칼 사이몬트는 암 치료의 보조방법으로 심상법과 같은 명상법을 적용하였더니 암 치료에 매우 효과적이라는 사실을 발견하였고, 이완반응법의 적용이 상기도 염증의 방어력을 높인다는 사실에 덧붙여 심상법을 병행하면 그 효과가 더욱 좋아진다고 하였다.

캘리포니아 대학교 샌프란시스코 대학의 의과대학 교수인 딘 오니시는 관상성 심장병을 가진 환자들에게 하루 20분간의 요가, 15분간의 점진적 이완훈련, 15분간의 정좌명상, 5분간의 심상법 등으로 하루 1시간씩 명상을 하게 하고, 그 밖에 저지방의 채식, 금연, 하루 30분 정도의 걷기운동과 같은 새로운 생활습관을 1년 동안 실천하게 한 실험군의 성적과 통제군의 성적을 대비해 보았다.

실험군에서는 관상동맥의 폐색 정도가 40.0%의 폐색에서 1년 후엔 37.8%로 반전(reversal)되었지만, 통제군의 경우는 42.7%에서 1년 후 46.8%로 오히려 악화되었다. 50% 이상 심하게 폐색된 환자들의 경우만 별도로 분석하였을 때는 실험군은 61.1%에서 55.8%로 감소하였으나 통제군은 61.7%에서 64.4%로 악화되었다. 이처럼 명상과 요가, 채식, 금연과 운동을 중심으로 한 생활습관의 변화는 비록 심각한 관상성 심장병 환자라 하더라도 1년 이내에 약물을 쓰지 않고, 관상동맥의 우회수술을 하지 않고도 심장병을 반전시킬 수 있다는 놀라운 사실을 밝힌 것이다.

오니시의 연구에서 채택된 명상 프로그램 내용은 요가의 스트레칭 동작, 호흡명상, 정좌명상, 점진적 이완반응, 심상법을 하루 1시간씩 실천하는 것이다. 동작 하나하나를 실천할 때 환자들에게 이완감, 주의집중감, 각성감을 높이도록 하라고 하였는데, 이것은 사마타식 명상이 그 근간이다. 그 밖에 오니시 프로그램에서 강조한 것은 일상생활 속에서 다른 사람에게 자신의 마음을 여는 커뮤니케이션 기술의 개발과 이타주의, 자비심, 관용 베풀기와 같은 것을 강조하였으며, 나아가 '큰 자기'를 향해 마음을 여는 방법들, 예컨대 '내가 곧 신이다(You are one with God).'라는 체험을 함으로써 나 자신이 외로운 존재가 아니라 초자연적인 힘을 가진 위대한 존재라는 믿음을 갖도록 하였다〔이 3가지 명상법의 실천에 보다 자세한 이해를 원하는 사람은 벤슨의 『과학명상법』(장현갑 · 장주영 · 김태곤 공역, 서울: 학지사, 2003년), 카밧진의 『마음챙김 명상과 자기치유』(장현갑 · 김교헌 · 장주영 공역, 서울: 학지사, 2005년), 그리고 오니시의 『명상과 요가 건강법』(장현갑 · 장주영, 서울: 석필, 2002년)을 참고하면 도움을 얻을 수 있을 것이다〕.

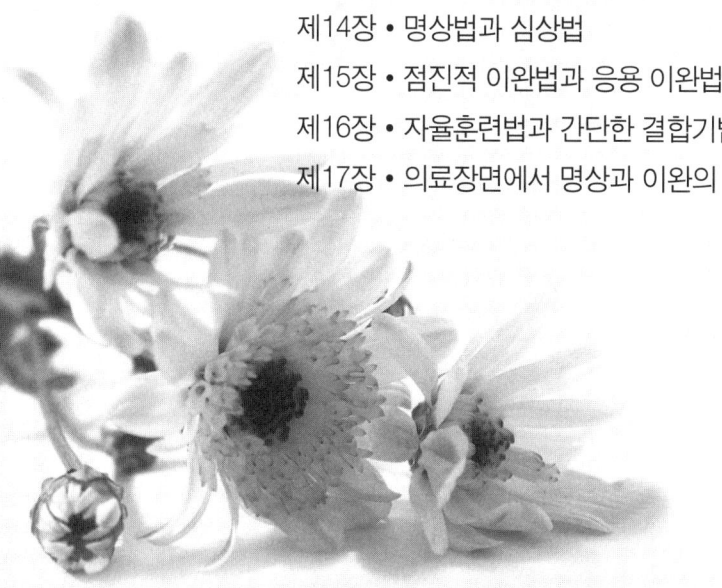

제
3
부

스트레스 감소와 이완기법: 실습

12

마음과 몸은 스트레스에
어떻게 반응하는가

동양에서는 옛날부터 인생을 고(苦) 또는 고해(苦海)에 비유한다. 산다는 것이 그처럼 어렵다는 것이고, 요즈음 말로 스트레스가 많다는 것이다. 이처럼 스트레스는 삶에서 당면하는 일상적인 사건이다. 따라서 스트레스는 결코 피할 수 없는 것이다. 스트레스란 실제로 신체가 심하게 손상되는 극단적인 부정적 사건에서 달콤한 사랑에 빠진다거나, 오랫동안 갈망하던 일이 성취되는 것에 이르기까지 실로 다양하다. 그러나 스트레스는 반드시 적응해야 할 삶의 변화다.

스트레스가 모든 나쁜 것만은 아니다. 스트레스는 바람직한 것일 수도 있고 인생에 꼭 필요한 것일 수도 있다. 우리가 흔히 경험하는 스트레스는 중요한 삶의 변화 때문일 수도 있고, 일상생활에서 겪는 작은 걱정거리들이 쌓여서 오는 수도 있다. 문제는 이것들이 우리의 삶에 심각한 영향을 주기 때문에 스트레스에 대해 적절하게 반응하는 것이 무엇보다 중요하다.

우리는 다음과 같은 4가지 기본 원천에서 스트레스를 경험한다.

첫째, 우리를 둘러싼 환경적 사건들이 적응을 요구한다. 때로는 나쁜 기후에 적응하거나 소음, 공해에 적응해야만 한다.

둘째, 우리는 마감시간까지 일을 마쳐야 한다거나, 경제적인 어려움, 직무상의 면담, 남 앞에서 발표하기, 사랑하는 사람과 이별 등 사회적 스트레스에 대처해 나가야 한다.

셋째, 스트레스의 원천이 생리적인 것일 수도 있다. 사춘기의 급속한 신체 성장, 여성의 폐경, 질병, 노화, 사고, 운동부족, 열악한 영양상태, 수면장애와 같은 것이 신체를 마모시킨다. 환경적·사회적 위협과 변화에 대한 생리적 반응은 근육의 긴장, 두통, 위장장애, 불안과 같은 각종 스트레스 징후를 야기한다.

넷째, 스트레스는 자기 자신의 생각에서 온다. 우리 주변의 환경이나 신체상의 복잡한 변화를 우리의 뇌가 해석하여 위기반응을 야기한다.

지금 내가 경험하고 있는 것을 어떻게 해석하고 판단하며, 또 앞으로 어떤 식으로 기대되는가 여부에 따라 이완되기도 하고 스트레스를 받기도 한다. 스트레스 연구의 대가 리처드 라자러스(Richard Lazarus)는 스트레스란 상황의 평가에서 시작한다고 주장하였다. 즉, 우리가 처한 상황이 얼마나 위험하며 얼마나 곤란한가를 먼저 자문해 보고, 내가 가진 어떤 자원으로 이 사태에 대처할까를 궁리한다. 불안해하고 스트레스에 질린 사람들은 흔히 이 상황을 너무나 위험하고, 곤란하며, 고통스럽다고 평가하며, 대처할 자원이 없다고 실망하는 사람들이다.

투쟁 혹은 도피반응

이미 앞장에서 살펴 본 것처럼 '스트레스'에 관한 현대 과학적 연구의 기본 구도는 20세기 초 하버드 대학교 생리학자 월트 B. 캐논이 마련하였다. 그는 위협이나 위험에 대처하기 위한 일련의 생화학적 반응을 일컬어 '투쟁 혹은 도피반응'이라고 명명하였다. 원시시대의 인간은 사나운 포식동물이 다가오면 이에 맞서 싸울 것인지 아니면 도망가야 할 것인지 총력을 다해 재빠르게 결정해야만 했다. 그러나 오늘날의 사람들은 사회적 관습 때문에 남과 맞서 싸울 수도 없는 입장이고 삼십육계 도망갈 수도 없는 입장이기 때문에 과거의 이런 '위기반응'은 더 이상 쓸모없게 되었다.

스트레스 연구의 대가인 한스 셀예는 투쟁 혹은 도피반응이 일어나는 동안 몸 안에서 어떤 일이 일어나는가를 잘 관찰하였다. 셀예는 비록 상상에 의한 것이든 실제적 상황에 의한 것이든 어떤 심각한 문제가 발생하면 생각을 담당하는 뇌 부위인 뇌피질에서 스트레스 반응을 일으키는 시상하부라는 곳으로 경보를 보낸다. 그러면 시상하부는 교감신경계를 자극하여 일련의 신체변화를 일으켜 심장박동률, 호흡률, 근육의 긴장도, 신진대사율, 혈압 등이 상승한다. 사지의 말초 부위나 소화기 부위로 가던 혈액은 방향을 바꾸어 싸움이나 도망을 가는 데 사용되는 근육으로 옮겨 가게 된다. 따라서 손발은 차가워지고 위는 마치 나비가 춤을 추듯 울렁거린다. 횡경막과 항문은 잠기게 되고, 눈동자는 확대되어 사물을 더 잘 보게 되고, 소리를 더 잘 듣게 된다.

이러한 신체반응이 계속되면 장기적으로 좋지 않은 반응이 일어나게 된다. 부신에서는 코르티솔 호르몬이 분비되어 소화, 생식, 성장, 조직의 재생들을 억제하며 면역계의 반응이 손상을 입게 된다. 다시 말해 신체를 건강하게 유지하도록 하는 데 중요한 기능들이 문을 닫게 되는 셈이다.

위기가 물러가고 평화가 찾아오면 스트레스반응을 일으키게 하였던 메커니즘의 작용은 멈추게 된다. 이런 반응을 '이완반응 (relaxation response)'이라고 한다. 이제는 더 이상 위험하지 않다고 판단하면 뇌 피질은 시상하부를 포함하는 뇌간에 위험신호를 더 이상 보내지 말도록 명령한다. 이렇게 되면 신경계통에 병적인 메시지를 내려 보내게 되는 위기반응이 멈추게 된다. 이런 안전 판단에서 위기반응이 멈추게 될 때까지는 3분이면 족하다. 이때는 신진대사, 심장박동률, 호흡률, 근육의 긴장도, 혈압이 정상적 수준으로 되돌아온다. 허버트 벤슨은 마음을 통해 신체반응을 바꾸어 건강을 증진하고 의학적 치료를 줄일 수 있다고 하였다. 그는 이러한 자연스러운 회복과정으로 되돌아오게 하는 반응을 '이완반응'이라고 하였다.

만성 스트레스와 질병

오늘날에 있어서도 스트레스 반응이 적응적으로 사용될 수 있는 경우가 간혹 있다. 우리가 신체적 위험에 직면하고 있다거나 재빠르게 왕성한 근육활동을 필요로 하는 스포츠 경기에 참여할 경우에는 스트레스 반응이 필요하다. 그러나 이런 상황들은 스트레스 반응을 장기간 야기하지 않는다.

만성적으로 지속되는 스트레스는 직장에서 조직 개편이나 조직 감량에 따른 해고의 위험이 있거나 성가신 이혼 수속 중이거나 만성질병을 겪고 있는 동안에는 계속될 수 있다. 또한, 만성 스트레스는 작은 걱정거리가 쌓인다거나 정상적인 건강상태로 되돌아갈 수 없을 때도 생기게 된다. 마음이 위협적인 것으로 지각하는 한 신체는 흥분하고 긴장한다. 만약, 스트레스 반응이 시작되어 지속된다면 스트레스 관련 질병의 발생 기회가 증가되는 것은 불가피한 일이다.

스트레스 연구자들은 지난 50년 동안 스트레스와 질병 발생과의 관계를 밝히려고 노력해 왔다. 이 연구자들은 스트레스 관련 질병으로 고생하는 사람들은 골격근, 심혈관, 소화기계통과 같이 사람에 따라 특이하게 잘 반응하는 특정한 '선호계통(preferred system)'이 있어서 이 계통이 스트레스에 과잉반응을 보이는 경향이 있다는 것을 관찰하였다. 예컨대, 어떤 사람에게 만성 스트레스는 근육 긴장과 피로를 주로 야기하고, 또 다른 사람들에게는 고혈압, 편두통, 두통, 위궤양, 만성 설사를 일으킬 수 있다는 증거들을 보여 주었다.

우리 몸에 있는 모든 기관은 스트레스에 의해 손상될 수 있다. 생식기관에 대한 억압은 여성의 경우 월경불순을 야기하거나 월경을 멈추게 하여 배란 능력을 감소시킬 수 있으며, 남성의 경우에는 발기부전을 야기할 수 있다. 또한, 남녀 공히 성욕을 상실케 한다. 폐에서 스트레스 자극은 천식, 기관지염과 그 밖의 호흡기 질환을 야기할 수 있다. 스트레스 반응으로 인슐린 분비가 감소할 수 있는데, 이는 성인의 당뇨병 발작의 중요 원인이 될 수 있다. 그리고 신체 조직의 리모델링을 늦추어 뼛 속의 칼슘이 다량으로 빠져나가 골다

공중에 걸리기 쉽게 만든다. 또한, 면역계나 감염성 체계 기능이 억제되면 감기나 독감에 잘 걸리게 되고, 암이나 AIDS 같은 질병이 악화된다. 이 밖에도 장기간 지속되는 스트레스 반응은 관절염, 만성통증, 당뇨병과 같은 질병상태를 악화시킨다. 만성 스트레스 기간 동안 노르에피네프린의 장기 방출과 이에 따른 분비 감소는 우울증의 원인이 되기도 한다.

만성 스트레스와 질병, 노화 간의 관련성은 또 다른 연구 영역이다. 노화전문가들은 스트레스가 질병 패턴의 변화와 퇴행성 질병의 출현을 예기한다. 최근 몇십 년 사이에 성홍열, 폐렴, 천연두와 같은 감염성 질병의 위험에서 차츰 벗어나 심혈관계 질병, 암, 관절염, 천식과 폐기종 같은 호흡기 질환 그리고 우울증 같은 스트레스 관련 질환으로 바뀌었다. 나이가 들어감에 따라 신체기능이 자연스럽게 쇠퇴하는 것은 당연한 일이다. 그러나 장년기에서 노년기 사이에 이러한 질병이 많이 발생한다는 것은 스트레스 때문이다. 오늘날 많은 건강 관련 전문가들은 어떻게 스트레스가 노화과정을 촉진시키는지 또는 노화과정을 저지할 수 있는 어떤 특수한 방법이 있는지에 대해 연구를 집중하고 있다.

스트레스에 대처하기 위한 전략

현대를 살아가는 우리는 스트레스의 부정적 영향에 대처하기 위해 다양한 방법을 활용할 수 있다. 의사들은 스트레스 관련 징후와 질병들을 직접 치료하지만, 의사의 처방과 관계없는 건강 관련 전문가들도 통증을 완화하고, 수면을 도와주고, 각성을 유지하게 하며, 이완을 가능케 하고, 위산 분비를 낮추고, 위장의 과민성을 완화하도록 도와줄 수 있다. 이러한 질병의 발생을 예방하기 위해 건강식을 취하고, 명상과 이완을 하고, 취미생활을 하고, 스포츠를 즐기기도 한다. 그리하여 스트레스의 바다, 즉 인생고해에서 벗어나 건강하고 평화로운 인생을 구가할 수 있다.

오늘날의 사회는 더 짧은 시간에 더 열심히 일하고 더 많은 생산을 하는 사람을 유능한 사람으로 칭찬한다. 유명한 심장병학자 프리드만과 로젠만은 이러한 사람을 '타입 A' 성격이라고 불렀다. 비록 타입 A의 성격이 성공적일 수도 있지만 심장병 발병 위험률이 타입 B 성격에 비해 유의미하게 더 많다. 타입 B는 타입 A와는 달리 심하게 밀어붙이지도 않고 공격적이지도 않으며, 만성적으로 서두르지도 않는다. 타입 B라 해서 반드시 유연하고 서두르지 않는 것이 아니라 타입 B도 타입 A만큼 야심적이고 더 성공적일 수도 있다.

언제나 불안해하고 만성적으로 스트레스를 많이 느끼는 사람과는 판이하게 스트레스를 잘 받지 않는 사람도 있다. 시카고 대학교의 심리학자 수잔 코바사에 따르면 이런 사람을 '스트레스에 강한(stress hardy)' 사람이라고 부른다. 이런 사람은 질병에 걸리는 빈도가 낮고 결근하는 수도 적다. 이들은 스트레스를 위협으로 보지 않고 새로운 기회와 개인적 성장을 위한 도전으로 본다. 이들은 인생에서 일어나는 상황들을 통제할 수 있다고 느끼고, 자기 주변의 사건들을 선택하며, 자원을 충분히 활용할 수 있다고 생각한다. 또한, 이들이 속하는 가정, 가족 또는 직업이나 직장에 강력한 소속감을 갖고 있어 관여하고 있는 사람들과 함께 활동하는 일에 쉽게 몰입할 수 있다. 허버트 벤슨은 스트레스에 강인한 특징을 갖고 있고, 사회적으로 좋은 인간관계를 유지하고, 규칙적으로 운동하고 건강식품을 취하는 사람들일수록 질병의 발병률이 낮다고 하였다. 일반적으로 스트레스에 잘 대처하는 사람은 상황에 대한 올바른 통제감과 남들과 좋은 관계를 유지하는 사회적 지지감, 적절하게 스트레스를 해소하는 해소감이 무엇보다 중요한 것으로 여긴다.

목표물 알기

스트레스 관리의 목표가 곧 스트레스를 감소하는 것만은 아니다. 사랑하던 사람이 죽었다든가, 사고로 인해 큰 상처를 입었다고 하는 것은 부정적 사건 또는 스트레스원(stressors) 임에 틀림없지만 스트레스적 사건이 긍정적일 수도 있다. 예컨대, 새 집을 산다거나 직장에서 승진한다는 것은 지위의 변화나 새로운 책임감의 변화와 같은 스트레스를 불러오는 일이지만 긍정적 사건이다. 건강을 위해 땀 흘리며 운동을 한다거나 골칫거리였던 문제가 풀릴 때 오는 홍분감, 아름다운 낙조를 바라보면서 느끼는 경이로움 등은 이른바 '양호한 스트레스(eustress)' 또는 긍정적 스트레스의 예다. '고난에 찬 스트레스(distress)' 또는 부정적 스트레스란 닥쳐오는 문제들을 위험스럽고 어렵고 고통스럽고 공평하지 못하다고 지각한다거나 이런 문제들에 대응할 수 있는 자원을 갖고 있지 못하다고 지각할 때 나타난다. 그러나 일상생활을 통해 누구나 할 수 있는 작은 긍정적인 활동들, 예컨대 하던 일을 멈추고 아름다운 광경을 바라본다거나 석양의 아름다움을 관조한다든가 규칙적으로 운동을 한다거나 이완을 한다거나 즐거운 사회적 교제, 맛있는 음식 먹기, 이상적이고 합리적으로 생각하기, 또는 유머나 즐거운 놀이 등을 통해 부정적인 스트레스를 이겨 낼 수 있다.

스트레스의 수준이 지나치게 높지 않을 때까지는 생산성과 효율성이 스트레스 증가에 비례하여 상승한다. 스트레스 관리는 개인의 성격 유형, 소질이나 적성과 같은 자질, 삶의 상황에 따른 탄력적인 적응 또는 적절한 양의 일거리를 찾아 이를 잘 관리해서 최상의 과업수행이나 직무만족을 할 수 있다. 이 책에 제시한 여러 가지 스트레스 관리방법을 적절하게 활용하면, 부정적 스트레스에 더 효과적으로 대응할 수 있을 뿐만 아니라 삶의 과정을 더 도전적으로, 더 유쾌하게, 더 흥미 있고 긍정적으로 살아가는 삶의 지혜를 얻을 수 있을 것이다.

최근 경험의 목록 작성

스트레스를 감소하기 위한 첫 번째 단계는 자신의 삶에 영향을 미친 크고 작은 변화들을 알아보는 것이다. 이러한 변화들은 긍정적인 것도 있고, 부정적인 것도 있고, 피하고 싶은 것도 있고, 스스로 유혹하여 불러들인 것도 있다. 이 변화들이 갖는 한 가지 공통적인 특징은 이러한 변화들에 적응하지 않으면 안 된다는 것과 이런 변화에도 삶의 균형을 유지해 나가지 않으면 안 된다는 것이다. 토마스 홈스는 사람들이 일정 기간 적응해야만 할 많은 삶의 사건들을 경험하고 나면 질병에 걸리거나 임상적 징후를 보이는 경우가 보다 빈번해진다는 사실을 발견하였다.

홈스는 '최근 경험의 목록표(Schedule of Recent Experience)'라는 것을 개발했는데, 이 목록에는 자신이 지난 1년 동안 경험한 삶의 변화에 대한 양을 알아보고 이러한 스트레스적인 사건들이 어떻게 질병을 발생시키는지를 알아 볼 수 있게 하였다. 이 목록표의 목적은 스트레스 사건과 이 사건이 건강에 미칠 잠정적 영향력에 대한 인식을 높여 앞으로 삶에서 부딪힐 수 있는 스트레스 수준이 감소하도록 하는 데 있다.

최근 경험 목록표

지 시 ■ 다음 표에 열거된 사건들 가운데 지난 1년 동안의 삶 에서 일어났던 사건들을 회고하여 해당되는 것을 선택하고, 그 사건이 몇 차례나 일어났는지 그 횟수를 기입한 후 해당 사건의 평균값과 횟수를 곱하여 점수란에 적는다(비록 일어난 횟수가 1년 내에 4회 이상 있을 경우라도 4회로 표시하라).

사 건	횟수	×평균값	=점수
1. 크든 작든 상사와의 다툼		23	
2. 수면 습관의 중요 변화(수면 시간이나 낮잠 시간)		16	
3. 식사습관의 중요 변화(식사 양이나 식사 시간)		15	
4. 개인 습관의 변화(의복, 매너, 교제 등)		24	
5. 레크리에이션의 평소 유형이나 양의 변화		19	
6. 사회활동(클럽활동, 춤, 영화, 외출 등)의 중요 변화		18	
7. 교회, 성당, 사찰에서의 중요 활동의 변화(평소보다 더 많거나 더 적게 참여)		19	

8. 가족모임 횟수의 변화(평소보다 더 많거나 적거나)	15	
9. 재정 상태의 변화(보다 악화되었거나 더 좋아졌거나)	38	
10. 친척들 간의 문제	29	
11. 배우자와의 논쟁 횟수의 중요 변화(육아문제, 개인적 습성, 또는 기타 문제에 관해 평소보다 더 많이 변화)	35	
12. 성(性)적인 곤란	39	
13. 개인적 부상이나 질병	53	
14. 배우자를 제외한 가족의 죽음	63	
15. 배우자의 죽음	100	
16. 절친한 친구의 죽음	37	
17. 새로운 가족원이 생김(출산, 양자나 노부모 모심)	39	
18. 가족원의 건강이나 행동상 큰 변화	44	
19. 주거 변화	20	
20. 감옥이나 수용소에 구류	63	
21. 가벼운 법률 위반(교통법규 위반으로 티켓 발부)	11	
22. 기업의 중요 구조조정(합병, 재조직, 은행파산 등)	39	
23. 결혼	50	
24. 이혼	73	
25. 배우자와 별거	65	
26. 개인의 두드러진 성취	28	
27. 아들이나 딸이 집을 떠남(결혼, 대학 입학 등)	29	
28. 직장에서 은퇴	45	
29. 작업시간과 작업조건의 중요 변화	20	
30. 직장에서 책임감의 중요 변화(승진, 강등, 좌천 등)	29	
31. 직장에서 해고	47	

32. 생활조건의 중요 변화(새 집을 짓거나 리모델링 또는 이웃과의 관계 악화)	25	
33. 배우자가 가정 밖에서 사업을 새로 시작하거나 폐업함	26	
34. 집을 사거나 회사를 위해 은행에서 돈을 융자받거나 담보대출을 받음	31	
35. 자동차나 TV 또는 냉장고를 사기 위해 돈을 융자받음	17	
36. 저당물의 반환권 상실	31	
37. 방학	13	
38. 새로운 학교로 전학	20	
39. 직장에서 다른 부서로 이동	36	
40. 공식적 학교교육의 시작이나 마침	26	
41. 부부간의 화해	45	
42. 임신	40	
총 점 합 계		

※ 자료의 출처: Holmes(1986).

점수화 ▨　　　사건이 발생했던 횟수와 각 사건의 평균값을 곱한 것을 점수란에 적어 넣는다(비록 사건 발생 횟수가 작년 1년 동안 4회 이상이더라도 횟수는 4회 이상을 넘지 못한다는 것을 기억하라). 이 점수들을 다 합쳐 제일 아래에 있는 총점 합계란에 기입한다.

홈스와 그의 동료들에 의하면 점수가 높으면 높을수록 스트레스 관련 징후나 질병에 걸릴 위험률이 증가한다고 한다. 지난 1년간 총점이 300 이상인 사람은 80% 정도가 다음 해 질병에 걸리며, 200~299까지 점수는 50%, 150~199까지는 30% 정도가 다음 해 질병에 걸린다고 한다. 150 미만인 사람은 질병에 걸릴 기회가 적다. 그러므로 받은 총점의 점수가 높으면 높을수록 건강을 유지하며 일하기가 어려워진다.

사람들은 주어진 삶의 사건을 지각하는 데 있어서나 사건의 변화에 적응해 가는 능력상에 있어 심한 개인차를 보인다. 그러므로 이 검사의 총 점수는 단지 질병에 걸릴 위험 수치를 예측하는 개략적인 수치에 불과할 뿐이라는 점을 알아야 한다.

스트레스는 계속하여 쌓인다. 2년 전에 발생한 사건이 지금도 영향을 미친다. 만약, 과거에 발생한 사건이 당신에게 문제가 된다면 이 검사의 유효기간을 1년 동안만 국한하지 말고 그 이전까지 거슬러 올라가 다시 한 번 검사한 후 그 성적도 참고하기 바란다.

예 방 ■ 건강 유지와 질병 예방을 위해 최근 경험의 목록표를 잘 활용하기 위해 다음 사항을 참고하면 도움이 된다.

1. 당신이나 당신의 가족들이 쉽게 볼 수 있는 곳에 '최근 경험의 목록표'를 붙여 놓고 당신에게 발생하였던 변화의 양을 쉽게 기억할 수 있도록 한다.
2. 개개 변화가 당신에게 어떤 의미였는가를 생각하고 당신이 경험하였던 느낌을 확인하려고 애쓴다.
3. 개개 변화에 가장 잘 적응할 수 있는 방법에 관하여 생각하라.
4. 결정을 내리기 위해 시간을 가져라.
5. 삶의 변화를 얘기하고 이 변화들에 잘 대응할 수 있는 계획을 수립하라.
6. 자신의 속도를 유지하라. 서두르지 마라. 드디어는 이르게 된

다고 생각하라.

7. 집어치울 시점이나 시작할 시점이 아니라 삶의 한 부분으로서 성취해야 될 시점으로 보라.

8. 너그러움과 사랑을 가지고 짜증을 내지 마라. 사람들이 온갖 스트레스에 괴로워하는 것은 지극히 당연한 것이다. 스트레스를 효과적으로 다루기까지는 시간이 필요하다.

9. 당신이 통제할 수 있는 것과 통제할 수 없는 것 또는 당신이 취할 수 있는 변화를 언제쯤 선택할 수 있을지에 대해 정확하게 알아야 한다.

10. 스트레스 관리와 이완기법을 알아보고 당신의 개인 취향에 가장 적합한 스트레스 관리 프로그램을 선택하여 당신 것으로 만들어 사용하라.

징후 일람표

제 3부의 중요 목적은 이완과 스트레스 감소기법을 적용하여 징후를 제거하는 것을 돕도록 하는 것이다. 그러므로 어떤 종류의 징후가 있는지를 정확하게 알아야 하므로 다음에 예시한 징후 일람표(Symptoms Checklist)를 먼저 완성해야 한다. 제 3부에 제시된 스트레스 감소기법들을 사용하여 훈련한 후 이 징후 일람표를 다시 한 번 더 실시해 보라. 그러면 얼마나 징후가 경감되었는지를 알 수 있을 것이다.

지시 및 주의할 점 ┃ 다음에 제시된 스트레스 관련 징후들을 따라 10점 척도로 평가하라.

징후 일람표

징후들		불편한 정도 (10점 척도)									
		가벼운 불편			중간 정도의 불편				심각한 불편		
		①	②	③	④	⑤	⑥	⑦	⑧	⑨	⑩
특수한 상황에서 불안	검사(시험) 상황	①	②	③	④	⑤	⑥	⑦	⑧	⑨	⑩
	마감시간의 임박상황	①	②	③	④	⑤	⑥	⑦	⑧	⑨	⑩
	기타( )	①	②	③	④	⑤	⑥	⑦	⑧	⑨	⑩
인간관계 장면에서 불안	배우자와의 관계	①	②	③	④	⑤	⑥	⑦	⑧	⑨	⑩
	부모와의 관계	①	②	③	④	⑤	⑥	⑦	⑧	⑨	⑩
	자녀들과의 관계	①	②	③	④	⑤	⑥	⑦	⑧	⑨	⑩
	기타( )	①	②	③	④	⑤	⑥	⑦	⑧	⑨	⑩
일반적인 불안	상황이나 사람과 관계없이 ( )	①	②	③	④	⑤	⑥	⑦	⑧	⑨	⑩
우울		①	②	③	④	⑤	⑥	⑦	⑧	⑨	⑩
무기력		①	②	③	④	⑤	⑥	⑦	⑧	⑨	⑩
낮은 자존감		①	②	③	④	⑤	⑥	⑦	⑧	⑨	⑩
적개심		①	②	③	④	⑤	⑥	⑦	⑧	⑨	⑩
분노		①	②	③	④	⑤	⑥	⑦	⑧	⑨	⑩
과민성		①	②	③	④	⑤	⑥	⑦	⑧	⑨	⑩
원한관계		①	②	③	④	⑤	⑥	⑦	⑧	⑨	⑩
공포증(병적 공포)		①	②	③	④	⑤	⑥	⑦	⑧	⑨	⑩
무서움		①	②	③	④	⑤	⑥	⑦	⑧	⑨	⑩
강박성(원치 않는 생각)		①	②	③	④	⑤	⑥	⑦	⑧	⑨	⑩
근육긴장		①	②	③	④	⑤	⑥	⑦	⑧	⑨	⑩
고혈압		①	②	③	④	⑤	⑥	⑦	⑧	⑨	⑩
두통		①	②	③	④	⑤	⑥	⑦	⑧	⑨	⑩
목의 통증		①	②	③	④	⑤	⑥	⑦	⑧	⑨	⑩
허리의 통증		①	②	③	④	⑤	⑥	⑦	⑧	⑨	⑩
소화불량		①	②	③	④	⑤	⑥	⑦	⑧	⑨	⑩
장(腸)의 과민		①	②	③	④	⑤	⑥	⑦	⑧	⑨	⑩

궤양	①	②	③	④	⑤	⑥	⑦	⑧	⑨	⑩
만성변비	①	②	③	④	⑤	⑥	⑦	⑧	⑨	⑩
만성설사	①	②	③	④	⑤	⑥	⑦	⑧	⑨	⑩
근육경직	①	②	③	④	⑤	⑥	⑦	⑧	⑨	⑩
틱(tics) : 안면근육경련	①	②	③	④	⑤	⑥	⑦	⑧	⑨	⑩
수족 떨림(tremors)	①	②	③	④	⑤	⑥	⑦	⑧	⑨	⑩
피로	①	②	③	④	⑤	⑥	⑦	⑧	⑨	⑩
불면증	①	②	③	④	⑤	⑥	⑦	⑧	⑨	⑩
수면장애	①	②	③	④	⑤	⑥	⑦	⑧	⑨	⑩
비만	①	②	③	④	⑤	⑥	⑦	⑧	⑨	⑩
신체의 허약함	①	②	③	④	⑤	⑥	⑦	⑧	⑨	⑩
직업 스트레스	①	②	③	④	⑤	⑥	⑦	⑧	⑨	⑩
기타( )	①	②	③	④	⑤	⑥	⑦	⑧	⑨	⑩

※ 자료의 출처: Davis, Eshelman, & Mckay(2000).

신체징후는 주로 생리적 원인에 기인되어 일어날 수 있다. 당신의 징후들이 전적으로 스트레스에 관련된 징후인지 아닌지를 확인하기 위해 당신의 주치의와 반드시 상의해야만 한다.

스트레스 대처를 위한 전략 수립

효과적으로 스트레스를 감소하고 이완하기 위한 기법을 채택하고 실천하기에 앞서 현재 당신이 사용하고 있는 스트레스 대처 전략을 점검해 볼 필요가 있다. 이를 위해 다음에 예시한 스트레스 대처 전략 질문서에 응답한 후 그 결과를 스스로 평가해 보라.

스트레스 대처 전략 질문서

1. _____ 자기의 욕망을 무시한 채 일에만 더욱 열심히 매달린다.
2. _____ 대화를 나누고 나를 지지해 줄 친구를 찾는다.
3. _____ 평소보다 식사 양이 많아진다.
4. _____ 운동을 한다.
5. _____ 짜증이 나면 주위 사람에게 신경질을 낸다.
6. _____ 조금씩 시간을 내서 휴식을 취하고 심호흡을 하며 긴장을 푼다.
7. _____ 담배를 피우거나 카페인이 든 음료를 마신다.
8. _____ 스트레스의 원인을 직시하고 해결하기 위해 노력한다.
9. _____ 정서적으로 위축되어 하루 일과만 근근이 마치곤 한다.
10. _____ 문제를 보는 시각을 바꾸어 긍정적인 예측을 하려고 한다.
11. _____ 실제로 필요한 시간보다 더 많이 잔다.
12. _____ 일에서 잠시 떠나 시간을 갖는다.
13. _____ 쇼핑하러 가서 기분 전환이 될 만한 물건을 산다.
14. _____ 긴장을 피하기 위해 유머를 활용하며 친구들과도 농담을 하곤 한다.
15. _____ 평소보다 술을 많이 마신다.
16. _____ 긴장을 풀고 기분전환이 될 수 있는 취미생활을 한다.
17. _____ 이완이나 수면에 도움이 될 약을 복용한다.
18. _____ 건강한 식생활을 한다.
19. _____ 문제를 무시한 채 지나가기를 기다린다.
20. _____ 기도나 명상을 통해 영적인 삶을 진보시키고자 한다.
21. _____ 문제에 대해 근심을 하며 뭔가 하기를 두려워한다.
22. _____ 내가 통제할 수 있는 문제에 집중하려고 노력하며 그렇지 않은 것은 받아들인다.

※ 자료의 출처: Boyers(1999).

**결과의
평가** █ 짝수 번호는 스트레스 대처에 보다 건전한 문항이고, 홀수 번호는 스트레스 대처에 덜 건전한 문항이다. 짝수 번호를 많이 체크하였다면 축복받을 만하다. 홀수 번호를 체크한 경우 당신의 생각이나 행동을 바꿔야 할 필요가 있다. 과거 노력하지 않았던 짝수 번호의 문항 내용들을 실천해 볼 것을 권한다.

**효과적인
징후 경감법** █ 지금 당신은 당신의 스트레스 관련 징후를 확인하였다. 이제부터는 당신을 괴롭히는 이 징후를 경감하기 위한 효과적 기법을 한두 가지 선택해야 할 때다. 사람마다 스트레스에 다르게 반응하기 때문에 어떤 기법이 가장 좋다고 일반화하여 말할 수는 없다. 그러나 다음의 도표를 보면 어떤 기법을 먼저 시도하고, 어떤 기법을 나중에 시도해야 좋을지에 대한 일반적 견해는 가능할 것이다.

징후를 경감하기 위한 이완법 도표에서는 여러 심리적·신체적 징후들에 대한 효과적 이완법들이 목록화되어 있다. 예컨대, 일반적 상황 또는 인간관계 장면에서 불안을 갖고 있는 사람은 효과가 좋은 이완법으로 '◉'로 표시된 호흡법, 점진적 이완법, 두 가지 명상법, 응용 이완법을 선택하라. 그리고 약간의 효과 있는 방법으로 'ㅇ'로 표시한 심상법, 자율훈련법, 간편결합법, 자기최면법 등을 보조적으로 사용하라. 따라서 자신이 갖고 있는 심리적·신체적 징후에 따라 최적의 방법을 선택할 수 있을 것이다. 여기에 제시된 여러 종류의 이완기법 가운데 최적의 것을 선택하여 잘 읽어 보고 꾸준히 따라 실천하면 양호한 결과가 나타나 건강한 삶을 유지할 수 있을 것이다.

징후를 경감시키기 위한 이완법 도표

행동중재법(이완법) 스트레스 관련 징후	호흡법	일반 명상법	마음챙김 명상법	심상 법	점진적 이완법	응용 이완법	자율 훈련법	간편결 합기법	자기 최면법	운동
심리적 징후										
불안증 (상황에 대한)	●	●	●	●	●	○	○	○	○	○
불안증 (인간에 대한)	●	○	●		●	○	○	○	○	○
불안증 (일반적 상황 + 인간)	●	●	●	○	●	●	○	○		○
우울, 절망, 자신감 상실	○	●	●							
적개심, 분노, 원한, 과민성	●	●	●			○				
공포증, 두려움(fear)	●	○	●		●	●				○
강박증 (원치 않은 생각)	○	●	●					●		
피로, 만성피로	●		○		○		○	●		
불면증, 수면장애	●		●	●	●			●		○
직업적 스트레스	●		○					●		
신체적 징후										
근육긴장	●		○	○	●		●	●	○	●
고혈압, 레이노증상	●	●	●		●		●	○		●
두통, 견비통, 요통, 편두통	○	○	●	●	●	●	●		●	●
소화불량, 장과민, 궤양, 만성변비, 복부팽만	○	○	○	●	●		●		●	
근육 경련, Tics					●	●			○	
비만	○		●			●	○		○	
신체 허약	○									
만성통증	●	●	●	●	○		●	○	●	
만성질환, 불치병	●	●	●	●			○	○	○	
알레르기성 호흡기 질환	●	●	●	●	●		●			
류마티스성 관절염	●			●	●		●			○

※ 자료의 출처: Davis, Eshelman, & Mckay(2000).

13

신체각성과 호흡법

신체각성

신체가 스트레스에 어떻게 반응하는가를 아는 능력은 매우 강력한 삶의 지혜가 될 수 있다. 우리는 시간, 온도, 은행잔고 등의 변화에 대해서는 잘 알지만, 스트레스에 대한 자신의 신체나 마음의 변화에 대해서는 거의 모르고 있다. 우리의 몸은 마음이 스트레스를 인식하기 훨씬 이전에 이미 반응하고 있다. 예컨대, 근육이 긴장하는 것은 지금 당신이 스트레스를 받고 있다는 것을 가르쳐 주는 신체의 언어다. 따라서 신체의 언어를 인식하는 것, 즉 신체각성 정도를 알아차리는 것이야말로 스트레스를 알아차리고 해소하는 첫 번째 단계인 것이다.

신체상태의 중요성, 신체상태가 의식에 미치는 영향, 신체상태와 의식상태와의 상호 관련성 등은 옛날부터 불교의 수행과 요가에서 중요한 문제로 인식되어 왔다. 특히, 불교의 경우 도(道)를 닦는 37가지 수행덕목(三十七助道品) 가운데 첫 번째 방법으로 강조하는 사념처(四念處) 수행이란 것이 있다. 사념처 수행이란 신체의 작용에 대한 깨달음(身), 느낌 또는 감각작용에 대한 깨달음(受), 마음작용에 대한 깨달음(心), 그리고 진리에 대한 깨달음(法)을 말하는 것으로 모든 수행의 근본이 바로 신체각성에서 시작된다는 점을 강조하고 있다.

서양에서는 20세기 프로이트의 제자였던 정신분석학자 빌헤름 라이히(Wilhelm Reich)가 감정상태의 변화와 신체변화의 상호작용에 처음으로 관심을 갖기 시작하였다. 그 후 신체변화와 정서적 스트레스의 상호작용에 관한 관심은 프리츠 펄스(Fritz Perls)에 의한 게슈탈트치료와 알렉산더 로웬(Alexander Lowen)의 생체에너지 치료에서 주목을 받았다.

로웬(1976)은 우리가 스트레스를 경험하면 신체가 긴장하고, 스트레스가 없어지면 긴장 또한 사라진다고 언급하고 있다. 그는 만성 근육긴장은 특별한 신조와 태도를 가진 특정 사람에게서 일어나는데, 특정 근육군이 긴장하는 경향이 있다는 사실을 발견하였다. 예컨대, 분노를 바깥으로 표현하는 것은 나쁜 일이라고 믿고 있는 부인은 만성적으로 목의 긴장과 통증을 갖지만, 미래에 대한 불안을 경험하고 있는 남자는 만성 위장장애를 갖는다. 이러한 만성 근육긴장은 소화활동을 제한하고, 자기표현을 억제하여 활력을 떨어뜨린다. 긴장으로 수축한 근육은 활동을 멈추게 된다.

한편, 펄스는 외적 자극과 내적 자극에 대해 신체가 구분하여 효율적으로 반응하기 위해서는 이 두 자극을 가려내는 것이 무엇보다 중요하다고 하였다. 외적 각성(external awareness)이란 외부세계에서 기인하는 5가지 감각 자극을 인식하는 것을 일컬으며, 내적 각성(internal awareness)이란 신체 내부에서 기인하는 각종 신체감각, 느낌, 정서적 고통 또는 쾌감 등의 인식을 말한다. 신체에서 기인하는 많은 긴장에 대해서는 잘 느끼지 못하는데 그 이유는 우리의 주된 관심이 신체 바깥의 외부세계로 치우쳐 있기 때문이다. 신체 내부에서 일어나는 긴장을 탐색하기 위해 특별한 훈련을 해 보자.

신체
살피기

다음에 언급하는 연습 과제는 신체각성을 촉진하고 긴장이 일어나는 영역을 확인하는 데 도움을 줄 것이다.

◉ 내적 각성과 외적 각성

① 처음에는 주변 사물에 주의를 집중한다. 예컨대, 나는 지금 창밖으로 지나가는 자동차에 대해 알고 있다. 나는 지금 물이 끓고 있는 주전자에 대해 알고 있다. 나는 지금 불어오고 있는 산들바람에 대해 알고 있다. 이처럼 "나는 '지금' ○○에 대해 알고 있다."라는 식으로 외계의 대상에 주의를 기울이는 연습을 한다.

② 이처럼 당신 주변에서 일어나고 있는 모든 것을 알아차리는 각성훈련이 끝나면 관심의 대상을 당신의 신체와 신체감각 그리고 내적 세계로 돌려라. 예컨대, 나는 지금 내 몸이 따뜻한 느낌을 '알고 있다.' 나는 내 배가 부글거리고 있는 것을 '알고 있다.' 라는 식이다.

③ 이번에는 내적 각성과 외적 각성 사이를 왔다갔다 넘나든다. 예컨대, 나는 지금 의자 위에 나의 엉덩이를 내려놓고 있는 것을 알고 있다. 나는 지금 촛불 속에 노란색 빛의 원을 바라보

고 있는 것을 알고 있다. 나는 나의 어깨를 활 모양으로 구부
리고 있는 것을 알고 있다. 나는 지금 고기 굽는 냄새를 맡고
있는 것을 알고 있다.

④ 하루를 통해 자유로운 순간을 택하여 내적 세계와 외적 세계
간의 참된 차이를 구분하여 알아차리는 연습을 하라 .

◉ 신체주사(走査)

눈을 감고 엄지발가락에서 시작하여 상체로 올라오며 자신에게
'어디가 긴장되지?' 라고 묻고, 긴장되는 부위를 발견할 때마다 긴
장된 부위를 약간 과장하여 살펴본다. 긴장된 신체 부위의 근육을
알고는 스스로에게 '나는 나의 목 근육이 긴장하고 있다.' 또는 '나
는 내 몸을 긴장시키고 있다.' 라고 말한다. 모든 근육 긴장이 나 스
스로 만든 것이란 것을 인식하라. 이쯤 되면 몸에 긴장을 일으키는
삶의 상황에 대해 인식하게 되고 그 긴장을 일으키는 상황을 어떻
게 하면 바꿀 수 있는가를 알 수 있게 된다.

카밧진(Kabat-Zinn)에 의한 '마음챙김 명상' 이 스트레스 관련 질
병의 치유에 선풍을 일으키고 있다. 카밧진의 마음챙김 명상은 불
교의 위빠사나 또는 사념처 명상에 바탕을 둔 신체주사(body
scanning) 명상을 실천하는 실습 과제를 마련하였다. 다음과 같은
간단한 연습 과제를 따라해 보라(보다 본격적인 연습은 『삶의 질을 높
이는 이완 · 명상법』을 참고하길 바란다).

**스트레스
각성 일지** ▎하루 가운데 어떤 때는 다른 때보다 스트레
스를 더 많이 받는다. 어떤 스트레스 사건
은 다른 사건보다 신체적 · 정서적 징후를 더 잘 일으킨다. 어떤 유

신체 살피기 연습하기

1. 방바닥이나 침대에 등을 대고 눕는다(이때 완전히 깨어 있는 상태이어야 한다. 잠이 들어서는 안 된다). 이때 몸이 충분히 따뜻해야 한다. 만약 실온이 낮을 때는 담요를 덮거나 슬리핑백을 사용할 수도 있다.

2. 조용히 눈을 감아라.

3. 숨을 들이쉬고 내쉴 때마다 복부가 오르락내리락 하는 것을 느끼도록 한다.

4. 몇 초 동안 발끝에서 머리끝까지 몸 전체가 '하나가 되고' 그것을 피부가 감싸고 있다는 생각을 하라. 그리고 방바닥이나 침대에 몸이 닿고 있는 부분의 감촉을 느끼도록 한다.

5. 왼쪽 발의 발가락에 주의를 집중하라. 발가락 끝에 주의를 집중하면서 마치 그곳에 호흡이 드나드는 통로가 있어 이곳을 통해 호흡이 들어가고 호흡이 나가는 것처럼 느껴라. 이 방법을 익힐 때까지는 다소 시간이 걸린다. 우선은 호흡이 코에서 폐에 들어와 신체의 하부로 이동하여 복부로 연결되고 여기서부터 왼쪽 다리를 거쳐 발가락 끝까지 들어오고 같은 경로를 통해 코로 되돌아 나간다는 상상을 하면 도움이 된다.

6. 발가락 사이에서 일어나는 모든 감각을 느끼도록 하라. 발가락마다 일으키는 감각의 차이를 구분하고, 이 부분에서 밀려오는 감각을 관찰하라. 만약, 이 순간 아무것도 느낄 수 없다 하더라도 그것으로 좋다. '아무것도 느낄 수 없다.' 는 그 느낌을 그대로 받아들여라.

7. 발가락에서 주의를 다른 곳으로 옮길 준비가 되면 우선 발가락까지 닿을 수 있도록 깊이 숨을 들이쉬고 내쉴 때는 '마음의 눈' 으로 감각을 '녹여 버린다.' 고 생각하라. 그런 후 몇 차례 호흡을 더 계속한 후 발바닥, 발꿈치, 발등, 발목으로 주의를 옮기면서 각 장소에서 일어나는 감각을 관찰하면서 동시에 호흡을 계속한다. 몸의 곳곳에서 호흡과 함께 감각을 경험하면 그곳을 떠나 다음 위치로 이동한다.

8. 주의가 산만해지면 주의를 일단 호흡으로 되돌리고, 그런 후에 주의를 집중하고 있는 신체 부위로 되돌아가도록 한다.
9. 앞서 기술한 방법대로 호흡에 의식을 집중한 채 주의를 왼쪽 다리에서 서서히 옮긴 후 계속해서 다른 신체 부위로 옮긴다. 주의를 집중한 개개 부위에서 일어나는 감각을 느끼고 그 부위와 함께 호흡을 한 후 다음 부위로 주의를 옮긴다.
10. 신체주사를 최소한 하루에 한 번은 실시하라. 처음 시작하는 사람은 테이프를 사용하면 도움을 받을 수 있을 것이다. 테이프를 따라 하면 속도를 천천히 할 수도 있고 지시사항을 잘 따라 할 수도 있다.
11. 신체주사훈련은 시작한 후 최소한 2주간, 주당 6일간, 하루 45분씩 계속 훈련하면 효과가 있다.
12. 만약, 의식이 깨어 있는 상태를 유지하기가 어려우면 눈을 뜬 채 신체주사를 할 수도 있다.

형의 스트레스 사건은 특징적 징후를 보다 자주 일으킨다. 그러므로 스트레스 반응을 야기하였던 사건과 징후를 기록하는 것은 대단히 유용하게 쓰일 수 있다.

2주간의 스트레스 각성 일지를 작성해 보자. 스트레스 사건이 일어났던 시간을 기록하고, 그때 그 스트레스 사건과 관련 있음직한 신체적·정서적 징후를 기록해 보라.

다음은 한 백화점 직원이 어느 월요일 하루 기록한 스트레스각성 일지다.

이 일지에서 볼 수 있는 것처럼 우리는 특정한 스트레스가 특정 징후를 일으킬 수 있다는 것을 확인할 수 있다. 예컨대, 이 백화점 직원의 경우 대인관계의 갈등이 위(胃)의 긴장을 발생시킬 수 있고,

황급하게 서두르는 것이 혈관수축을 일으킬 수 있어 두통과 흥분을 야기할 수 있었다. 스트레스 각성 일지를 기록함으로써 자신이 경험하는 스트레스 사건과 특징적인 신체반응과의 관계를 발견하여 이를 도표로 나타낼 수 있다.

시간	스트레스 사건	징 후
8:00	자명종 시계가 고장 나 늦게 일어나 서둘러 출근했다.	
9:30		약간 머리가 아팠다.
11:00	고객이 욕설을 하며 거칠게 행동했다.	
11:15		화가 났고, 위가 팽만해 짐을 느꼈다.
오후 3:00	3가지 큰 일거리가 생겨서 총력을 기울여 서류작업을 해야만 했다.	
3:15		우울하고 약간의 두통이 왔다.
5:30	심한 교통 혼잡	
6:30	아들이 말썽을 일으킴	화가 났고 머리가 욱신거리며 아프다.
6:35	아내가 아들을 편든다.	위가 팽만해진다.

스트레스 각성 일지

이름 :   200 년 월 일 요일 날씨

스트레스 사건	긴장도				징 후	
	시간	낮음	중간	높음	정서적·신체적	행동
_____	07:00				_____	_____
_____	08:00				_____	_____
_____	09:00				_____	_____
_____	10:00				_____	_____
_____	11:00				_____	_____
_____	12:00				_____	_____
_____	13:00				_____	_____
_____	14:00				_____	_____
_____	15:00				_____	_____
_____	16:00				_____	_____
_____	17:00				_____	_____
_____	18:00				_____	_____
_____	19:00				_____	_____
_____	20:00				_____	_____
_____	21:00				_____	_____
_____	22:00				_____	_____
_____	23:00				_____	_____
_____	24:00				_____	_____

일반 긴장 기록표

이름 :		200 년 월 일 요일 날씨

①	②	③	④	⑤
완전 이완	대단히 이완	적절한 이완	약간 이완	이완 없음
⑥	⑦	⑧	⑨	⑩
긴장 없음	약간 긴장	적절한 긴장	대단히 긴장	극단적 긴장
				(가장 불편한 상태)

요일	훈련 전 이완과 긴장 정도		훈련 후 이완과 긴장 정도		소감
	이완	긴장	이완	긴장	
월	①②③④⑤⑥⑦⑧⑨⑩		①②③④⑤⑥⑦⑧⑨⑩		＿＿＿＿
화	①②③④⑤⑥⑦⑧⑨⑩		①②③④⑤⑥⑦⑧⑨⑩		＿＿＿＿
수	①②③④⑤⑥⑦⑧⑨⑩		①②③④⑤⑥⑦⑧⑨⑩		＿＿＿＿
목	①②③④⑤⑥⑦⑧⑨⑩		①②③④⑤⑥⑦⑧⑨⑩		＿＿＿＿
금	①②③④⑤⑥⑦⑧⑨⑩		①②③④⑤⑥⑦⑧⑨⑩		＿＿＿＿
토	①②③④⑤⑥⑦⑧⑨⑩		①②③④⑤⑥⑦⑧⑨⑩		＿＿＿＿
일	①②③④⑤⑥⑦⑧⑨⑩		①②③④⑤⑥⑦⑧⑨⑩		＿＿＿＿

이러한 신체각성훈련을 통하여 어떤 신체 부위가 근육 긴장을 쌓아 가고 있는지를 쉽게 알 수 있다. 자신의 신체에 대한 각성이 높아지면 긴장을 내려놓을 수 있는 방법을 발견할 수 있을 것이다. 긴장을 내려놓음과 함께 높아진 활력감과 평안함을 동시에 느끼게 될 것이다.

스트레스 각성 일지로 스트레스에 대한 자신의 반응을 먼저 확인한 후 자신에게 맞는 이완기법들을 선택하여 실천하라.

이완훈련 전후에 느끼는 기분의 차이를 기록하기 위해 일반 긴장을 기록할 수도 있다.

주간 일반 긴장 지각도

훈련 전 : ·················· 　　　　 훈련 후: ··················

점수														
10														
9														
8														
7														
6														
5														
4														
3														
2														
1														
긴장도	훈련 전	훈련 후	훈련 전	훈련 후	훈련 전	훈련 후	훈련 전	훈련 후	훈련 전	훈련 후	훈련 전	훈련 후	훈련 전	훈련 후
요일	월		화		수		목		금		토		일	

호흡법

호흡은 삶을 유지하는 데 필수적이다. 한 번 호흡할 때마다 산소를 취하고 탄산가스와 같은 노폐물을 방출한다. 호흡을 잘못하면 산소 흡입과 탄산가스의 배출이 불량해 스트레스 상황에 효과적으로 맞설 수 없다. 부적절한 호흡은 불안, 공황발작, 우울, 근육 긴장, 두통, 피로감을 일으킨다. 호흡훈련은 모든 종류의 명상법과 이완법의 기본이고 공통이다. 따라서 호흡법을 잘 익혀서 철저히 연습할 필요가 있다.

호흡에 의식을 집중하고 호흡을 천천히 그리고 정상적으로 할 수 있게 되면 마음이 편안해지고 몸이 이완된다. 호흡의 각성이나 올

바른 호흡 습관을 기르면 호흡 하나만 단독으로 실천하든 또는 다른 이완기법들과 결합하여 실천하든 간에 심리적·신체적 건강을 증진하는 데 매우 큰 효과가 있다.

좀 더 자세히 호흡을 살펴보면, 숨을 들이쉴 때 공기는 코를 통해 들어간다. 콧속에서 체온에 의해 데워진 공기는 습기를 머금게 되며 다소 깨끗하게 정화된다. 가슴과 복부를 갈라 놓은 횡경막이 숨을 들이쉴 때 팽창하고 내쉴 때 수축해서 호흡을 촉진한다.

폐는 폐포라 불리는 작은 탄력성의 주머니에 공기를 공급하는 많은 가지(기관지)를 가진 하나의 나무와 같다. 폐포는 공기가 폐로 들어오면 팽창하고 공기가 바깥으로 나가면 수축하는 풍선과 같은 작용을 한다. 폐포 주변에 있는 작은 혈관(모세혈관)들이 산소를 받아 이를 심장으로 가지고 간다.

심장이 펌프질한 혈액은 신체의 모든 부위에 산소를 공급한다. 혈액세포는 산소를 받고 노폐물인 탄산가스를 배출하여 심장과 폐로 되돌아오게 한 후 몸 밖으로 내보낸다. 산소의 이동과 교환이 효과적으로 이루어지는 것이 생명 유지에 절대적으로 필요한 것이다.

우리가 호흡할 때는 전형적으로 다음과 같은 두 가지 유형의 호흡, 즉 가슴호흡이나 복부호흡 또는 횡경막호흡 가운데 어느 하나를 택한다.

가슴호흡이란 불안이나 정서적 불쾌감과 관련 있는 호흡이다. 일반적으로 사람들이 몸에 착 달라붙는 옷을 입고, 앉아서 생활하고, 스트레스가 많은 삶을 사는 사람들이 일상적으로 하는 호흡이 바로 가슴호흡이다. 가슴호흡은 얕은 호흡이고 불규칙한 호흡이며, 공기를 들이마실 때 가슴이 팽창되고 어깨는 위로 올라가게 된다. 불안한 사람은 호흡을 일시적으로 멈춘다거나, 헐떡거리는 과다한 호흡

을 한다거나, 짧은 호흡을 한다거나, 죽음에 대한 두려움을 경험할
수 있다. 공기가 불충분하게 폐에 들어오게 되면 혈액은 적절하게
산화하지 못하여 심장박동과 근육의 긴장이 증가하게 되어 스트레
스 반응이 시작된다.

복부호흡 또는 횡경막호흡은 신생아나 성인이 잠잘 때 보이는 정
상적인 호흡이다. 이 호흡은 고른 호흡이고 위축적이지 않다. 호흡계
통은 산소에서 에너지를 만들어 내고 노폐물을 제거한다.

자기 자신의 호흡 패턴을 잘 알게 된 후 가슴호흡에서 복부호흡
으로 바꿀 수 있게 되면 스트레스 관련 징후나 생각에서 비롯하는
근육의 긴장이나 불안을 낮출 수 있다. 횡경막호흡 또는 복부호흡
은 이완반응을 가장 쉽게 야기하는 호흡법이다.

**효과적인
징후 감소**　　호흡수련은 불안장애, 공황발작, 광장공포
증, 우울, 자극과민성, 근육 긴장, 두통과
피로 같은 징후의 경감에 효과적이라는 것이 밝혀졌다.

호흡수련은 호흡 정지, 과다 호흡, 얕은 호흡과 손발의 냉증치료
와 예방에도 널리 활용한다.

**숙달에
걸리는 시간**　　호흡수련에 따른 작은 변화와 효과는 금
방이라도 경험할 수 있지만 큰 변화와 효
과를 얻는 데는 몇 달 동안 수련을 지속해야 한다. 이 장에 제시한 호
흡에 관한 연습과제를 실천하고 난 후 자신이 발견한 가장 도움이
되는 연습과제를 통합하여 자신에게 알맞은 호흡 프로그램을 만들
수 있고, 이 프로그램을 인내심을 갖고 끊임없이 지속해 나가면 좋
은 결과가 있을 것이다(이 장의 제일 뒷부분에 카밧진의 마음챙김 명상법

의 호흡법을 참고하길 바란다).

호흡법을 위한 지시사항

이 장에서 다루는 호흡법은 모두 세 부분으로 되어 있다. 첫째는 각성과 이완을 위한 호흡훈련, 둘째는 긴장을 내려놓는 호흡훈련, 셋째는 징후 조절을 위한 호흡훈련이다.

각성과 이완을 위한 호흡   첫 단계는 자신의 호흡 습관에 대한 주의를 기울이고, 어떻게 하면 이완을 위한 호흡을 익힐 수 있을 것인가를 학습한다.

◉ 호흡에 대한 각성

① 눈을 감고, 오른손은 하복부(단전)에 올려놓고 왼손은 가슴 정 중앙부에 올려놓는다.

② 의식적으로 호흡을 바꾸려 애쓰지 말고 단지 자기 자신의 호 흡에만 주목하라. 당신이 숨을 들이쉴 때 주로 어느 손이 위로 올라가는가? 가슴에 얹은 손인가 아니면 복부에 얹은 손인가?

만약, 복부가 주로 팽창하면 복부 또는 횡경막호흡을 하는 것이고, 복부는 별로 움직이지 않고 가슴 부위만 주로 움직인 다면 가슴호흡을 하는 것이다. 가슴호흡에서 복부호흡으로 바꾸기 위해 폐의 가장 깊은 바닥에서 공기를 몸 바깥으로 배 출하는 호흡을 한두 번 해 보라. 이렇게 하면 다음 호흡은 저 절로 깊은 횡경막호흡이 일어날 수 있는 진공상태가 된다.

◉ 횡경막호흡 또는 복부호흡

① 평평한 바닥에 담요나 매트리스를 깔고 편안히 눕는다. 두 다리와 두 팔을 쭉 뻗은 채 약간 벌려 몸에서 떨어지게 한 후 손바닥을 위로 한 채 손가락은 자연스레 펴고 눈을 감는다.

② 호흡에 주의를 기울인 후 두 손이나 가벼운 책 한 권을 하복부에 부드럽게 올려놓은 다음 다시 호흡에 주의를 모은다. 숨을 들이쉴 때 하복부가 상승하고 내쉴 때 하복부가 하강하는 것을 살펴본다.

③ 코를 통해 호흡한다(가능한 호흡연습을 시작하기 전 콧구멍이 막히지 않는지를 확인한다).

④ 만약, 하복부로 호흡하는 것이 어렵다고 느껴지면 숨을 토할 때 하복부를 손으로 살짝 눌러 주고 숨을 들이쉴 때는 눌렀던 손을 살짝 풀어 준다.

⑤ 계속 하복부호흡이 어려우면 대안적인 방법으로 두 손을 포개어 위(胃) 위에 올려놓아라. 그리고 깊은 복부호흡을 하면 복부가 오르내리는 것을 느낄 수가 있을 것이다.

◉ 심호흡

① 심호흡은 여러 자세로 응용하여 실천할 수 있지만 다음 자세로 실천해 보는 것이 좋을 듯하다. 즉, 평평한 바닥에 담요를 깔고 눕는다. 무릎은 굽히고 두 발을 20∼30cm 가량 벌리고 척추가 똑바로 펴졌는가 살핀다.

② 몸이 긴장되어 있는지 살펴본 후 한 손은 하복부에, 다른 한 손은 가슴에 올려놓는다.

③ 천천히 그리고 깊숙이 코를 통해 하복부까지 숨을 들이마신

다. 이때, 가슴 부위는 가능한 적게 움직여야 한다.

④ ③의 동작이 편안하게 느껴지면 약간 미소를 띠면서 코를 통해 들이마시고 입을 통해 토해 내면서 조용하게 이완하며, '후……' 하는 부드러운 소리를 낸다. 입, 혀 그리고 턱이 이완될 것이다. 길게 천천히 그리고 깊게 호흡하면서 하복부가 상승하고 하강하는지를 살펴라. 보다 깊은 이완이 이루어지면서 '후……' 하는 호흡소리와 호흡의 느낌에 주목하라.

⑤ 하루 두 번씩 한 번에 5분 내지 10분 정도 몇 주 동안 같은 호흡을 계속하라. 이렇게 해서 기분이 좋아지면 20분까지 시간을 늘려라.

⑥ 한 회기의 심호흡 수련이 끝날 무렵 약간의 시간을 내어 긴장 정도를 살펴보라. 시작할 때 경험하였던 긴장과 수련이 끝난 지금의 긴장을 서로 비교해 보라.

⑦ 하복부로 숨쉬는 것이 편안해졌다면 하루 중 언제라도 심호흡을 하고 싶을 때는 앉아서나 서서나 실천해 보라. 하복부가 상하로 움직이는 것과 공기가 폐로 들어가고 나가는 것 또는 심호흡을 함으로써 얻어지는 이완감에 주의를 집중하면서 심호흡을 계속해 보라.

⑧ 심호흡을 함으로써 스스로 이완을 학습하였다면 긴장감을 느낄 때마다 심호흡을 실시해 보라.

◉ 자연호흡

① 바른 자세를 취하여 앉거나 서서 코로 호흡한다.

② 첫째, 공기를 들이마셔서 폐의 밑 부분까지 가득 채운다. 이렇게 하면 자연 횡경막이 하복부를 앞쪽으로 밀어내어 공기가 들

어갈 공간을 만들어 줄 것이다. 둘째로 아래 갈비뼈와 가슴이 공기를 받아들이기 위해 약간 앞으로 이동하면 폐의 중간 부분이 공기로 꽉 채워진다. 셋째로 가슴을 약간 들어올리고 폐를 지지하는 하복부를 약간 들어올리면 폐의 상부가 공기로 가득 채워진다(고무풍선에 바람을 집어넣는 것을 상상하라). 이 세 단계가 한 번으로 이어져 부드럽게 숨을 마시는 것으로 끝날 수 있다. 연습하면 몇 초 안에 끝낼 수도 있다.

③ 폐가 가득함을 경험하면서 몇 초 동안 호흡을 멈추어라.

④ 그리고 서서히 토하면서 살짝 하복부를 안으로 끌어당기고 폐가 완전히 비워지도록 하복부를 위로 살짝 밀어 올려라. 완전히 토해 내었다면 하복부와 가슴을 이완하라.

⑤ 그런 후 호흡을 들이마실 때 어깨와 쇄골이 위로 조금 올라가도록 하면 신선한 공기가 가득 차게 될 것이다.

**긴장을 이완하기
위한 호흡** ▌ 다음의 호흡훈련은 이완을 높이고 긴장을 완화하는 호흡이다.

◉ **수식관**(數息觀: 호흡 수 세기)**호흡**

① 팔과 다리를 꼬지 않고 척추는 똑바로 편 채 편안한 자세를 취하여 앉거나 눕는다.

② 하복부 쪽으로 깊이 들이마신 후 숨을 토해 내기 전에 멈추어라.

③ 토해 낼 때 '하나' 하고 세어라. 계속해서 들이마시고 내쉬는 호흡을 하면서 내쉴 때 '둘', '셋', '넷' 하고 셈하라.

④ '넷'까지를 한 세트로 한다. 다음 세트는 다시 '하나' ~ '넷'까지 센다. 이렇게 하여 5분에서 10분 정도 토하는 숨을 센다.

⑤ 이 수식관호흡을 계속하면 호흡이 점차 느려지고, 몸이 이완
되며 마음이 편안해지는 데 이점이 있다.

◉ 한숨 쉬기나 하품하기

우리는 때때로 한숨을 쉬거나 하품을 한다. 이것은 산소 공급이
충분하지 못하다는 증거다. 한숨과 하품은 산소 공급 부족을 개선
하려는 신체 신호다. 다시 말해, 한숨과 하품은 신체가 긴장을 느낄
때 또는 무언가 우리 몸이 정상적이지 못할 때 이를 개선하려는 자
연스런 현상이다. 따라서 이완의 수단으로 한숨이나 하품을 인위적
으로 훈련할 수도 있다.

① 똑바로 앉거나 선다.
② 깊게 한숨을 쉬면서 공기가 폐에서 몸 밖으로 나갈 때 깊은 구
원의 소리가 나도록 내버려 둔다.
③ 의식적으로 숨을 들이마시려 하지 말고 자연스럽게 공기가 폐
속으로 들어가도록 한다.
④ 여덟 번에서 열두 번 정도 이런 이완 한숨을 쉬는 호흡을 하면
서 이완되는 기분을 느껴 보라. 필요할 때마다 이 호흡을 반복
하라.

◉ 긴장 내려놓기

① 두 발을 바닥에 붙이고 의자 위에 편안히 앉는다.
② 아랫배를 향해 깊게 들이마시면서 '이완을 마신다.' 스스로
말하고 숨을 토하기 전에 잠깐 동안 머문다.
③ 아랫배부터 숨을 토해 내면서 '긴장을 토해 낸다.' 스스로에
게 말하고, 숨을 들이마시기 전에 잠깐 머문다.

④ 숨을 들이쉴 때는 내 몸속에 어떤 긴장이 있는지를 살핀다.

⑤ 숨을 토할 때는 긴장을 내보내는 기회로 삼는다.

⑥ 이완은 몸속으로 들어오고, 긴장은 몸 밖으로 나간다는 것을 상상하면 매우 도움이 된다.

징후의 통제와 해방을 위한 호흡

◉ 복부호흡과 상상력

이 호흡훈련은 자연호흡의 이완 효과와 긍정적인 자율 암시의 치유 효과를 서로 결합한 것으로 신체징후의 경감에 큰 도움을 준다.

① 바닥에 모포를 깔고 눕는다.

② 두 손을 명치 위에 부드럽게 올려놓고 몇 분 동안 완전 자연호흡을 실시하라.

③ 호흡을 들이쉴 때마다 폐 속으로 에너지가 들어와 명치 부위에 저장한다고 상상하라. 호흡을 토할 때마다 이 에너지가 신체의 모든 부위로 흘러감을 상상하라. 이 에너지가 온몸에 퍼져나가는 모습을 머릿속에 그려라.

다음과 같은 두 가지 응용 방법을 활용하라.

첫 번째 활용 방법: 한 손은 명치 위에 올려놓고 다른 한 손은 아픈(불편한) 부위를 향해 서서히 이동한다. 숨을 들이쉴 때 에너지가 몸속으로 들어와서 저장된다고 상상한다. 숨을 내쉴 때는 에너지가 명치에서 아픈 곳으로 흘러가 그곳을 자극한다고 상상한다. 계속하여 숨을 들이쉴 때마다 더 많은 에너지가 몸속으로 들어오는 것을 상상하고, 토할 때마다 이 에너지가 아픈 부위의 통증을 이끌고 체

외로 배출된다는 것을 상상한다. 마음속으로 에너지가 아픈 부위를 먼저 자극하였다가 통증을 끌고 몸 밖으로 나가는 과정을 마음의 눈으로 선명하게 그린다.

두 번째 활용 방법: 한 손은 명치 위에 올려놓고 다른 한 손은 상처 받았거나 염증이 있는 부위로 서서히 이동한다. 숨을 들이쉴 때 에너지가 몸속으로 들어가 저장된다고 상상한다. 숨을 내쉴 때 에너지가 상처받은 곳으로 흘러가 그곳을 자극하였다가 염증을 끌고 나가거나 상처 부위를 치료한다고 상상한다. 마음의 눈으로 이 과정을 상상하라.

◉ 비강교체호흡

이 호흡훈련은 일반적인 질병에도 유용하지만 특히 긴장이나 비강성 두통(축농증) 환자에게 유효하다.

① 바른 자세를 취해 편안하게 앉는다.
② 오른쪽 둘째손가락과 셋째손가락을 펴 이마에 얹는다.
③ 오른쪽 콧구멍을 엄지손가락으로 막는다.
④ 왼쪽 콧구멍을 통해 천천히 소리나지 않게 숨을 들이마신다.
⑤ 왼쪽 콧구멍을 무명지로 막으면서 동시에 오른쪽 콧구멍을 막았던 엄지손가락을 제거하여 오른쪽 콧구멍을 연다.
⑥ 오른쪽 콧구멍을 통하여 서서히 소리나지 않게 가능한 많이 토해 낸다.
⑦ 오른쪽 콧구멍을 통해 들이마신다.
⑧ 엄지손가락으로 오른쪽 콧구멍을 막고 왼쪽 콧구멍을 연다.
⑨ 왼쪽 콧구멍을 통해 토해 낸다.
⑩ 왼쪽 콧구멍을 통해 들이마신다.

⑪ 처음에는 한 번에 5사이클로 시작해서 서서히 10에서 25사이 클까지 늘려 간다.

호흡훈련 ▌ 이 훈련은 공황장애나 광장공포증을 가진 사람에게 특히 유용하다. 공황을 느끼는 모든 사람은 헐떡거리 면서 숨을 몰아쉬고 이 숨을 지속하려는 경향이 있다. 충분하게 많은 공기를 들이쉴 수 없으므로 빠르고 얕은 호흡, 이른바 호흡항 진(hyperventilation)을 보인다. 호흡항진은 공황발작을 야기한다. 호 흡훈련은 이러한 발작을 상쇄하는 데 도움이 되는 호흡법이다.

여기에 제시하는 3단계를 따라 해 보기 바란다.

① 첫째는 토식이다: 공황의 조짐을 처음 보인다든지, 죽을 것 같 다거나, 심장마비가 올 것 같고, 숨을 쉴 수 없을 것 같다는 두 려운 생각이 들 때면 언제나 숨을 먼저 토하라. 숨을 먼저 토 하면 폐가 열리고 깊은 호흡을 할 수 있는 공간을 마련해 주기 때문에 중요하다.

② 코를 통해 들이마시고 토하라: 코를 통해 토하는 것은 호흡을 늦추어 호흡항진을 예방한다. 코를 통한 호흡의 대안으로 입 을 통해 들이마시고 입을 통해 토할 수도 있다. 토할 때는 입 에 물고 있는 깔때기를 통해 토해 낸다는 기분으로 토하라.

③ 등을 땅바닥에 대고 누워서, 한 손은 배에 올리고 다른 한 손 은 가슴에 올린다. 처음에는 토하고, 이어 코를 통해 들이마시 면서 '하나', '둘', '셋' 하고 헤아린다. 잠깐 쉰 후 입을 통해 토하면서 '하나', '둘', '셋', '넷' 하고 헤아린다. 토하는 호흡 이 들이쉬는 호흡보다 언제나 더 길게 한다는 것을 기억하라.

이러한 호흡훈련이 짧고, 헐떡이는 공황적 호흡을 막아 준다.

④ 앞의 3단계 호흡이 편해졌으면 호흡은 점점 더 길게 천천히 할 수 있게 된다. '흡' 하면서 '하나', '둘', '셋', '넷', 잠깐 쉬고, '토' 하면서 '하나', '둘', '셋', '넷', '다섯' 하고 센 다. 이처럼 느리고 깊은 호흡을 하는 것을 느끼면서 배 위에 올려놓은 손은 오르락내리락하지만 가슴에 올려놓은 손은 움 직이지 말아야 한다. 마음이 다른 곳으로 가 방황할 때는 호흡 쪽으로 주의의 초점을 옮기도록 하라.

◉ 대안적 자세

① 배를 바닥에 붙이고 두 손을 포개어 앞이마 밑에 넣은 채 엎드 린다. '흡' 하면서 '하나', '둘', '셋' 하고 세고, 토하면서 '하 나', '둘', '셋', '넷' 하고 센다. 호흡을 보다 천천히 하면서 흡하는 호흡이 '넷' 이면 토하는 호흡은 좀 더 길어 '다섯' 까지 셈해야 한다.

② 앞의 4단계 호흡은 일어서서 혹은 걸으면서, 앉아서도 할 수 있다. 발걸음을 호흡의 비율에 맞추어 걸어가면서 하라.

걸음걸이에 맞추어 하는 호흡이 편안하고 자연스러워지면 숨을 들이마시면서 '흡' 하고, 숨을 토할 때는 '편안' 이라고 말하라. 같 은 걸음걸이를 유지하면서 들이마시는 호흡보다는 내쉬는 호흡을 약간 길게 하라. 코를 통해 들이마시고 입을 통해 내쉬어라. 언제나 토하는 호흡을 먼저하고 시작하라.

◉ 통제된 호흡

만약, 앞에서 언급한 수를 헤아리면서 하는 호흡법이 실천하기 어려우면 호흡의 속도를 미리 조절해 놓은 호흡 테이프를 제작하여 사용할 수 있다. 먼저, 자신에게 가장 적합한 속도의 호흡률을 결정한다. 안정상태에서 얼마나 천천히 호흡할 수 있느냐 여부에 따라 자신의 호흡률을 1분에 8번 또는 10번 등으로 정할 수 있다. 호흡 간격을 얼마로 하는 것이 좋은가를 결정하기 위해서는 편안한 상태에서 3분 동안 몇 번이나 호흡하는가를 세어 보면 된다. 만약, 3분간 30번 이상 호흡을 하였다면 테이프를 제작할 때 1분에 12번씩 호흡하는 것으로 지시하여 제작할 수 있을 것이다. 만약, 3분간 30번 미만을 호흡하였다면 테이프를 제작할 때 1분에 8번씩 호흡하는 것으로 지시하여 제작할 수 있을 것이다. 예컨대, 분당 12번의 호흡속도에 맞추기 위한 테이프를 제작하려면 다음과 같이 하면 된다.

① 2초 동안 '흡' 하는 말을 하라.
② 2초 동안 '토' 하는 말을 하라.
③ 1초간 쉬고,
④ 계속하여 2초간 '흡' 하고, 2초간 '토' 하고, 1초간 쉬는 것을 반복한다.
⑤ 이것을 5분 동안 지속하도록 한다.

분당 8번 호흡 속도에 맞추기 위한 테이프 제작은 다음과 같다.

① 3초 동안 '흡' 하는 말을 한다.
② 3초 동안 '토' 하는 말을 한다.
③ 1초 동안 쉰다.
④ 계속하여 3초 '흡', 3초 '토', 1초 쉼을 5분간 반복한다.

자신의 속도에 맞는 테이프를 만들고 나면 하루 4차례 동안 이

테이프를 가지고 호흡을 훈련하라.

＊ 다음 카밧진의 마음챙김 명상 호흡법을 읽고 따라 훈련해 보라. ＊

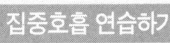 **집중호흡 연습하기**

1. 등을 방바닥에 대고 눕거나 의자에 앉아 편안한 자세를 취한다. 만약, 앉는 자세를 취했을 경우에는 등을 똑바로 펴고 앉되, 어깨의 힘을 빼라.
2. 눈을 감는 것이 편안하다고 느껴지는 사람은 눈을 감아라.
3. 복부에 주의를 집중하고, 숨을 들이쉴 때 복부가 부드럽게 팽창하는 것을 느끼고, 숨을 내쉴 때 부드럽게 수축하는 것을 느껴라.
4. 호흡에 의식을 집중하면서, 마치 호흡이라는 말을 탄 것처럼 숨을 들이쉬는 동안 또는 내쉬는 동안 온통 의식을 호흡에 집중하라.
5. 당신의 마음이 호흡에서 벗어나 방황하고 있다는 것을 느끼는 순간 마음이 무언가에 빼앗기고 있다는 점을 알아차리고 곧 마음을 복부로 되돌아와 숨이 들고 나는 것을 느끼도록 하라.
6. 비록, 마음이 끊임없이 호흡에서 벗어나 방황하고 있더라도 호흡으로 주의를 되돌려놓는 것만이 당신의 할 일이라 생각하라. 이때, 어떤 일에 생각이 빠져 들어더라도 그때마다 주의를 호흡으로 되돌리도록 하라.
7. 이러한 연습을 매일 편리한 시간을 정하여 15분간씩 행하라. 비록, 만족하지 못하더라도 일상생활을 하면서 이 호흡을 1주일간 계속해 보고 어떻게 느껴지는지를 관찰하라. 또한, 매일 일정한 시간 아무것도 하지 않고 오직 호흡에만 집중하여 실천하고 이에 대해서도 어떻게 느껴지는지를 의식해 보라.

마음챙김 호흡법 연습하기

1. 하루 중 몇 번이라도 호흡에 주의를 집중하라. 한두 번 숨을 들이쉬고 내쉴 때마다 복부에 공기가 들어와 아랫배가 부풀거나 줄어드는 것을 느끼도록 하라.
2. 호흡하는 순간순간 일어나는 생각이나 느낌에 주의를 기울여라. 오직 이때 일어나는 생각이나 느낌을 고요히 바라볼 뿐 이를 평가해서는 안 된다.
3. 동시에 사물을 보는 견해나 자신에 관한 느낌에 어떤 변화가 일어나는 지도 조용히 관찰하라.

14

명상법과 심상법

명상법

명상은 정해진 시간에 대상 하나에 주의를 집중하는 마음훈련이다. 어떤 대상을 선택하는가 하는 것은 별로 중요한 문제가 아니다. 명상의 전통에 따라 대상이 다르다. 어떤 명상수련가는 특정한 단어나 구(句)를 큰소리를 내거나 또는 조용하게 반복하는 암송을 하는데, 이런 명상을 '만트라(mantra)명상' 이라 한다.

촛불이나 꽃과 같은 어떤 고정된 대상을 바라보는 것도 주의를 한 곳에 모을 수 있다. 그 밖에도 명상의 대상으로 삼을 수 있는 것은 여러 가지가 있다. 불교에서는 '관세음보살', '옴마니밧메훔' 과 같은 진언(眞言, 만트라)이 대상이 될 수 있고, 기독교에서는 '하나님은 나의 목자이시니', '아멘' 등이 대상이 될 수 있고, 천주교에서는 '성모마리아' 가 될 수도 있고, 종교를 믿지 않는 사람은 '하나', '평화' 또는 '이완' 과 같은 특정 단어를 사용할 수도 있다.

명상의 본질은 모든 생각을 다 배제하고 오직 하나의 대상에만 의식을 집중해야 하는 것은 아니다. 그것보다는 오히려 이렇게 대상에 의식을 집중하려고 노력하는 것이다.

마음이란 원래 어느 한 곳에 집중하여 머물려고 하지 않는다. 명상 동안 수많은 생각들이 저절로 나타나 명상을 방해한다. 전형적인 명상법의 하나로 앞 장에서 살펴본 수식관이란 호흡법이 있다. 수식관이란 자신의 숨을 토할 때마다 '하나', '둘', '셋' 하고 셈하여 나가는 명상이다. 예컨대, 셋까지 셈하고, 다시 하나부터 시작하여 셋까지 세고, 다시 하나부터 시작하는 간단한 수식관 명상을 하는 동안 나타나는 잡념들을 예로 들어 보자

> 하나, 둘……, 쉽지 않군. 하나, 둘, 셋, 하나……, 잘할 수 있을 것 같아……, 아니 놓쳤잖아. 하나, 둘……, 콧잔등이 가려워. 하나, 둘……, 긁어도 될까? 하나, 둘……, 또 딴 생각이 나네……, 딴 생각해서는 안 돼. 하나, 둘, 셋……, 하나, 둘……, 안 되겠다. 긁어야지. 하나, 둘, 배가 고프다……, 무얼 먹을까? ……. 하나…… 둘…… 셋…….

자, 이렇게 간단한 명상을 하는 동안에도 마음은 한 곳에 정착해 있지 못하고 이 생각 저 생각으로 표류한다. 표류하고 있다는 생각이 들 때마다 원래의 대상으로 되돌아가 보지만 금방 또 다른 생각으로 표류한다. 계속하여 원래의 초점 대상에서 다른 생각으로 표류하다 다시 원대상으로 돌아오는 이런 순환을 계속하다가 마침내는 다음과 같은 놀라운 사실을 발견하게 될 것이다.

- 마음이 주의의 대상이 아닌 다른 대상으로 옮겨가게 되면 걱정, 공포, 미움이란 생각이 일어나는 것은 불가피한 일이다.
- 갑작스레 머릿속에 떠오르는 것들에 생각이 끌려가서는 안 된

다. 어떤 한 곳에만 마음을 모아 집중할 수 있는 능력을 가져야 한다.

- 마음속에 떠오르는 다양한 생각들은 다음과 같은 몇 가지 간단한 생각의 범주로 나눌 수 있다. 즉, 본의 아니게 떠오르는 생각, 두려움에 가득 찬 생각, 화나게 하는 생각, 갈망하는 생각, 계획하는 생각, 기억 등.
- 우리는 그동안 살아오면서 이미 습관이 된 생각들을 갖고 있기 때문에 습관화된 방식대로 별다른 의식 없이 자동적인 생각으로 인생을 살아간다.
- 우리 마음속에 떠오르는 생각과 영상을 제외한 정서란 주로 우리 몸에 대한 신체적 감각으로 구성되어 있다.
- 가장 강력해 보이는 정서조차도 우리 몸의 감각에 초점을 집중하면 능히 다룰 수 있는 것이 되며, 정서를 야기한 것은 생각의 내용이 아님을 알게 된다.
- 생각이나 정서는 영속적인 것이 아니라 우리의 몸과 마음을 일시적으로 들락날락하는 것이며, 결코 자취를 남기는 것이 아니다.
- 지금 바로 무엇이 일어나고 있는가에 대해 마음을 집중하여 깨어 있으면 인생에 대해 최상 또는 최저 수준에서 일어난 정서적 반응마저도 금방 사라지고 마는 것이란 점을 알게 될 것이다.

불교를 비롯하여 동양의 여러 종교를 신봉하는 사람들은 일찍부터 명상이 주는 이점을 잘 인식해 왔지만 대부분의 서양 사람들은 명상에 대해 회의적인 시각을 가져왔다. 그러나 1968년 허버트 벤슨과 동료들은 명상을 과학적으로 연구하기 시작하였다. 그들은 초월명상(Transcendental Meditation: TM) 수련자들을 대상으로 명상이 스트레스에 의한 생리적 영향을 상쇄할 수 있는지를 알아보았다. 벤슨 박사는 다음과 같은 사실을 과학적으로 증명하였다.

첫째, 심박률과 호흡률이 낮아진다.
둘째, 산소 소모가 20% 가량 줄어든다.
셋째, 혈중 유산염 수준이 감소한다(유산염 수준은 스트레스나 피로 시에 증가한다).
넷째, 이완의 지표가 되는 전기 피부 저항이 4배로 증가한다.
다섯째, 뇌파로 볼 때 이완의 지표가 되는 알파파가 증가한다.

이러한 생리변화를 위해 벤슨은 어떤 명상 훈련도 다음과 같은 4가지 조건이 구비되어야 한다고 하였다.

첫째, 비교적 조용한 환경에서
둘째, 일정한 자극을 제공하는 정신적 문구(文句)를 가지고
셋째, 편안한 자세를 취하고
넷째, 수동적 태도를 취해야 한다.

효과적인 징후 감소

명상은 고혈압, 심장병, 편두통과 같은 순환기 질병뿐 아니라 소아 당뇨병, 관절염과 같은 자동면역장애의 예방과 치료에 성공적으로 사용되었다. 그리고 강박적 생각, 불안, 우울, 적개심의 경감에도 도움이 되는 것으로 증명되었다(자세한 것은 제17장 의료장면에서 명상과 이완의 적용: 의료명상의 과학적 근거를 참고하라).

**숙달에
걸리는 시간** ▮ 단 몇 분 안에 명상하는 것을 배울 수 있다. 명상을 하는 동안에는 산소 소모량이 급감하는데, 이것은 그만큼 깊은 이완에 들어갔다는 표시다. 그러나 다른 일도 그렇겠지만 명상을 오랫동안 많이 하면 할수록 명상의 이점은 늘어난다. 이완의 깊이가 점점 깊어지고, 주의가 보다 안정적으로 머물게 된다. 현재의 이 순간을 살아가는 것이 더욱 쉬워지고 즐겁게 된다. 그러므로 규칙적으로 명상을 하는 것은 대단히 중요하다.

명상법을 위한 지시사항

명상 자세 잡기 ▮

① 다음 여러 가지 자세들 가운데 자신에게 가장 편안한 자세를 선택한다.

- 의자에 앉아 두 무릎을 편안하게 벌리고 두 손을 무릎 위에 얹는다.
- 양반다리 자세로 바닥에 앉는다. 방석을 엉덩이 밑에 깔게 되면 무릎이 바닥에 쉽게 닿게 되어 편안하고 안정적이게 된다. 한국인은 이 자세가 제일 쉬울 것이다.
- 요가식 가부좌 자세가 있으나 초보자에게는 권하기가 힘들다. 명상을 전문적으로 수행하려는 사람은 이 자세를 취하는 것이 좋다.

② 등을 똑바로 펴고 앉아서 머리의 무게를 척수 위로 오게 한다. 이 자세는 가슴을 약간 앞으로 내밀면 쉽게 가능한 자세

가 된다.

③ 좌우로 가볍게 상체를 흔들고, 이어 앞뒤로 흔들어서 앉은 상
체가 균형이 잡혔는지 확인한다.

④ 입을 다물고 코를 통해 호흡하라. 혀는 입천장에 자연스럽게
닿도록 하라.

자기 자신에 대한 마음 집중

◉ 자리 잡기(앉아서 하기)

두 눈을 감고 방석 위에 앉거나 의자 위에 앉아 자리를 잡고 어떤
감각이 느껴지는지 우선 살펴본다. 그 후 엉덩이가 바닥에 닿아 있
는 곳을 살펴보고 두 손과 두 다리가 제자리에 옳게 놓였는가 살펴
본 후, 놓여 있는 곳에서 올라오는 감각들을 살펴본다. 마지막으로
몸이 지면에서 약간 들려 있지 않나 확인한다.

◉ 호흡하기

두 눈을 감은 채 몇 번 깊은 호흡을 하고 호흡의 질을 살펴본다.
호흡이 빠른가 혹은 느린가? 호흡이 머물고 있는 몸 부위에 주의를
기울인다. 가슴 상부에 호흡이 머무는가? 복부 중앙에 머무는가? 하
복부로 내려왔는가? 호흡이 한 영역에서 다른 영역으로 이동해 가
도록 노력하라. 호흡이 가슴 상부로 들어와 배 중간을 거쳐 하복부
까지 내려가도록 하라. 공기가 드나들면 하복부가 팽창하고 수축하
는 현상을 느껴라. 이때, 가슴 상부와 위(胃)는 거의 움직임 없이 조
용히 가만히 있는가를 주목하라. 이 같은 하복부 호흡은 명상에서
오는 가장 이완된 자세다. 하복부로 호흡하기가 어렵더라도 걱정할
필요는 없다. 명상을 수련하면 할수록 호흡도 점차 하복부로 내려

가게 된다.

◎ 태도

명상 동안 수동적 태도를 유지한다는 것은 이완하는 데 매우 중요한 요소가 된다. 특히, 초보자의 경우 온갖 생각들이 머리에 떠올라 명쾌한 집중의 순간이 거의 없다는 것을 안다는 것이 중요한 일이다. 이러한 현상은 극히 자연스런 일이고 예상되는 일이기도 하다. 생각은 실제로 중단하지 않으며 명상의 한 부분으로 통합하는 것이란 사실을 알아야 한다. 만약, 생각이 나타나지 않는다면 생각을 내려놓을 능력조차 발달할 수 없을 것이다.

수동적 태도란 자신이 지금 정확하게 무엇을 하고 있는지, 어떤 목표를 이루려고 하고 있는지, 명상이 자기에게 맞는 것인지 어떤지에 대해서는 관심을 두지 말고 오직 '나는 지금 이곳에 가만히 앉아 무엇이 일어날 때마다 무엇이 일어나고 있는가?'를 고요히 살펴보는 것이다.

명상을 하는 시간

일반적으로 명상에 소요되는 시간은 명상을 하는 것이 아니라 단순히 이완하는 시간인 것이다.

처음 훈련을 시작할 때는 비록 하루에 단 5분만 하더라도 편안하게 느껴지는 시간만큼 하면 된다. 만약, 마지못해 억지로 앉아 있는 듯한 느낌이 든다면 명상수련에 혐오감을 느낄 것이다. 수련이 진전되고 명상이 쉬워지면 명상 시간을 더 연장하고 싶어진다. 이완이란 견지에서 보면 하루 한 차례 또는 두 차례에 걸쳐 실시하되 한 번에 20~30분 정도면 충분하다.

명상법 훈련

다음에는 명상훈련 방법을 4가지 부류로 나누었다.

제1부류: 3가지 종류의 기본 명상

◉ 만트라명상

만트라명상은 전 세계에 널리 알려진 가장 공통적 명상법이다. 시작하기 전에 자신이 좋아하는 단어나 음절을 선택한다. 자신에게 어떤 특별한 의미를 갖는 단어를 선택할 수도 있고, 두 개로 된 무의미 음절을 선택할 수도 있고, 기분을 좋게 하는 소리를 선택할 수도 있다.

벤슨은 'one' 이라는 단어의 사용을 추천하였고, 많은 명상가들은 보편적인 만트라로 'OM' 이란 말을 선호한다(자세한 것은 장현갑 등이 쓴 『삶의 질을 높이는 이완 · 명상법』 부록Ⅰ 벤슨의 이완반응편을 참고하라).

① 자세가 바른지 살펴보고 생각을 자기 자신에게로 향하게 한다. 몇 번 깊은 호흡을 한다.

② 자신이 선택한 만트라를 자신을 향해 조용히 읊조린다. 자신의 마음속에 자리를 잡을 때까지 만트라를 되풀이한다. 생각이 다른 곳으로 가 방황할 때는 생각이 방황하고 있다는 것을 주목하고 자신의 주의를 만트라로 되돌아오도록 한다. 만약, 몸의 어떤 부분에서 감각이 느껴지면 그 느낌을 주목하고 자신의 만트라로 되돌아와 만트라를 반복한다. 이것을 강요해서

억지로 해서는 안 된다. 오직 자신의 만트라를 계속 반복하면 자신의 리듬에 따라 자연스럽게 반복하게 될 것이다.

③ 만약, 기회가 오면 만트라를 큰 소리로 노래부르고 싶어질 것이다. 이완한 상태에서 만트라를 온몸으로 불러라. 이때, 자신의 몸에서 일어나는 감각은 조용하게 만트라를 읊조릴 때 느꼈던 것과는 다르다는 데에 주목하라. 어느 것이 더 이완되는가(보통 사찰에서 관세음보살, 관세음보살, …… 같은 진언을 소리내어 읊조리는 것을 연상하라).

④ 명상이란 각성을 유지하면서 실천하는 것이란 점을 기억하라. 만트라를 조용하게 단일한 음조로 읊조리면 쉽사리 기계적이 되어 버린다. 이런 현상이 일어나면 내면 목소리는 자신의 만트라를 반복하지만 생각을 놓쳐 버리게 되어 쉽사리 잠에 빠질 수도 있다. 한 번 만트라를 반복할 때마다 의식은 깨어 있도록 해야 한다.

◎ 수식관명상

수식관명상은 많은 명상 가운데 가장 이완이 잘되는 명상이다. 호흡이 부드럽게 들어오고 나가는 것을 바라보고 있노라면 평화감과 휴식감을 느끼게 된다.

① 몸가짐을 가지런히 하고 생각을 자기 자신에게 향하게 한다. 몇 번 같은 호흡을 한다. 눈을 감거나 약 1m 앞 바닥에 있는 한 점을 응시한다.

② 숨을 깊이 들이마시되 억지로 복부호흡을 해서는 안 된다. 자연스럽게 호흡하면서 주의는 들이마시고, 되돌리고(들이마시기를 멈추고, 토하기 시작하는 반환점), 토하고, 쉬고(토식과 흡식

사이), 되돌리고(들이마시기를 시작하는 시점), 들이마시는 등 계
속 토식과 흡식 그리고 그 사이의 쉬는 것에 주의를 기울여야
한다. 두 호흡 사이에 쉴 때 신체에서 일어나는 감각이 어떤지
살핀다.

③ 토할 때는 '하나'라고 말한다. 계속하여 다음 숨을 들이쉬고
토할 때 '둘' …… '셋' …… '넷' 하고 말한다. 그 다음에는
'하나'부터 다시 시작하여 '넷'까지 간 후 다시 '하나'부터
시작한다. 만약, 숨을 세는 것을 잊어버렸다면 '하나'부터 다
시 시작한다.

④ 마음이 호흡을 세는 것에서 다른 곳으로 빠져나갔다는 것을
발견하게 되면 그것을 주목한 후 조용히 호흡을 세는 것으로
되돌아오면 된다.

⑤ 만약, 몸에서 나온 특별한 감각이 주의를 빼앗아 가면 자연적
으로 없어질 때까지 그 감각에 초점을 두라. 그리고 숨을 들이
쉬는 것에 주의를 되돌아오게 하고 토하면서 호흡을 세라.

⑥ 원한다면 다음과 같은 변형을 취할 수 있다. 몇 분 동안 자신
의 호흡을 셈하라. 그 다음에는 호흡을 세는 것을 그만두고 호
흡할 때 느껴지는 감각에 주의를 모은다. 배가 팽창하고 수축
하는 데 초점을 모은다. 숨이 들어오고 나가고 할 때 배가 팽
창하고 수축하여 생기는 복부의 빈 공간이 얼마나 큰지 느껴
보라. 처음 숨을 세고 호흡하고 있었을 때 할 수 있었던 생각
보다 복부의 빈 공간을 느끼면서 호흡하고 있을 때가 오히려
더 많은 생각을 갖게 될 것이다. 이것은 간단하게 숨을 센다는
것이 다른 생각(잡념)을 일으킬 수 있는 공간을 마련해 주지 않
기 때문이다. 일어나는 하나하나의 생각에 단순히 주목한 후

에는 호흡 동안 일어나는 감각에 주의를 되돌려라.

매 순간순간마다 마음을 끄는 자극을 발견하면 그것을 바라보고 싶은 유혹에 빠지게 될 것이다. 그럴 때 자신에게 명상이 끝나고 나면 그 생각에 대해 관심을 가질 것이라고 말해 두고 그냥 놓아 버려라.

호흡 외의 감각들이 주의를 끌 수도 있다. 예컨대, 어깨가 긴장된다, 다리가 결린다, 잠이 온다 등이다. 이런 감각이 일어나면 이 감각들이 사라질 때까지 새롭게 나타난 감각에 주의를 모아라. 그러고 나서 다시 호흡으로 되돌아가라. 주변에서 들려오는 소리가 당신의 주의 속으로 넘나들 것이다. 이 소리가 넘나드는 것을 주목하고 나서는 당신의 호흡으로 되돌아오라.

◉ 응시하기

이 유형의 명상은 어떤 대상을 말없이 고정적으로 바라보는 것이다. 예컨대, 촛불, 나무 한 조각, 돌, 또는 당신이 느낄 수 있는 어떤 특정한 것이라도 좋다.

① 자세가 바른지 살펴보고, 마음을 자신에게 돌린 후 몇 번 깊은 호흡을 취하라.

② 눈과 수평으로 1미터 정도 떨어진 거리에 있는 어떤 대상물을 정하고, 주의해서 바라보라. 노려보는 것이 아니라 응시하라. 눈을 찡그리지 말고 부드럽게 이완하여 바라보라. 대상물의 색깔, 질감, 크기, 모양에 주목하라. 대상물의 가장자리를 따라가면서 자세히 살피면서 전에 보지 못했던 세세한 내용까지 모두 살펴보라.

③ 그 대상에서 연상되는 온갖 생각들을 살피고 조용히 내려놓은 다음 다시 대상으로 되돌아가라.

④ 만약, 당신의 몸에서 나온 감각이 주의를 빼앗아 간다면, 그 감각이 저절로 사라질 때까지 대상을 조용히 지켜보라.

◉ 주의할 사항

① 실제로 신체를 이완하기 위해 명상을 하더라도 명상을 하는 동안 특별한 이완감을 느끼려고 애쓸 필요는 없다. 실제로 명상하는 동안 수천 가지 생각을 하게 되고, 쉴 사이 없이 여러 생각들이 떠오른다. 그러나 명상을 끝내고 눈을 뜨는 순간 명상하기 전에 비해 훨씬 더 이완되어 있음을 발견하게 될 것이다.

② 명상을 하여 마음이 조용해지면 옛날에 있었던 고질적 고통이나 숨은 고통이 전의식에서 솟아오르게 된다. 명상을 하는 동안 갑자기 화가 나거나 우울하거나 놀라게 되었을 때 그 감정에서 어떤 의미를 찾으려고 하지 말고, 그 감정을 그냥 부드럽게 경험하려고만 노력하라. 굳이 감정의 의미를 찾아야 할 필요성이 느껴지면 친구, 카운슬러 또는 명상지도자와 상담하라.

③ 당신은 명상하기에 적합한 이상적 조건에 관해 이야기하는 것을 들은 적이 있을 것이고, 책에서 읽은 적도 있을 것이다. 사실 명상은 조용한 곳에서 하는 것이 이상적 조건이다. 그 밖에 식사 후 2시간이 경과한 후에 명상을 하는 것이 좋고, 20분 정도 편안하게 행할 수 있는 자세면 이상적이라 할 것이다. 그러나 이런 이상적 조건을 골고루 갖춘 경우는 드물다. 다시 말해 절대적으로 조용한 장소를 발견하기도 어렵거니와 명상을 하

려고 하는 시간도 식사 후 2시간쯤을 잡기도 힘들며, 그 밖의
자질구레한 방해물들이 명상을 방해한다.

④ 당신이 정좌하여 명상을 할 때 이제 더 이상 하고 싶지 않고
두 다리를 쭉 뻗치고 싶어질 때가 있을 것이다. 명상을 하고
싶은 욕망이 명상수련을 거듭함에 비례하여 더욱 발전할 것이
라고 기대해서도 안 된다. 하기가 싫어지면 보다 편안하게 할
수 있는 방법을 스스로 강구하라. 이렇게 하기 싫어지는 것은
명상수련이 거듭되면서 점차 사라진다.

스케줄대로 명상을 하기 위해서는 적어도 일주일에 한 번 이상
명상을 같이 할 수 있는 동호인 중심의 명상그룹에 참여하여 그들
과 함께 하도록 힘써라.

제2부류: 근육이완하기 ▪

◉ 신체 각 부위 살피기

① 자세가 바른지 살펴보고, 마음을 자신에게 향하게 한 후 깊은
호흡을 몇 번 되풀이하라.

② 지름이 약 10cm 정도인 둥근 밴드가 머리꼭대기에 부착되어
있다고 상상하라. 상상의 이 밴드가 놓여 있는 머리 윗부분에
주의의 초점을 두고, 그곳의 감각을 살펴라. 앞이마에 어떤 긴
장감이 있는가? 만약, 그렇다면 이완하라. 이 부위에 어떤 다
른 감각이 있는가? 잠깐 그 감각들에 초점을 두라.

③ 상상의 밴드의 위치를 조금 아래로 내려라. 이 밴드가 놓여 있
는 이마 주위에 의식을 집중한 후 이곳에서 어떤 감각이 느껴
지는가를 살펴보라. 이 주변에서 어떤 것이 느껴지는지를 알

려고 하라. 안구의 뒤쪽에는 어떤 느낌이 드는가? 또는, 오른쪽 콧구멍의 벽 쪽에는 어떤 느낌이 드는가? 윗입술 근육에는 어떤 느낌이 있는가? 약간 긴장되어 있지 않은가? 밴드가 있다고 상상되는 그 부위의 머리를 충분히 이완하라. 깊이 호흡하고 자기 자신에게 '모두 내려놓는다.' 라고 읊조려 보라.

④ 계속하여 상상의 밴드를 몸 아래쪽으로 조금씩 더 내려라. 어떤 감각이 느껴지는지 의도적으로 초점을 맞추어 가면서 긴장이 느껴지는 곳이면 어느 곳이나 긴장을 내려놓으려고 하라. 긴장을 내려놓으려고 할 때 몇 차례 아랫배로 깊은 호흡과 이완을 반복하라. 근육이 이완될 때 근육이 어떻게 느껴지는지를 알 수 있는가?

⑤ 상상의 밴드가 몸통까지 내려가면 밴드가 한쪽 팔을 따라 간 후 다음에는 상체를 가로질러 반대쪽 팔로 이동하고, 그 뒤에는 등을 따라 내려간다고 상상하라. 두 팔과 몸통의 각 부위들을 지날 때 샅샅이 주의 깊게 살펴라. 팔과 몸통이 분리되는 겨드랑이 부위의 감각을 잘 살펴라. 이 겨드랑이 부위의 감각이 어떠한가? 그곳에 긴장이 있는가? 어깨에, 등에? 만약에 긴장이 있다면 이 부위를 이완하라.

⑥ 상상의 밴드를 몸통에서 다리까지 내리면서 긴장을 살피고, 긴장을 내려놓아라. 두 다리가 서로 맞닿는 곳의 감각에 주의를 모아라. 발이 지면과 닿는 곳에 감각을 느껴라. 이제는 발바닥이 바닥에 접촉하는 그 점에 감각을 느끼고 두 다리를 합쳐 감각을 느끼도록 하라.

⑦ 이 연습은 두 가지 다른 방법으로 실천할 수 있다.

• 밴드를 천천히 몸통까지 낮추면서 조심스럽게 각각의 감각

을 경험하고 긴장되는 부위를 살피고, 그 부위의 긴장을 내
려놓아라.
- 밴드를 조금 빨리 몸통까지 낮추어라. 밴드를 움직이면서
  밴드가 있다고 상상되는 곳에 주의를 기울여 간단하게 살펴
  라. 만약, 이 방법으로 훈련이 되었다면, 머리에서 발끝까지
  순서에 따라 살펴보는 것을 몇 번씩 반복하라.

이 두 가지 방법을 다 해 보고 어느 것이 더 이완이 잘되는지 비
교해 보라.

◎ 안으로 살피기

① 자세가 바른지 살펴보고 마음을 자기 자신에게 향하게 한 후
  두서너 차례 깊은 호흡을 하라.
② 신체의 한 부위를 선택하여 그곳에 온통 주의를 집중하라. 예
  컨대, 턱뼈에 주의를 집중한다고 하면 도대체 턱뼈가 어떻게
  생겼는가? 머리에 어떻게 붙어 있을까? 턱뼈를 움직이는 근육
  은 어디에 있는가? 이 근육을 긴장할 수도 있고, 이완할 수도
  있을까? 턱이 움직일 때 무슨 감각이 느껴지는가? 치아의 감각
  은 어떠한가? 왼쪽 윗니는? 오른쪽 송곳니는? 턱을 가장 이완
  하는 위치는 어딘가?
③ 몸의 어떤 특정 부분에 마음의 초점을 잡고 탐색하는 것이 좋
  다. 특히, 다음과 같은 요령으로 하면 도움이 된다.
  - 긴장이 있는 듯한 신체 부분을 선택하라. 긴장이 잘 일어나
    는 부분은 눈썹, 턱, 목, 어깨, 허리 부분이다.
  - 긴장이 잘 일어나는 신체 내부의 부위는 위, 가슴, 아랫배,
    심장 등이다.

- 일상생활에서 거의 관심을 두지 않는 신체 부위로는 중간 발가락, 팔꿈치, 무릎 뒷부분이다.

제3부류: 마음챙김 또는 현재에 마음 두기

대부분의 스트레스는 과거에 관한 생각 또는 미래에 대한 걱정에서 온다. 현재 이 순간에 마음을 두고 살아간다면, 모든 주의가 지금 바로 하고 있는 이 일에 집중된다. 현재에 초점을 두고 있다면 스트레스를 불러낼 수 있는 걱정이나 욕망 또는 다른 어떤 것에 빠질 틈이 없어진다.

명상상태에서 당신의 모든 주의는 오직 현재 이 순간에 하는 일, 다시 말해 숨을 들이마시고 토하고 있거나, 만트라나 화두에 마음을 모으는 것이다. 과거나 미래 또는 욕망이나 미움 또는 그 밖의 다른 생각이 일어나면 일어난 그 생각을 그냥 바라보기만 한 후 곧 현재의 자신에게 의식을 돌린다. 이렇게 현재로 마음이 모이게 하는 것이 바로 몸과 마음을 이완상태로 들어가게 하는 최선의 길이다.

그러나 집중하기 위해 스스로 현실에서 물러나 조용한 곳으로 일부러 찾아갈 필요는 없다. 사실 우리는 매일 완전한 주의가 요구되고 주의를 집중할 수 있는 현재라는 많은 순간을 가진다. 예컨대, 좌회전을 하는 데 앞에서 달려오는 트럭과 맞닥뜨렸을 때, 4살짜리 아들이 넘어져 팔꿈치에 상처를 입고 눈물을 흘리며 집으로 뛰어오는 것을 보았을 때, 또는 가장 감동적인 영화를 보고 있을 때 주의를 어디에로 돌릴 수 있겠는가?

다음에 열거한 몇 가지 연습은 바쁜 일상생활에서도 어떻게 하면 자신의 주의를 현재에 맞출 수 있는가를 보여 줄 것이다. 이 연습은 어디에서나 실행할 수 있고 하루를 통해 스트레스가 엄습해 올 때 우리의 몸을 편안하게 하는 데 많은 도움을 줄 수 있다. 현재에 마음을 챙기는 이 명상, 즉 마음챙김 명상(Mindfulness Meditation)이 스트레스 관리 분야에서 가장 많이 시행되는 명상법이다(이 장에서 언급하는 마음챙김 명상은 입문 수준의 개요에 불과하므로 마음챙김 명상의 본격적 내용은 장현갑 · 변광호 등이 쓴『삶의 질을 높이는 이완 · 명상법』제6장 명상법 II편을 참고하라).

◉ 먹기명상

우리는 매일 음식을 먹지만 먹고 있는 동안 자신이 먹는 것에 대해 얼마나 많은 주의를 기울이는지는 의식하지 못한다. 당신은 주로 남들과 같이 음식을 먹는가? TV를 보면서 먹는가? 책을 읽으면서 먹는가? 10분 이내에 다 먹는 것은 아닌가?

이제는 의식을 집중해 가면서 먹는 명상법을 소개한다. 이런 연습을 하기 위해 다른 사람과 함께 치즈샌드위치를 먹는 것을 상상해 보자.

① 음식을 앞에 두고 앉아서 몇 번 심호흡을 한다. 샌드위치의 색깔, 모양, 질감에 주목한다. 이 음식이 당신의 마음에 드는가? 게걸스럽게 먹고 싶은 욕망을 억제할 수 있겠는가? 당신이 느끼는 생각이 무엇이든 그 생각에 주목하라.

② 먹기를 시작하려고 하는 의도에 주의를 기울여라. 손을 샌드위치 쪽으로 서서히 움직여라. 움직일 때 움직임 하나하나를 조용히 마음의 눈으로 주목하라. 혼잣말로 하라. '샌드위치에 가까이…… 가까이…… 가까이 다가가고 있다.'고 말하라. 자신의 행동 하나하나에 이름을 붙임으로 마음속으로 목표 행동에 대해 의식할 수 있다. 샌드위치를 잡고 나서는 '이제 샌드

위치를 집어 올리고 있다. ……올리고 있다. ……올리고 있다.' 는 것에 주목하라.

③ 손이 샌드위치를 잡아 입 가까이까지 가져가는 것에 주목하라. 입 가까이 오면 잠깐 음식의 냄새를 맡아라. 어떤 냄새인지 알겠는가? 마요네즈 냄새를 맡을 수 있는가? 치즈의 냄새를 느끼는가? 몸이 냄새에 어떻게 반응하는가? 입에 침이 고이지 않는가? 음식을 먹고 싶어 하는 몸의 감각에 주목하라.

④ 처음 씹을 때 빵이 이빨 사이에 들어오는 감각을 느껴라. 첫번째 씹기가 끝나면 이 빵이 입 안 어디에 가 있는지 또 혀의 위치는 어디에 가 있는지 주목하고 천천히 씹기 시작하라. 이빨에서는 어떤 감각을 느낄 수 있으며, 씹을 때 혀는 어떻게 움직이는가? 무슨 맛을 경험하는가? 토마토는? 치즈는? 혀는 무슨 맛을 경험하는가?

⑤ 음식을 삼키는 경우 식도에 있는 근육이 음식물을 위(胃) 속으로 내려 보내기 위해 어떻게 수축하고 어떻게 이완하는가? 삼키기를 끝냈을 때 음식은 어디에 가 있는가? 위(胃) 속에서 일어나는 감각을 느낄 수 있는가? 위는 어디에 있는가? 위의 크기는? 위가 비어 있는가, 꽉 차있는가?

⑥ 샌드위치를 계속 먹을 경우 가능한 많은 감각을 느끼려고 노력하라. 먹기 동작 하나하나에 명칭을 붙여라. 기본 명상과 같이 혀가 움직일 때 그것을 바라본 후 다시 음식으로 주의를 되돌리도록 하라.

◉ 걷기명상

많은 사람들은 일상적으로 하루에 몇 km씩 걷는다. 걷기는 마음챙김 명상을 훈련하기 위해 좋은 활동이 된다. 다음에 설명할 훈련은 걷기, 숨쉬기, 수 세기를 모두 합쳐 한 점에 의식을 모으는 훈련이다.

① 서서 복부의 근육을 이완하라. 몇 번 깊은 복부호흡을 하라. 숨을 쉴 때마다 아랫배가 팽창되었다가, 수축되는 것을 느껴라. 서 있는 자세에서 호흡을 계속하면서 마음속으로 숨을 들이쉴 때 '흡' 하고 내쉴 때는 '토' 하고 말하라.

② 호흡을 통제하지 않고 처음에는 한 걸음 발을 내 밀어 땅에 닿을 때 '흡' 하고 다음 발이 땅에 닿을 때는 '토' 하도록 호흡을 조정한다. 이번에는 한 번 '흡' 하고 '토' 하는 동안 자연스럽게 몇 걸음 앞으로 갈 수 있는지를 살피도록 한다.

③ 호흡하고 걸어가면서 발걸음 수를 센다. 만약, 한 번 '흡' 하고 '토' 하는 동안 세 걸음을 걸어간다면 속으로 '흡…… 둘…… 셋, 토…… 둘…… 셋. 흡…… 둘…… 셋' 하고 속으로 말한다. '흡' 하는 호흡을 '토' 하는 호흡보다 길거나 짧게 할 수 있다. 문제는 걸어가면서 호흡에 주의를 모으는 것이다.

④ 다른 명상처럼 생각이나 이미지가 떠올라 걸음 수를 세는 것을 방해할 때는 그런 망상이 일어났다는 것을 마음속으로 알아차리고 걷기로 되돌아와 걸음 수를 다시 세어라.

⑤ 걷기명상을 다른 방법으로도 할 수 있다. 즉, 걸으면서 느끼는 감각에 주의를 집중하라. 다리를 들고 내리고 할 때 어떤 근육이 수축하고 이완하는지 주의를 모아라. 어떤 다리 부분이 지면에 가장 먼저 닿는가? 어떻게 몸의 무게가 한쪽 다리에서 다른 쪽 다리로 옮겨 가는지 주의를 집중하라. 다리가 굽혀지고

펴질 때 무릎에서 느껴지는 감각은 어떤가? 발가락의 질감은 어떤가? 딱딱한가 아니면 부드러운가? 돌멩이가 없는가? 갈라진 틈은 없는가? 잔디 위를 걸을 때 느끼는 감각과 보도블록 위를 걸을 때 느끼는 감각은 어떻게 다른가?

◉ 응시하기

기본 지시사항은 앞서 촛불이나 돌과 같은 작은 대상물에 의식의 초점을 둔다는 것을 이미 언급하였다. 이와 유사한 연습은 크든 작든 다양한 대상물을 사용하여 어느 장소라도 실천할 수 있다. 회의를 하는 동안, 버스를 타고 있는 동안 또는 대기실에 앉아서도 응시하기 명상을 할 수 있다. 이 응시하기 명상은 남의 눈에 드러나지 않고도 할 수 있다는 이점이 있다.

① 가시권 내에 눈을 고정하고 싶은 대상을 발견한다. 눈을 그 대상에 붙이고 몇 번 아랫배로 심호흡을 한다. 당신의 가시권 안에 있는 흥미를 끄는 한 가지 대상에만 주의를 모아야 한다.

② 당신이 보고 있는 것 또는 그 대상에서 파생되는 어떤 생각에도 판단하려 하지 마라. '단지 바라보고' 만 있는 것으로 족하다. 생각이 일어나면 그것에 주목하고 조용히 그 대상물을 향하여 주의의 초점을 되돌린다.

③ 다른 유형의 대상을 사용하여 이 응시하기 명상을 실천할 수 있다. 몇 가지 참고사항을 덧붙이면 다음과 같다.

고정되어 굳어 있는 대상물: 한 곳에 고정적으로 머물러 있는 일정한 크기와 모양을 가진 대상물

자연스런 대상물: 예컨대 구름, 모래, 나무, 바다 등

범위가 넓은 대상물: 벽이나 벽지와 같은 크고 일정한 패턴을 가

진 표면

움직이는 대상물: 많은 사람들, 바쁜 거리의 자동차 등

이러한 성질의 대상물을 갖고 명상을 할 때는 각 대상의 모양새에 눈이 따라가서는 안 된다. 그 대신 눈을 공간의 한 점에 고정하고 시야에서 움직이는 모습을 지켜보라.

어떤 단순한 활동도 그것에 계속 주의의 초점을 두게 되면 명상이될 수 있다. 가장 좋은 마음챙김 명상이란 매일 당신이 하는 일 가운데 한 가지 활동을 선택하여 잠깐이라도 그 일에 마음을 집중하는 것이다.

이런 활동과 관련되는 모든 행동과 모든 감각에 주의를 모은다. 먹기명상에서 이미 언급하였던 내용을 참고하면 도움이 될 것이다. 면도를 하면서, 칫솔질하면서, 접시를 씻으면서, 옷을 개면서, 또는 잡초를 뽑으면서도 마음을 집중하는 마음챙김 명상을 훈련할 수 있다. 이때, 잡생각이 일어나면 잡생각이 일어나고 있다는 것을 바라본 후 원래의 집중 대상으로 삼았던 것으로 되돌아가면 된다.

제4부류: 생각 내려놓기 명상

이 고도의 구조화된 명상은 여러 문명에 따라 다양한 모습의 형태를 띤다. 요컨대, 이 명상은 자신의 생각, 감정 그리고 지각을 어떤 의미와 관련 짓지 않고, 상호관계를 고려하지 않은 채 하나씩 차례로 떠올렸다가는 흘러가는 것을 수동적으로 관찰하는 것이다. 이 명상은 마음속에 무엇이 일어났는가를 바라본 후 살며시 내려놓고 그냥 떠나는 것이다.

① 자세를 살펴보고 자신에게 향하라. 그리고 몇 번 심호흡을 하라.

② 눈을 감고 깊은 물웅덩이 바닥에 앉아 있다고 상상하라. 생각 이나 감정 또는 지각이 일어날 때 그것을 거품으로 보고 그 거품이 당신에게 솟아올라 사라져 가는 것을 상상하라. 단지 그것을 바라보고만 있으라. 때로는 같은 종류의 거품이 여러 차례 솟아오를 수도 있고, 어떤 거품들은 이 거품, 저 거품이 얽혀 있는 것처럼 보일 수도 있고, 속이 텅 빈 거품으로 보일 수도 있다. 단지 바라보는 것만으로 족하다. 이 거품을 생각과 결부시키지 마라. 단지 마음의 눈으로 전개되는 거품을 바라만 보고 있으라.

③ 만약, 물웅덩이 바닥에 앉아 있는 것을 상상하는 것이 불편하다면 강가 제방에 앉아서 강물을 따라 서서히 흘러가는 한 조각의 나뭇잎을 상상하라. 한 가지 생각, 감정, 또는 지각을 나뭇잎으로 상상하고 이 나뭇잎이 당신의 시야 밖으로 떠내려가도록 내 버려 둔 후 강물을 응시하는 것으로 되돌아와서 새로운 생각이 떠오르면 새로운 나뭇잎이 떠내려가는 것으로 상상하라.

심상법

심상(心象)을 사용하면 스트레스를 강력하게 감소시킬 수 있다. 스트레스 관련 신체 징후를 다룰 때 긍정적 사고를 훈련하는 방법이 20세기 초 프랑스의 에밀 쿠에(Emile Coué)라는 사람에 의해 처음 도입되었다. 쿠에는 상상력의 힘은 의지력의 힘을 훨씬 능가한다고 믿었다. 수의적인 의지력에 의해 이완상태로 들어가기는 어렵지만 상상력에 의해 이완감이 온몸에 골고루 퍼져 나가게 한다거나 안전하고 아름다운 안식처를 찾을 수 있도록 심상화할 수 있다.

쿠에는 우리가 하는 모든 생각은 현실이 될 수 있기 때문에 생각하는 바대로 이루어진다고 확신하였다. 예컨대, 우리가 슬픈 일을 생각하면 불행을 느끼게 되고, 불안한 생각을 하게 되면 긴장하게 된다. 불행감이나 긴장감을 극복하기 위해서 우리는 마음을 긍정적이고, 치유가 이루어지는 심상에 초점을 두어야 할 것이다. 당신이 외로워질 것이고, 가련해질 것이라 예견한다면 당신의 예견이 사실로 드러나게 될 것이다. 왜냐하면 당신의 부정적 생각이 반사회적 행동으로 반영되기 때문이다. 예컨대, 사장이 야단을 치면 배가 아플 것이라고 예견하는 한 여직원은 그녀의 생각만으로도 실제 위통을 불러오기 쉽다. 쿠에는 결핵, 뇌출혈, 변비와 같은 질병은 병에 관심을 두면 악화된다는 것을 발견하였다. 그는 환자들에게 하루 20번씩 '나는 매일매일 또 순간순간마다 좋아지고 있다.' 고 스스로에게 다짐하라고 권유한다. 쿠에는 그의 환자들에게 한 발짝 물러서서 편안하게 이완된 자세를 취하고선 눈을 감고 모든 신체 근육을 이완하는 훈련을 권유하였다. 그는 환자들이 반의식 상태에서 졸기 시작하면 환자 스스로 자신의 마음속에 바라는 상태, 예컨대 '나는 이제부터 이완할 거야.' 와 같은 주문을 하라고 권유한다. 이렇게 하면 의식과 무의식이 연결되어 무의식이 현실로 바뀌게 된다.

칼 융(Carl Jung)은 20세기 초 '적극적 상상력(active imagination)'이라는 기법을 사용하였다. 그는 자신의 환자에게 마음속에 어떤 구체적 목표나 프로그램 없이 명상을 하라고 가르쳤다. 환자들이 어떤 추론 없이 단순히 관찰하고 경험할 때 그 상상은 의식화된다. 그런 후에 환자가 원하면 그 환자에게 그러한 상상에 대해 물어보거나 그 내용과 관련하여 대화를 나누어 봄으로써 실제적인 소통이 가능하게 된다. 융은 적극적 상상력을 통해 환자의 내면세계의 풍요성을 발견하게 되고, 스트레스를 받을 때 상상력을 통해 치유의 힘으로 끄집어내게 하는 것을 배울 수 있도록 하였다. 이처럼 융 학파와 게슈탈트 치료가들은 직관력과 상상력을 사용하여 스트레스를 감소하려고 하였다. 심상화는 미국 내 암센터와 통증센터에서 많이 실천하고 있고, 효능이 과학적으로 연구되고 있다. 암 환자에게 심상화를 적용한 선구자인 매튜스(Matthews)와 사이몬톤(Simonton)은 1980년 『다시 건강하게(Getting well again)』라는 책을 썼다. 또 다른 심상치료가이며 과학자인 아흐터버그(Achterberg)는 1985년 『상상력의 치유(Imagery in Healing)』라는 저서를 발표하였고, 예일 대학교 외과교수 버니 시겔(Bernie S. Siegel)은 1986년 『사랑, 의학 그리고 기적(Love, Medicine and Miracle)』이란 명저를 저술하였다. 『창조적 심상화와 빛 속의 삶(Creative Visualization and living in the light)』의 저자인 삭티 가와인(Shakti Gawain)은 심상화는 에너지로 생명을 창조하는 현상이고 생명의 다양한 현상이라고 언급하였다. 모든 것은 에너지다. 우리의 마음은 마치 영사기가 텅 빈 스크린 위에 온갖 세계를 투사한 것처럼 우리의 마음이 우리의 세계를 창조하는 것이다.

효과적인 징후 감소　심상화 또는 심상법은 두통, 근육통, 만성 통증과 온갖 종류의 불안(일반 불안 또는 특수 상황에 대한 불안)을 포함하여 많은 스트레스 관련 질병 치료에 효과적이다.

숙달에 걸리는 시간	신체 징후가 즉각 감소될 수도 있고, 몇 주의 훈련이 지난 후 감소되는 수도 있다.

심상법을 위한 지시사항

심상화의 종류	누구나 심상화할 수 있다. 백일몽, 기억, 회상, 내면적 대화 등이 심상화다. 당신은 당

신의 심상을 이용할 수 있고, 당신 자신이나 삶을 개선하기 위해 의식적으로 심상을 적용할 수도 있다. 당신이 의식적으로 만들어 낸 심상을 이완과 스트레스를 해소하는 데 이용할 수 있다. 심상에는 다음과 같은 3가지 유형이 있다.

◉ 수용적 심상화

이완한 채 마음을 비우고, 조금 모호한 상을 그려 보라. 그리고 한 가지 질문을 던지고는 수동적으로 반응을 기다려라. 예컨대, 당신은 지금 바닷가에 앉아 있고, 미풍이 피부를 부드럽게 스친다고 상상할 수 있을 것이며, 당신은 바다의 소리를 듣고, 바다의 냄새를 맡는다고 상상할 수 있다. 당신은 '왜 내가 이완이 잘 안 되지?' 이렇게 질문할 수도 있고, '왜냐하면 남에게 말할 수 없는 이유 때문에' 또는 '남편의 우울증 때문에 남편을 혼자 남겨둘 수 없어서' 라는 대답이 의식의 표면으로 떠오를 수 있다.

◎ 프로그램화된 심상화

모양, 맛, 소리, 냄새로 가득 찬 구체적 상을 그린다. 당신이 갖기 원하는 목표와 빨리 이루어지길 원하는 어떤 치유를 상상하라. 예컨대, 마라톤 운동선수가 있다. 그녀는 달리기를 처음 시작할 때 프로그램화된 심상화를 사용하였다. 그녀는 매일 그 코스를 달리는 자신을 상상하였다. 그녀는 언덕을 달려 올라갈 때 힘든 부담을 상상하였고 몇 백 미터를 더 달린 후 지친 모습을 상상할 수 있었으며, 결승점 앞에서 전력 질주하는 것도 상상할 수 있었다. 이런 사전 심상화를 연습한 후 실제 경주에 나섰을 때 그녀는 또래의 나이에 오랫동안 연습한 다른 선수들과 유사한 기록으로 달릴 수 있었다.

◎ 유도된 심상화

상세한 장면을 심상화하되 결정적인 요소는 배제한다. 그리고 당신의 선의식이나 내면의 안내자가 수수께끼로 남겨 둔 모호한 부분을 채우도록 기다려라. 예컨대, 조○○ 여사는 그녀가 이완하기를 좋아하는 특수한 어떤 장소로 찾아가는 것을 상상한다. 그녀는 대학 시절 친구들과 여행지로 몇 번 들렀던 광릉숲 속에 있는 깨끗한 특정 장소와 그 장소와 관련되는 냄새, 맛, 소리, 촉각 그리고 광경을 상상하였다. 그녀는 황혼 무렵 캠프파이어 자리에서 감자를 굽고 있는 자신의 모습을 상상했다. 그녀는 여행지에서 마음에 감동을 주었던 할아버지를 상상하고, 그 할아버지에게 어떻게 하면 이완할 수 있는가 하고 물어보았다. 때때로 그 할아버지는 조 여사가 좋아하는 노래를 부르도록 상기시켜 주었고, 조 여사는 긴장을 느낄 때마다 그 노래를 불렀다. 때때로 그 할아버지는 조 여사가 잊고 있었던 유쾌한 기억들을 회상할 수 있도록 하였고, 그녀를 웃게 하였다. 또 더 많이 웃어야 좋다고 말해 주었다. 또한, 할아버지는 조여사를 다독여 주어 자신이 사랑받고 있다는 것을 느끼도록 해 주었다.

효과적으로 심상화하는 법칙

① 옷을 헐렁하게 입고 조용한 장소에 누운 후 눈을 부드럽게 감는다.

② 당신의 몸을 훑어본 후 특정한 근육에 긴장이 있는지 찾아본다. 가능한 이 근육을 이완한다.

③ 마음속으로 온갖 감각적인 심상을 형성해 본다. 시각, 청각, 후각, 촉각, 미각 등 온갖 감각을 모두 포함하라. 예컨대, 소나무가 있고 푸른 하늘이 있으며, 흰구름이 있고 발 밑에는 솔잎이 깔려 있는 푸른 숲 속의 광경을 떠올린다. 이런 광경에 더하여 나무에 부딪히는 바람소리, 계곡에서 들려오는 물소리, 새들의 지저귐 등등……. 대지를 밟을 때의 상쾌한 느낌, 솔잎의 냄새 그리고 깊은 산속 옹달샘에서 솟아오르는 물맛까지 포함한다.

④ 반복하여 짧게 '나는 지금 이완하고 있다.'고 다짐하라. 현재의 시제를 사용하고 '나는 긴장하지 않는다.'라는 식의 부정적 표현은 피하고 '나는 긴장을 내려놓고 있다.'와 같은 긍정적 표현을 사용하라. 여기에 몇 가지 유사한 긍정적 표현이 있다.

- 긴장이 내 몸에서 빠져나간다.
- 나는 내 마음대로 이완할 수 있다.
- 나는 나의 삶을 조화롭게 살아가고 있다.

• 평화가 내 마음속에 있다.

⑤ 하루에 세 번씩 이런 심상을 실천하라. 심상의 실습은 침대에 누운 채 아침과 저녁에 실천하는 것이 가장 쉬운 일이다. 어느 정도 훈련을 하고 나면 병원에서 의사를 만나기 위해 기다릴 때나 서비스 기관에서 차례를 기다리고 있을 때, 각종 회의가 시작되기 전과 같은 다양한 장면에서 심상을 실천할 수 있다.

긴장과 이완의 기초 훈련

◉ 눈의 이완

손바닥을 감은 눈 위에 얹어라. 안구에는 지나친 압력을 가하지 않은 채 모든 빛을 차단하고 검은색만 보려고 하라. 다른 색깔이나 상도 보일 수 있지만 오직 검은색에만 관심의 초점을 두라. 마음속으로 검은색과 관련 있는 것(예컨대, 검은 모피, 검은 구두, 검은 색 옻칠한 가구 등)을 기억하려고 애써라. 이렇게 2~3분 동안 계속 하면서 검은 것을 생각하고 집중하라. 손을 내리고 천천히 눈을 뜬 후 차차 빛에 적응해 가도록 한다. 눈을 뜨게 하고 감게 하는 데 관계하였던 근육들이 이완감을 느끼도록 하라.

◉ 은유적인 상

누워서 눈을 감고 이완하라. 긴장하여 하나의 상을 심상화한 후 즉각 이완하기 위한 상으로 대체하라. 가장 좋은 상은 스스로 만들어야 하지만 긴장을 위한 상을 만들기 위해 몇 가지 예를 들면 다음과 같다.

• 빨간색

- 검은색의 칠판 위에 날카로운 분필 자국
- 전선줄의 팽팽한 긴장
- 한밤중에 들려오는 사이렌 소리
- 서치라이트의 불빛
- 암모니아가스냄새
- 캄캄한 터널에 갇힘
- 착암기가 돌 깰 때의 진동

심상을 통해 긴장을 불러냈던 이러한 심상을 이번에는 유연하게 퍼져 나가 서서히 사라지는 이완의 상으로 다음과 같이 만들어 간다.

- 빨간색은 빛바랜 청색으로 시들어지고
- 분필은 바스러져 가루가 되고
- 전선은 느슨해지고
- 사이렌 소리는 감미로운 멜로디의 선율이 되어 부드러워지고
- 서치라이트 불빛은 부드러운 장밋빛으로 바뀌고
- 암모니아가스 냄새는 레몬 향으로 바뀌며
- 캄캄한 터널은 빛과 바람이 통하는 바닷가로 향하는 입구를 가리키고
- 착암기의 돌 깨는 진동은 당신의 근육을 부드러운 손길로 안마해 주는 것으로 바뀌도록 한다.

당신의 신체를 살펴보면서 긴장하였던 심상을 긴장한 근육에 적용해 보라. 다음엔 이완하는 심상을 그 근육에 적용해 보라. 예컨대, 당신의 목이 긴장하면 마치 목을 비트는 것처럼 옥죄어 오는 것

을 상상할 수 있다. 그러나 '이완' 또는 '나는 내 마음대로 이완할수 있다.' 와 같은 확신에 찬 말을 하면 옥죄어 오던 목에 구멍이 열리고 편안해짐을 상상할 수 있다.

◎ 특별한 장소를 만들어라

특별한 장소를 만든다는 것은 곧 이완을 위한 휴식처, 즉 안식처를 마련하라는 것이다. 이 장소는 실내든 실외든 관계없다. 장소를마련함에 있어 다음의 몇 가지 지침을 따르는 것이 좋다.

- 당신만 아는 은밀한 장소에 몰래 혼자 들어가
- 평화롭고, 안락하고, 안전한 마음을 느낀 후
- 당신의 은밀한 그 장소에 온갖 감각적인 미세한 요소를 갖추어전후좌우 배경을 마련하라.
- 당신과 편안하게 함께 할 내면의 가이드나 특별한 사람을 위한공간을 마련하라.

특별한 장소란 연못으로 이어지는 오솔길의 끝일 수도 있다. 그곳에는 발 밑에 잔디가 있고, 5m쯤 앞에는 연못이 있고, 저 멀리 산이 병풍처럼 펼쳐 있다. 당신은 이 특별한 자리에서 신선한 공기를느낄 수 있다. 뻐꾸기가 울고 있고, 태양이 연못 위에 빛나고 있다.가득 꿀을 담은 향기를 풍기는 아름다운 꽃들이 벌들을 유혹한다.당신의 특별한 이 장소는 가지런히 정리된 깨끗한 부엌일 수도 있다. 부엌 창문을 통해 저 멀리 풍광을 바라볼 수 있다. 테이블 위에는 손님을 접대하기 위한 찻잔이 놓여 있다. 이러한 심상을 연습하기 위해 다음의 내용을 테이프에 녹음한 후 이를 들으면서 심상을하면 더욱 좋을 것이다.

당신의 은밀한 장소로 가 드러누워 편안함을 느끼기 위해 우선 눈을 감아라. 마음속으로 정한 조용한 그 장소로 천천히 걸어간다. ······당신의 장소는 실내일 수도 실외일 수도 있다. ······그 장소는 평화롭고 안전한 장소다. ······불안과 염려는 내려놓아라. ······ 저 밑에 있는 광경을 주목하라. ······무슨 냄새를 맡을 수 있는가? ······ 무슨 소리를 들을 수 있는가? ······ 당신 앞에 있는 것을 주목하라. ······ 손을 뻗쳐 그것을 만져 보라. ······ 촉감이 어떤가? ······ 냄새를 맡아 보라. ······ 소리를 들어 보라. ······ 온도는 쾌적한가? ······ 이곳은 안전한가? ······ 특별한 장소, 사적인 장소를 찾기 위해 주변을 돌아보라. ······ 이 장소로 가기 위한 길을 찾는다. ······발 밑에 있는 대지를 느낀다. ······ 당신 위를 쳐다보라. ······ 무엇이 보이는가? ······ 무엇이 들리는가? ······ 무슨 냄새인가? ······ 당신 자신의 조용하고 편안하고, 안전한 그 장소로 갈 때까지 이 길을 걸어간다······.

당신은 당신이 정한 특별한 장소에 도달하였다. ······ 발 밑에는 무엇이 있는가? ······어떤 느낌이 드는가? ······몇 걸음을 옮겨 보라. ······ 당신 위에는 무엇을 볼 수 있는가? ······ 무엇을 듣는가? ······ 또 다른 무엇을 들을 수 있는가? ······ 손을 뻗쳐 그 무엇을 만져 보라. ······ 질감은 어떤가? ······ 가까운 곳에 펜, 종이, 물감이 있는가? 또는 털어내야 할 모래가 있는가? 작업할 진흙이 있는가? 이것들을 가져가서 손으로 만지고 냄새를 맡아 보라. ······ 볼 수 있는 한 많이 살펴보라. ······ 무엇을 볼 수 있는가? 무엇을 듣는가? 주목할 만한 냄새는 무엇인가?

당신의 특별한 장소에 앉거나 누워라. ······ 냄새와 소리와 광경을 살펴보라. ······ 이곳은 당신의 장소고, 이곳에선 어느 누구도 당신을 해칠 수 없다. ······ 만약, 위험한 것이 여기에 있다면 그것을 치워라. 당신은 이완하고 안전하고, 편안함을 느낄 때까지 3~5분 동안 시간을 보내라. ······ 이 장소의 냄새, 맛, 소리를 기억하라. ······ 당신이 원하면 언제든지 이곳으로 돌아와 쉴 수 있다. ······ 같은 길로 와서 같은 입구로 떠나라. ······ 바닥을 살펴보고, 주변 사물들을 만져 보라. ······ 저 멀리 광경을 살펴보고 그것을 감상하라. ······ 당신이 만든 이 특별한 장소에 원하면 언제든지 들어갈 수 있다는 것을 상기하라. ······ "나는 이곳에서 이완할 수 있다." 또는 "이곳은 나의 특별한 곳이야, 원하면 언제든지 이곳에 올 수 있어."라고 확신에 찬 말을 다짐한다.

자 이제 눈을 뜨고 이완되었음을 확인하면서 몇 초간을 그냥 조용히 보내라.

◉ 내면의 가이드 발견하기

당신 내면의 가이드(영적인 스승)는 명료하고 교훈적인 상상의 사람이거나 동물이 될 수 있다. 이 가이드는 당신의 내면적 지혜와 선의식과 연결되어 있는 특별한 존재다. 당신의 내면 가이드는 당신에게 휴식하는 방법과 스트레스를 야기하는 원인을 명쾌하게 지적해 줄 수도 있다. 훈련을 거듭하면 당신이 원할 때는 언제든지 당신의 특별한 그 장소에서 당신의 내면 가이드를 만날 수 있다. 다음 내용을 녹음한 후 연습에 사용하라.

이완한 후 앞에서 연습하였던 것처럼 당신의 특별한 장소에 이르는 길을 따라가라. 당신의 장소로 내면의 가이드를 초청하라. 조용히 기다리면서 당신의 가이드가 오는 길을 살펴라. 저 먼 곳에서 나타나는 작은 점을 주목하라. 기다려라. 당신의 가이드가 가까이 접근해 오는 것을 살피고, 발자국 소리를 들어라. 가이드의 체취를 맡을 수 있는가? 만약, 가이드의 모습이 선명하게 드러나면서 불안감을 느낀다면 가이드를 되돌려 보내라. 당신이 좋아하는 가이드를 발견할 때까지 기다려라.

가이드가 편안해 보이면 그 가이드에게 질문한 후 답을 기다려라. 답은 우스운 것일 수도 있고, 말하는 것일 수도 있고, 느낌일 수도 있고, 꿈일 수도 있고, 시무룩한 것일 수도 있고, 낮은 소리일 수도 있다. '어떻게 하면 이완할 수 있으며, 긴장의 원인은 무엇입니까?' 라고 물어보라. 가이드의 답이 너무나도 간단하고 명료하여 놀랄 수도 있을 것이다. 가이드가 당신을 떠나기 전 또는 막 떠나려고 할 때 당신 자신에게 확신에 찬 말을 하라. '나는 지금 이곳에서 이완하고 있다.' 또는, '나는 내 마음대로 이완할 수 있다.' 라고 확신하는 말을 하라.

이것을 7일 동안 하루 몇 번씩 연습하라. 7일째 되는 날 당신은 가이드를 만나게 될 것이며, 그로부터 어떤 답을 얻게 될 것이다. 어머니와 집을 잃고 아버지는 자기를 돌봐 줄 능력이 없는 어린 학생이 내면의 가이드를 만나 그 가이드를 자신의 어머니로 활용하였다. 이 학생은 삶의 고통과 동료들의 압력을 감당하기 어려울 때 긴장을 풀고 지혜를 얻기 위해 그녀를 찾았다. 그녀는 비록 말하지 않았지만 그녀가 자기 앞에 나타나는 것만으로도 만족할 수 있었다. 사람마다 내면의 가이드는 다르지만 그들이 지시해 주는 내용은 거의 동일하다.

◉ 음악 듣기

음악을 듣는 것이 가장 공통적인 이완 형태다. 사람들은 음악에 대해 의미를 부여한다. 그러므로 당신이 이완을 목적으로 음악을 들으려 할 때는 평화와 이완을 주는 음악을 선택해야 하는 것이 중요하다. 가능하다면 매일 또는 이완을 위해 음악을 사용할 때 30분 이상 지속되는 테이프를 사용하라. 과거에 당신에게 이완을 주었던 음악을 반복하여 들으면 미래에도 유익할 수 있다. 선택한 음악 테이프를 넣고 편안한 자세를 취하여 눈을 감는다. 마음으로 온 신체를 한번 훑어보고 어느 부위에 긴장이 있고, 통증이 있고, 이완되고 있는지를 살펴보라. 음악에 주의를 집중하면서 당신의 기분을 살펴라. 관련 없는 생각이 머릿속에 떠오를 때에는 그것을 알아차린 후 그것을 놓아 버려라. 음악에 주의를 모으는 것이 당신의 목적이라는 것을 기억하면서 이완하라. '이완' 또는 '음악이 나를 이완하게 한다.'고 확신하여 말하라. 음악이 끝나면 다시 한 번 마음으로 당신의 몸을 살펴 어떻게 느껴지는지 알아보라.

처음 시작할 때와 다른 느낌이 느껴지는가? 기분에 있어서도 어떤 차이가 느껴지는가?

주의할 점 ▐

① 많은 감각들로부터 인상을 받는 데 어려움이 있다면 가장 강력한 감각만을 선택하라. 나머지는 시간이 지나면서 저절로 좋아질 것이다.

② 가끔 반복하라. 하루 세 번 정도를 반복하라. 인내심을 가져라. 시간이 많이 걸릴 것이다.

③ 만약, 당신 스스로 만든 테이프가 고장이 나서 말을 듣지 않는다면, 새 것을 만들어 사용하라. 시중에 판매되는 이완테이프를 사용해도 좋다.

④ 웃는 것을 잊지 마라. 웃는 것은 내면의 메시지를 생성하여 정서적 · 신체적 긴장을 감소시키는 데 효과적이다. 웃는다는 것은 순환계, 호흡계, 신경계를 자극하는 것이다. 내적 경련이 사라지면 근육에 대한 긴장이 줄어들어 안녕감을 느끼게 될 것이다. 『질병의 해부(anatomy of an illness)』라는 유명한 책을 쓴 노먼 커진스(Norman Cousins)는 희귀한 병이면서도 고통이 심한 특정한 병을 웃음으로 치료한 경험을 기술하고 있다. 그의 웃음치료에는 'Old Marx Brothers'라는 영화와 'Candid Camera' 영상이 포함되어 있다. 그는 웃음이란 마음과 육체를 놀라울 정도로 회춘시켜 주는 효과가 있고, 부정적인 사고의 피해를 막는 방탄복 역할을 한다고 하였다. 웃고 있는 동안에는 불안해하고, 화를 내고, 우울할 수가 없다. 웃으면 자신에

대한 생각이나 자신의 상황을 몽땅 잊어버린다. 너무 지나치
게 밀착하여 생각하는 상황을 좀 거리를 두고 여유 있게 바라
볼 수 있도록 해 준다. 스트레스적인 삶을 끊기 위해서 가능한
많은 시간을 웃도록 하자. 웃으면 복이 온다고 하지 않는가?

⑤ 창의성을 사용하라. 두뇌의 상상력과 창의력을 사용하는 것은
강력한 스트레스 관리 기술이고 불안, 걱정, 부정적 생각에서
벗어나게 해줄 수 있다. 1950년대부터 이루어진 신경과학의
연구는 창의적 생각의 가치와 타당성을 지지해 주고, 상이한
과제와 문제를 매개하고 처리하는 데 뇌의 반구가 분명한 기
능 차이가 있다는 사실을 보여 준다. 과학자들에 의해 우성 반
구라 불리는 좌뇌 또는 좌반구는 선형방식으로 언어나 수적
정보를 처리한다. 좌뇌는 주로 활동적이고, 언어적이고, 논리
적이며, 합리적이고, 분석적인 기능을 하는 부위다. 이와는 대
조적으로 우뇌 또는 우반구는 주로 직관적이고, 실질적이고,
비언어적인 기능을 하는 부위며, 이미지와 전체적 양상과 구
조를 다루기도 한다. 결정적으로 중요한 것은 이 두 반구가 세
상을 지각하는 데 확연히 다른 방식이 있다는 것이다. 따라서
두 반구의 기능을 통합하여 사용하는 명상수련이 두뇌활동과
두뇌건강을 위해 도움된다.

15

점진적 이완법과 응용 이완법

점진적 이완법

심리적으로 스트레스를 느낄 때 근육은 긴장한다. 근육이 점진적으로 이완되면 맥박률과 혈압은 낮아지고 호흡률과 발한율도 낮아진다. 깊은 근육 이완을 학습하게 되면 항불안 신경안정제를 섭취하였을 때와 같이 편안해질 수 있다.

에드문트 제이콥슨(Edmund Jacobson)이 1929년 『점진적 이완』이란 책을 출판하였는데, 그는 이 책에서 근육이완기법은 어떤 상상력이나 의지력 또는 암시력 없이 사용할 수 있다고 주장하였다. 그가 주장한 이완기법이란 불안한 생각과 사건은 근육의 긴장을 수반한다는 대전제하에 전개된다. 즉, 이러한 신체적 긴장은 심리적 불안을 야기하고, 반대로 근육이완과 같은 신체적 긴장의 감소는 심리적 불안을 낮춘다는 것이다. 스트레스 관리에서 가장 쉽게 가장 많이 사용하는 긴장이완법이 바로 점진적 이완법이다.

| 효과적인 징후 감소 | 점진적 이완법은 근육의 긴장, 불안, 불면 증, 우울증, 피로, 과민성 장증후, 근육의 |

경련, 목과 등의 통증, 고혈압, 경증 공포증, 말더듬증의 치료에 탁
월한 효과가 있다는 것이 발견되었다.

| 숙달에 걸리는 시간 | 일주일에서 이 주일 정도, 매일 두 차례 에 걸쳐 한 번에 15분 동안 훈련한다. |

점진적 이완법을 위한 지시사항

대부분의 사람은 어떤 근육이 만성적으로 긴장을 일으키는지 잘
모른다. 점진적 이완은 특정 근육과 근육군이 긴장 또는 이완한다
는 것을 확인해 주고 나아가 긴장과 이완 간의 감각 차이를 구분하
는 방법을 제공한다.

점진적 이완은 누워서도 할 수 있고, 의자에 앉아서도 할 수 있
다. 각각의 근육과 근육군을 5~7초 정도 긴장시켰다가 20~30초
정도 이완한다. 이러한 절차를 최소한 한 번 이상 반복해야 한다.
만약, 어떤 특정 근육에 긴장이 남아 있으면, 5번 정도까지 반복 훈
련할 수 있다. 긴장하지 않을 때라도 다음과 같은 이완 표현을 훈련
하면 유용하다.

- 긴장이 떠나고 있다.
- 긴장은 떠나고 편안한 느낌이 든다.
- 긴장이 녹아 흘러 나간다.

일단 이러한 절차를 충분히 익히게 되면 눈을 감고 한 번에 한 근육군에 주의를 초점화한다. 점진적 이완을 위한 지시사항은 다음 두 부분으로 나눌 수 있다. 처음 부분은 몸에서 제일 자주 긴장하는 근육군을 찾아내어 지시문을 테이프에 녹음한 후 이를 재생시켜 연습에 임한다. 둘째 부분은 동시에 많은 근육을 긴장하고 이완함으로써 깊은 심부근육 이완이 짧은 시간에 이루어지게 한다.

기본 절차 ▋   편안한 장소를 잡아 이완하라. 오른쪽 주먹을 단단히 꽉 움켜쥐고 긴장을 살펴라. 꽉 움켜진 주먹, 손, 팔에 가해지는 긴장을 관찰하라. 이제 이완하고 오른손이 느슨해짐을 느끼고 긴장과 반대의 이완감에 주목하라. 오른손을 다시 주먹 쥐고 같은 절차를 반복하라. 긴장감과 반대로 이완하였을 때 느끼는 감각과의 차이를 주목하라. 왼손 주먹을 쥐고 오른손 주먹과 똑같은 절차를 반복하고, 다음에는 두 주먹을 동시에 실시하라.

이번에는 팔꿈치를 굽혀 이두박근을 긴장시킨다. 가능한 강하게 이두박근을 긴장시키고 팽팽해진 긴장감을 살펴라. 이완하면서 팔을 펴라. 이완하면서 느낀 감각 차이를 느껴라. 이 절차를 반복하라. 지금까지 진행한 모든 절차를 적어도 한 번 이상 반복 실천하라.

이번에는 주의를 머리로 돌린다. 앞이마에 힘을 주어 가능한 깊은 주름을 잡는다. 다음에는 이완하고 주름을 편다. 모든 생각을 이마에 모아 주름을 펴고 편안하게 한다. 다음에는 이마를 찡그리며 긴장이 주변으로 퍼져나감을 주목한다. 다시 이마의 주름을 펴고 이완감을 느낀다. 이번에는 눈을 감고 더욱 힘을 주어 꽉 감고는 긴장을 살핀다. 눈을 이완하고 부드럽고 편안하게 감은 상태를 유지한다.

이번에는 턱을 죄여 어금니를 힘껏 물고 턱을 통해 퍼져 나가는 긴장을 살핀다. 턱을 이완한다. 턱을 이완할 때 입술은 약간 벌려질 것이다. 긴장과 이완 간의 느낌 차이를 바로 평가하도록 하라. 이번에는 입천장에 혀로 압박을 가하라. 입의 뒤쪽에 아픔을 느껴라. 그리고 이완하라. 두 입술을 압박하여 입술을 오므려 'O'자처럼 한 후 입술을 이완하라. 이마, 두피, 눈, 턱, 혀 그리고 입술을 모두 이완하였음에 주목하라.

가능한 편안하게 머리를 뒤로 젖혀 목에 일어난 긴장을 관찰하라. 젖힌 머리를 오른쪽 방향으로 돌리고 머리가 변화한 위치를 느끼면서 다음에는 왼쪽으로 돌린다. 머리를 똑바로 세운 후 앞으로 숙이면서 턱으로 가슴 부위를 눌러라. 목구멍과 목 뒤쪽에 긴장을 느껴라. 이완하면서 머리를 편안한 위치로 되돌려라. 그리고 깊게 이완하라.

다음에는 어깨를 으쓱하고 위로 들어올린다. 머리가 두 어깨 사이에 끼어 있을 때 느끼는 긴장감을 맛보라. 어깨를 이완하라. 어깨를 떨어뜨렸을 때 목, 목구멍과 어깨로 퍼져나가는 순수한 이완감을 보다 길고 깊게 느껴라.

이번에는 전 신체를 이완하라. 편안하고 무거움을 느껴라. 숨을 깊이 들이마셔 폐 속에 가득 채워라. 숨을 그대로 멈추고 있으면서 긴장감을 감지하라. 숨을 토하여 가슴을 느슨하게 하라. 계속 이완하면서 호흡이 자유롭고 부드럽게 되도록 하라. 몇 번 반복하면서 토하는 호흡을 따라 모든 긴장이 신체에서 빠져나갔음을 주목하라. 다음에는 위(胃)를 팽팽하게 조여서 그대로 유지하라. 긴장을 느낀 후 이완하라. 이번에는 손을 위(胃)에 올려놓고 숨을 위(胃)까지 길게 들이마시면서 손으로 위(胃)를 눌러라. 그대로 있다가 이완하라. 공기가 빠져나갈 때의 이완을 느껴라. 이번에는 등을 긴장하지 말고 구부려라. 가능한 신체를 이완하도록 하라. 가장 아랫부위의 긴장에 초점을 맞추어라. 그리고 이완하라. 보다 깊이 이완하라.

엉덩이와 넓적다리를 조여라. 가능한 발뒤꿈치에 압박을 가하여 넓적다리를 구부려라. 그리고 이완하고 그 차이를 느껴라. 이번에는 발가락을 아래쪽으로 뻗쳐 장딴지에 긴장을 가하라. 그리고 긴장을 살피고, 이완하라. 이번에는 발가락을 얼굴 쪽으로 굽혀 정강이에 긴장을 가하라. 그리고 이완하라.

이완이 깊어지면서 하체 부위가 무거워짐을 느껴라. 다리, 발목, 장딴지, 정강이, 무릎, 엉덩이를 이완하라. 이 이완이 위(胃), 허리와 가슴까지 퍼져 나가게 하라. 더 많이 퍼져 나가게 하라. 어깨, 팔, 손까지 이완이 깊어짐을 느껴라. 보다 깊게 보다 깊게 목, 턱, 얼굴의 모든 근육이 풀리고 이완됨을 느껴라.

간편한 절차 기본 이완 절차를 학습하고 나면 다음과 같은 방법으로 신속하게 근육을 이완할 수 있는 간편한 절차를 실시해 보라. 전체 근육군을 동시에 긴장한 후 잇달아 이완한다. 앞에서와 같이 최소한 한 번에 하나씩 근육군을 5~7초간 긴장하고, 이어 15~30초간 이완한다. 긴장하였을 때와 이완하였을 때의 감각 차이를 느끼도록 한다.

① 두 주먹을 움켜쥐고 이두박근과 팔 앞쪽에 긴장을 가한 후 이완하라.

② 이마에 주름을 잡는 동시에 머리를 가능한 많이 뒤로 젖혀서

시계방향으로 완전히 한 바퀴 돌리고 반대로 한 바퀴 돌려라.
이번에는 마치 호두알처럼 얼굴 근육에 주름 잡는다. 다시 말
해, 얼굴을 찡그리고, 눈을 가늘게 뜨고, 입술을 오므리고, 혀
는 입천장 위를 누르고, 어깨는 구부린다. 그리고 이완한다.

③ 가슴까지 호흡을 깊이 하여 잠깐 멈추었다가 이완하라. 깊이
숨을 들이마시고 배를 앞으로 밀어내어 잠깐 멈추었다가 이완
한다.

④ 다리를 앞으로 쭉 뻗고 발가락은 얼굴 쪽으로 오므리고, 정강
이에 힘을 주어 잠깐 멈추었다가 이완한다. 발가락을 구부리
면서 동시에 장딴지, 넓적다리, 엉덩이에 힘을 주고 이완한다.

이완훈련 시 주의할 점 ▮

① 이완 프로그램을 잘하기 위해 기본 절차를 담은 테이프를 제
작하려면 각각의 절차에 일정한 시간 간격을 두어 다음 근육
군으로 진행하기 전에 충분한 긴장과 이완할 수 있는 시간을
할당하라.

② 대부분의 사람은 점진적 근육이완을 처음 시작할 때는 만족할
만큼 성공하지 못한다. 그러나 그것은 단지 실천상 초기 단계
의 문제일 뿐 곧 만족할 만큼 잘할 수 있다.

③ 처음에는 20분 정도 실시해도 조금 이완이 되지만 나중에는
몇 분만 실시해도 전 신체에 이완이 가능할 것이다. 처음 시작
할 때 이완이 완벽한 것으로 볼 수도 있지만 그것은 사실이 아
니다. 비록, 근육 또는 근육군이 부분적으로 이완되도 근섬유
는 여전히 수축된다. 이완기 동안 자기 자신에게 '좀 더 많이
내려놓자.'고 다짐하는 것도 도움이 된다.

④ 목과 등이 긴장하는 것에 대해 주의하라. 지나치게 긴장하면 근육이나 척수에 손상이 생긴다. 발가락이나 발이 지나치게 긴장하면 근육에 경련이 일어난다.

⑤ 이 기법에 생소한 사람은 점진적으로 긴장을 이완하는 데 실패한다. 이렇게 느리게 긴장을 해소하는 것은 이완을 가져오는 것 같아 보이지만 사실은 긴장이 지속된다. 특정 근육의 긴장을 해소할 때는 전기 스위치를 내리는 것처럼 즉각적으로 행해야 한다. 갑자기 근육에 힘이 빠져 흐느적 거리도록 하라.

응용 이완법

응용 이완은 1980년대 말에 스웨덴 의사 웨스트(Öst)가 개발하였다. 웨스트는 공포 상황에서 불안감을 차단할 신속하고도 믿을 만한 방법을 필요로 하였던 공포증 환자들에게 이 방법을 적용하여 성공적으로 치료하였다. 그는 이 기법이 심한 공포증 환자에게도 높은 성공률을 나타내자 응용 이완법이 일상적 투쟁과 좌절에서 오는 스트레스 반응이나 불면증 등 삶의 다양한 상황에 도움이 될 것임을 확신하였다.

응용 이완법도 다른 스트레스 감소법과 마찬가지로 스트레스를 가능한 한 초기 단계에서 인식할 수 있을 때 가장 효과가 좋다. 응용 이완훈련의 후기 단계에서는 증가한 심장박동률, 가쁜 호흡, 땀 등 스트레스에 동반하는 생리적 변화에 초점을 맞추어 하는 것이 좋다. 왜냐하면 일단 이런 반응이 나타나면 호흡을 느리게 하고 신체를 고요히 하도록 앞에서 배운 방법을 적용해야 하기 때문이다.

몸이 이완상태로 돌아오면 생각과 사고방식이 자동적으로 평화로워질 것이다. 이것은 불안의 악순환에서 벗어나 이완과 통제가 가능한 수의적인 불안 감소의 방법을 획득하게 되는 것이다.

응용 이완훈련은 다섯 단계로 진행된다.

① 점진적 이완법
② 이완단일(Release-only) 이완법
③ 단서통제(Cue-controlled) 이완법
④ 급속 이완법
⑤ 응용 이완법

일반적인 프로그램에서는 근육이완법을 사용하여 신체를 이완하는 것을 먼저 가르친다. 그런 후 조건화된 이완반응으로 나아가고 결국에는 마음대로 이완하는 법을 배우게 된다. 또한, 이완훈련 장면에서 출발하여 실제 생활에서 그 기법을 사용하는 것으로 진행된다.

**효과적인
징후 감소** ▌ 응용 이완법이 공포증 환자를 치료하기 위해 처음 개발되었지만 공황장애, 일반 불안장애, 두통(긴장성, 편두통, 복합), 요통과 관절통, 간질, 이명현상 등을 포함한 여러 영역에도 널리 적용해 볼 수 있다. 임상에서 응용 이완법은 잠들기 어려운 불면증, 심장신경증 그리고 화학요법으로 인한 메스꺼움을 가진 암 환자들에게도 효과적임이 증명되었다. 웨스트는 거의 누구나 응용 이완법을 배울 수 있고 연구에 참여하였던 사람들의 90~95%에서 효과를 경험하였음을 발견하였다.

숙달에 걸리는 시간 이미 점진적 근육이완법을 배웠기 때문에 단지 몇 번만 응용 이완법을 하고 나면 훨씬 더 빨리 깊은 이완이 주는 이점을 경험할 수 있을 것이다. 응용 이완법도 점진적 프로그램임을 기억하라. 각각의 새로운 단계는 좀 더 빠르고 깊게 이완할 수 있도록 도와줄 것이며, 마침내는 1~2분 안에 마음대로 이완할 수 있게 될 것이다. 그러나 너무 서두르지는 마라. 다음 단계로 나아가기 전에 각각의 단계에 숙달되어야 한다. 각 단계별로 편안해지는 데 1~2주 잡고 하루에 두 번 연습하라. 시간이 길다고 느껴지면 연습시간이 하루 가운데 가장 활력적인 시간이라는 자부감을 가져라.

응용 이완법의 임상적 적용은 이명현상으로 고통받는 입원 환자를 위한 특별 단기 2주 코스에서 공황장애 입원 환자의 14주 프로그램까지 다양하다. 중간 수준이 보다 보편적 수준으로 6~8주 동안 진행된다. 후반기보다 초기 단계에서 시간이 더 걸리고 연습도 더 많이 해야 함을 명심하라.

응용 이완법을 위한 지시사항

응용 이완훈련에는 5개의 단계가 있다. 각 단계는 그 앞 단계를 기초로 하므로 순서대로 5단계를 따라하라.

연습 동안 테이프에 녹음을 하여 따라하라. 테이프는 신체를 이완하는 것에 집중할 수 있도록 하여 눈을 감고 마음대로 할 수 있어야 한다. 테이프를 만들기 위해서는 각 단계의 지침을 원고로 사용하라. 낮고도 고른 목소리로 말하고 급히 진행하지는 마라.

**점진적
근육이완** ▌
점진적 근육이완은 주요 근육군에서 긴장
과 이완 간의 차이를 알도록 하는 훈련이
다. 긴장한 근육과 깊게 이완한 근육과의 감각 차이를 확실하게 느
끼게 되면 만성적인 통증 부위를 구별할 수 있게 되어 의식적으로
그 통증을 경감할 수 있다.

다음에 있는 근육군에 집중을 하면서 '기본 절차'를 따라 하라.

- 1회기: 손, 팔, 얼굴, 목, 어깨 근육군
- 2회기: 가슴, 배, 등, 엉덩이, 다리, 발 근육군

할 수만 있다면 점진적 근육이완법을 아침에는 1회기 근육군에
하고 저녁에는 2회기 근육군을 연습하라. 혹은, 한 회기를 좀 더 길
게 잡아 두 근육군 전체를 할 수도 있다. 점진적 근육이완법에 좀
더 익숙하게 되면 한 회기에 두 근육군을 하도록 노력하라.

하루에 각각 15분씩 두 차례 시행하고 1~2주 동안 이 연습을 지
속적으로 하라. 목표는 몸 전체를 15~20분 안에 이완하는 것이다.

**이완단일
이완법** ▌
점진적 근육이완법에서 첫째 단계, 즉 긴장
하는 단계를 빼고 이완만 하는 이완법이다.
그러므로 각 근육군을 깊이 이완하는 데 필요한 시간을 반 이상 단
축할 수 있는 이점이 있다.

이 기법을 익히는 데는 긴장한 근육과 깊이 이완한 근육의 차이
점을 인식할 수 있는 능력에 달려 있다. 이완만 하는 이 이완법을
시작하기 전에 반드시 점진적 근육이완법에 대해 숙달되어 있어야
한다.

① 팔을 옆에 두고 의자에 편하게 앉아서 편하게 될 때까지 몸을 이리저리 움직여 보라.

② 호흡에 집중하기 시작하라. 깊이 들이마셔서 깨끗한 공기가 윗가슴, 아랫가슴, 위(胃) 부분에 가득 채워지는 것을 느껴 보라. 자세를 바르게 하면서 잠시 숨을 멈추고……. 모든 긴장과 근심이 흘러나간다고 느끼면서 입을 통하여 천천히 숨을 내보내라. 완전히 내쉬었다면 위(胃)와 가슴을 이완하라. 호흡을 할 때마다 점점 더 이완되는 것을 느끼면서, 충만하고, 고요하고, 잔잔한 호흡을 계속하라.

③ 이제 모든 주름살을 부드럽게 펴면서 이마를 이완하라. 계속하여 깊은 호흡을 하라……. 그런 후 눈썹 부위를 이완하라. 턱까지 모든 부위에서 긴장이 사라지게 하라. 그냥 되는대로 내버려 두어라. 이제는 입술을 약간 벌리고 혀를 이완하라. 숨을 들이쉬고 내쉬면서 목 부위를 이완하라. 얼굴 전체가 얼마나 평화롭게 이완되었는지 느껴 보라.

④ 머리를 부드럽게 돌리고 목을 이완하라. 어깨의 힘은 빼라. 어깨가 힘이 풀려 처지도록 그냥 내버려 두라. 목이 편안해지고 어깨가 내려갔다. 이제 팔을 통과하여 손가락 끝까지 이완을 계속하라. 팔은 나른하게 풀려 있다. 입술은 턱이 이완되었으므로 계속 열려 있다.

⑤ 숨을 깊게 들이쉬고 위와 가슴 부위가 확장되는 것을 느껴 보라. 잠시 숨을 멈추고 입을 통해 부드럽게 천천히 숨을 내쉬어라.

⑥ 이완감이 복부로 번지도록 내버려 두라. 복부의 모든 근육이 본래 모습대로 이완되는 것을 느껴라. 허리와 등을 이완하라.

계속 깊고 느린 호흡을 하라. 상반신이 느슨하게 풀림을 지켜 보라.

⑦ 이제 하반신을 이완하라. 엉덩이가 의자 위에 깊이 밀착되었음을 느껴라. 허벅지를 이완하라. 무릎을 이완하라. 종아리를 거쳐 발목으로 발바닥으로 발가락 끝으로 이완이 진행되는 것을 느껴 보라. 발이 따뜻하고 편안하게 되었음을 느껴라.

⑧ 호흡을 하면서 긴장된 부위가 없는지 살펴보아라. 다리가 이완되어 있다. 등, 어깨, 팔이 이완되어 있다. 얼굴이 이완되어 있다. 오직 평화로운 느낌과 따뜻함, 이완감만 있을 뿐이다.

⑨ 만약, 이완하기 어려운 근육이 있다면 그곳에 집중하라. 등인가? 어깨인가? 허벅지인가? 턱인가? 그 근육을 모아 긴장시켜라. 긴장된 상태로 있다가 풀어 주어라. 깊고 깊은 호흡을 하면서 몸의 다른 부분과 합류시켜라.

이완단일 이완법의 지침은 점진적 이완법보다 더 간단한 듯하지만, 실제로 관계되는 과제는 약간 복잡하다. 반드시 당신이 집중하고 있는 각각의 근육의 모든 긴장을 다 없애도록 하라. 다른 부위로 초점을 옮길 때 다시 긴장이 스며들지 않도록 하라. 이완단일 이완법을 한 회기한 후에 일어난 이완감이 점진적 이완법을 한 후만큼 이완되었는지를 느껴야 한다.

강요하기보다는 몸이 스스로 이완하도록 맡겨 두라. 특정 단계가 힘이 들 경우에 깊은 호흡을 하고 다시 시도하라. 호흡을 할 때마다 부정적이고 비판적인 생각은 하지 말고 성공감과 깊은 평화에 머물러라.

하루에 두 회기씩 1~2주 동안 하여라. 몸 전체를 5~7분만에 이완할 수 있다면 다음 단계로 넘어가라.

단서통제 이완법 단서통제 이완법은 깊은 이완을 하는 데 필요한 시간을 단축시켜 준다. 대부분의 경우 2~3분 정도면 족하다. 이 이완 단계에서는 호흡에 초점을 둘 것이며, 이완하기를 바라는 즉시 그렇게 조건화하도록 한다. 다음의 지침들은 어떤 지시어—예를 들면 '이완하시오' 라는 명령어—와 근육이완반응이 연합하는 데 도움을 줄 것이다.

① 팔은 양 옆에, 발은 바닥에 붙이고 편안하게 의자에 앉아라. 깊은 호흡을 하고 잠시 그대로 있어라. 입으로 부드럽게 숨을 내쉬면서 그날의 근심을 날려 보내는 것에 집중하라. 폐를 완전히 비우고 나면 위와 가슴이 이완되는 것을 느껴라.

② 이제 이완단일 이완법을 사용하여 이마에서 발가락까지 이완하라. 30초 안에 완전하게 이완할 수 있는지 살펴보라. 시간이 좀 더 걸려도 괜찮다(테이프를 사용한다면 이 부분에서 30초 동안 정지시켜 놓아라).

③ 이제 고요해지고 편안해졌을 것이다. 배와 가슴은 느리고도 편안한 호흡으로 들어갔다 나왔다 할 것이다. 호흡을 할 때마다 이완감은 깊어질 것이다.

④ 숨을 들이쉴 때는 '들이마시고', 내쉴 때는 '이완하라' 고 말하면서 깊고도 규칙적인 호흡을 계속하여라(테이프를 만들려 한다면 8초 단위로 이 말들을 녹음하라). 들이마시고…… 이완하라…… 들이마시고…… 이완하라. 숨을 들이쉴 때마다 평화와

고요함이 들어오고 내쉴 때마다 걱정과 긴장이 흘러나감을 느껴 보라.

⑤ 호흡할 때마다 '들이마시고'와 '이완하라'를 말하면서 몇 분간 이런 식으로 호흡을 하라(이 말은 녹음하지는 마라. 침묵 속에서 스스로에게 이 말을 하는 것이 가장 효과적이다). 이 말과 호흡에 온 마음을 집중하라. 근육이 점점 더 깊이 이완하는 것을 느껴라. '이완하라'는 말이 마음속의 다른 생각을 밀어 내도록 하라(테이프를 사용한다면 이 지시 말을 녹음하기 전에 1~2분 여유를 두라).

⑥ 이제 숨을 들이마실 때 다시 이 말을 들어 보고 이완하라.

들이마시고……, 이완하라…….

들이마시고……, 이완하라…….

⑦ 이 말을 속으로 하면서 몇 분간 계속 호흡하라. 호흡을 할 때마다 평화와 고요가 들어오고 근심과 긴장이 빠져나감을 느껴 보라(이 부분은 녹음을 하지 마라).

⑧ 시간이 있으면 10~15분간 쉰 다음에 단서통제 이완 전 과정을 반복하여라. 이전 단계처럼 단서통제 이완법을 하루에 두 번 하라. 각 회기 후 이완하는 데 걸린 시간과 얼마나 깊이 이완하였는지에 대해 기록을 하고 싶을 것이다. 대부분의 경우 이완하는 데 걸린 시간이 예상하였던 것보다 짧다고 한다. 넷째 단계로 가기 전에 2~3분 안에 완전하게 단서통제 이완법을 하는 것을 목표로 삼아라.

**급속
이완법** ┃ 급속 이완법은 이완하는 데 30초 정도 시간을
단축시킨다. 번잡한 활동과 다급한 마음상태
에서 급속 이완법을 하루에도 여러 번 연습해 보는 것은 매우 중요
하다.

급속 이완법을 하기 위해서는 특별한 이완단서가 필요하다. 예를
들면, 손목시계나 벽시계 혹은 복도에서 화장실로 가면서 지나치게
되는 그림액자 등 하루에 여러 차례 일정한 시간마다 보게 되는 것
을 단서로 삼아라. 가능하다면 연습 기간에는 그 단서에다 색깔 있
는 테이프로 표시를 해 두라.

준비가 되었다면 그 단서를 바라보는 순간 숨을 들이쉬면서 이완
하라. 그 단서를 보면서 '이완하라'는 말을 연상하라. 그리고 호흡
을 하고 이완하라. 깊고 고요한 호흡을 하면서 숨을 내쉴 때마다
'이완하라'는 말을 계속 생각하라. 이완이 온몸으로 퍼져 가게 하
라. 긴장된 부분은 없는지 살피고 가능하면 모든 근육은 이완하라.

하루 중 이 단서를 볼 때마다 다음의 간단한 단계를 거쳐라.

① 두세 번 깊고 고요한 숨을 쉬면서 입으로 내쉬어라.
② 숨을 내쉴 때마다 '이완하라'는 말을 생각하라.
③ 긴장된 부분을 살펴라. 이완할 필요가 있는 부분에 집중하여
　긴장을 없애라.

자연스럽고 스트레스가 없는 상황에서 빨리 이완하기 위해 하루
에 15~20번 실천하라. 이렇게 하면 근육을 점검하는 습관이 생겨
깊은 이완상태로 돌아갈 수 있다. 처음 며칠 하고 나면 단서에 붙인
테이프 색깔이나 단서를 바꾸고 싶은 마음이 들지도 모른다. 이때
에는 테이프의 색깔이나 단서를 다른 것으로 바꾸어라. 그렇게 하

면 신선함이 유지될 수 있다. 매일 매일 만나는 한두 가지 특별한 스트레스 사건을 만나는 순간 이 급속 이완법으로 자신을 고요하게 할 수 있는지 알아보라.

하루 중 여러 번 20~30초 안에 깊은 이완감을 맛볼 수 있다면 응용 이완훈련의 최종 단계인 응용 이완법으로 들어갈 준비가 된 것이다.

응용　　응용 이완법의 최종 단계는 불안을 유발하는
이완법　상황에서 재빨리 이완하는 방법을 배우는 것이다. 불안반응이 나타나자마자 깊은 호흡을 시작하는 급속 이완법에서 배운 방법을 실천하는 것이 좋다.

만약, 신체가 보내는 특별한 스트레스 경고 신호―가파른 호흡, 땀, 높아진 심장박동률―가 분명치 않다면 앞에서 배운 신체각성법을 사용하라. 스트레스에 동반하는 생리적 신호를 빨리 알면 알수록 불안반응이 형성되기 전에 효과적으로 차단할 수 있다.

호흡, 심장박동, 얼굴의 홍조와 같은 스트레스 반응을 느끼는 순간 다음의 세 단계를 순차적으로 밟아라.

① 깊고 고요한 호흡을 2~3번 하라.
② 깊은 호흡을 하면서 다음에 적은 말을 마음속으로 생각하라.
　　들이쉬고……, 이완하고,
　　들이쉬고……, 이완하고,
　　　가능하다면 숨을 내쉴 때마다 '이완하라' 는 말만 생각해도 된다.
③ 긴장된 부분이 있나 살피고 필요치 않은 부분 근육을 이완하

는 데 집중하라.

스트레스반응을 잘 느끼기 위하여 계단을 달려 올라간 후에 이 지시대로 연습해 보라. 좀 더 자신감이 생겼을 때는 스트레스 상황을 심상화해 보라. 예컨대, 배우자와의 다툼, 상사와 만남 혹은 높은 곳에서 아래를 내려다본다든지 막힌 공간에 갇혀 있는 순간과 같은 장면을 떠올려 보라. 실제로 스트레스 상황을 만났을 때 앞의 세 단계를 실천해 보라. 잠시 마음을 모으고 세 단계를 생각하면 금방 효과가 있을 것이다. 아무도 당신이 무엇을 하고 있는지 모르며, 당신과 주위 사람 모두 위기 상황에 말 없이 대처해 가는 당신으로 인해 모두가 도움을 받을 것이다.

스스로에게 인내심을 가져라. 이 세 단계를 배우는 데에는 시간이 걸리겠지만 스트레스가 높은 순간에 이완하는 것은 특별한 도움이 된다. 응용 이완법도 하나의 기술이기 때문에 다른 기술처럼 사용할수록 더욱 정교해질 것이다. 응용 이완법을 처음 사용하여 심한 스트레스 상황을 물리치기는 어렵지만 사용하면 할수록 기술이 향상하는 것을 느낄 수 있다. 대부분의 사람들은 조금만 연습해도 불안이 증가하는 것을 멈출 수 있다. 그런 점에서 본다면 이것은 실제로 불안을 감소하고 공포 대신 고요함과 통제감을 줄 수 있는 비교적 쉽고 간단한 방법이다.

16

자율훈련법과 간단한 결합기법

자율훈련법

자율훈련법(autogenic training: AT)은 오스카 포그트(Oskar Vogt)가 지난 19세기 말에 행한 최면 연구에서 유래한다. 포그트는 최면의 경험이 있는 자신의 피험자들에게 피로감, 긴장, 두통과 같은 고통스런 증상을 경감하는 데 효과가 있도록 몽환상태로 들어가는 것을 가르쳤다. 그렇게 하는 것이 피험자들이 일상생활을 보다 효과적으로 다루는 것을 도와준다는 것이다. 포그트는 피로와 긴장이 없어지면 몸이 따뜻해지고 무거워진다고 보고하였다.

베를린의 정신과 의사 요한네스 슐츠(Johannes H. Schultz)는 포그트의 연구에 관심을 가지고 있었다. 그는 자신의 피험자들이 팔, 다리에 무거움과 따뜻함을 생각하는 것만으로도 최면과 아주 유사한 상태를 만들 수 있음을 알게 되었다. 그들이 해야 하는 것은 편안한 자세에서 방해받지 않고 이완하고, 팔다리에 따뜻함과 무거움을 암시해 주는 언어적 표현에 수동적으로 집중하는 것이다. 슐츠는 포그트의 자기암시 중 일부와 요가 기법을 결합하여 1932년에 『자율훈련법(Autogenic Training)』이라는 책을 내어 자신의 새로운 방법을 발표하였다.

자율훈련법은 전통적인 최면의 효과를 가져다줄 뿐 아니라 최면술사에 의지할 필요가 없도록 해 주었다. 왜냐하면 환자 자신이 원할 때마다 따뜻하고 무거운 느낌을 이완과 결합하여 유도하는 법을 스스로 배울 수 있기 때문이다.

슐츠의 언어적 표현 양식은 네 가지 주 연습으로 나누어진다. 즉, 신체를 정상화하는 표현, 마음을 고요하게 하는 표현, 구체적으로 문제를 풀기 위한 자율수정훈련 그리고 정신집중과 창의력을 발달시키기 위한 명상수련이 그것이다. 이 장에서는 몸을 이완시키고, 마음을 고요히 하고, 구체적인 문제를 해결하기 위한 언어적 암시에 관해 다루게 될 것이다.

신체를 정상화하는 언어 표현은 6가지 표준 주제로 나뉜다. 그것들은 신체적 혹은 정서적 스트레스를 경험할 때 일어나는 투쟁 혹은 도피상태나 경고상태를 역전하는 것을 목적으로 한다.

첫 번째 표준 주제는 '무거움'으로 팔다리를 움직이는 데 주로 사용되는 자율근육인 횡문근을 이완시켜 준다. 무거움이란 주제를 암시하는 6가지의 언어 표현 양식이 있다(자율적 언어 표현 양식의 세트1을 보라).

두 번째 표준 주제는 따뜻함을 느껴서 말초혈관을 확장시킨다. '나의 오른손이 따뜻하다.'는 언어적 표현을 하면 손의 혈관 지름을 조절하는 부드러운 근육에 더 많은 피가 가도록 이완된다. 이렇게 하면 스트레스에 대한 투쟁 혹은 도피반응의 특징인 몸과 머리의 울혈현상을 역전하게 된다.

세 번째 표준 주제는 심장활동을 정상적으로 하는 데 초점을 둔다. 언어적 표현은 단지 '심장이 고요하고 규칙적으로 뛴다.'는 것이다.

네 번째 표준 주제는 호흡계통을 조절하는 것이다. 언어적 표현은 '호흡계가 나에게 숨을 불어넣고 있어.'다.

다섯 번째 표준 주제는 복부를 이완하고 따뜻하게 하는 것이다. 언어적 표현은 '나의 명치가 따뜻해.'다.

여섯 번째 표준 주제는 '나의 이마는 시원해.'라고 말하면서 머리로 가는 피의 흐름을 줄이는 것이다.

마음을 고요히 하는 언어적 표현은 이 여섯 가지 주제와 결합해서 사용하여 이 주제의 효과를 한층 증대시킨다.

효과적인 징후 감소　자율훈련법은 근육 긴장과 다양한 호흡계통장애(호흡항진, 기관지 천식), 위장계통(변비, 설사, 위염, 위궤양, 위경련), 순환기계통(심장의 두근거림, 부정맥, 고혈압, 수족냉증, 두통) 그리고 내분비계(갑상선 기능 이상) 등에 효과가 있음이 밝혀졌다. 또한, 일반적인 불안감, 초조, 피로를 감소하는 데에 효과적이며, 통증에 대한 반응을 완화하고, 스트레스에 대한 저항력을 증가시키며, 수면장애를 감소하거나 없애는 데에도 사용할 수 있다.

금기 사항　자율훈련법은 다섯 살 미만 어린이와 동기가 결여된 사람 혹은 심한 지적·정서적 장애를 가진 이들에게는 권해서는 안 된다. 자율훈련법을 시작하기 전에 신체검사를 하고, 자율훈련법이 당신에게 어떤 생리적 효과가 나타날지 담당의사와 의논해야 한다. 당뇨, 저혈당증이나 심장장애와 같은 심각한 병을 가진 이들은 자율훈련법 중에 의사의 감독을 받아야 한다. 이 훈련 도중에 어떤 이들은 혈압이 올라가고, 어떤 이들은 다소 떨어지기도 한다. 만약, 고혈압이나 저혈압이 있다면 의사는 자율훈련법이 혈압을 잘 조절하고 있는지 살펴보아야 할 것이다. 자율훈련법 중이나 후에 불안하거나 초조해하는 부작용들이 생기면 반드시 전문적인 자율훈련법 지도자의 감독하에서만 계속해야 한다.

숙달에 걸리는 시간   과거에는 자율훈련법 전문가들이 여섯 가지 주제를 모두 숙달하는 데 몇 개월이 걸릴 것이라고 하면서 느리지만 확실한 속도로 진행하도록 권하였다. 그러나 일반적으로 자율훈련법 초기에 긍정적인 효과를 얻고 또 그렇게 원하는 이들에게는 이런 시간 계획은 비현실적이다. 어떤 이들은 이완을 경험하는 데는 1~2주일 규칙적으로 수련하면 된다. 적어도 하루에 두 번 20분씩 훈련하도록 계획을 세워라. 이게 너무 길면 시간을 줄이고 횟수를 늘려라.

한 달 동안 규칙적으로 훈련하고 나면 여섯 주제를 사용하여 보다 빨리 이완할 수 있다. 그러면 여섯 주제 모두를 20분 동안 이완 훈련에 사용하거나 혹은 더 빨리 깊은 이완을 가져다주는 몇 가지 주제만 골라 사용할 것인지 선택할 수 있다. 예를 들면, '내 팔다리는 따뜻하고 나른해.', '내 심장박동은 고요하고 규칙적이야.', '나에게 숨을 불어넣고 있어.' 와 같은 표현만으로 즉각 이완을 유도하는 데 충분할 수 있다. 어떤 것이 가장 효과가 좋은지는 스스로 시험하여 알아낼 수 있다.

자율훈련법을 위한 지시사항

자율훈련법을 사용하여 이완을 촉진하는 방법

① 외부 자극을 최소화하라.

② 방해받지 않을 조용한 장소에서 하라.

③ 실내 온도를 적당하게 따뜻하고 편안한 수준을 유지하라.

④ 불빛을 낮추어라.

⑤ 헐렁한 옷을 입어라.

⑥ 세 가지 자세 중 하나를 선택하라.

- 머리와 등, 팔다리를 지지해 주고 가능한 편안히 앉을 수 있는 안락의자에 앉아라.
- 걸상에 앉을 때 팔은 허벅지 위에 놓고, 손은 무릎 사이에 늘어뜨린 채 자세는 약간 앞으로 당겨 앉아라.
- 베개로 머리를 받힌 채 누워서 두 다리는 약 20~30cm 가량 벌리고, 발가락은 약간 바깥쪽으로 향하게 하고, 팔을 몸에 대지 말고 편안히 양옆에 둔 채 누워라.

⑦ 당신이 택한 자세가 긴장되어 있지 않은지 자신의 몸을 살펴보아라. 특히, 받쳐지지 않은 팔, 머리, 다리를 지나치게 뻗었는지, 관절 부위가 조이는지 등이 굽었는지 살펴보라.

⑧ 눈을 감거나 바로 앞의 한 지점에 초점을 맞추어라.

⑨ 자율훈련법을 시작하기 전에 느리고, 깊고, 이완하는 호흡을 몇 번 반복하라.

여섯 가지 기본 자율훈련법 주제를 연습하는 법

여섯 가지 기본 자율훈련법 주제를 배우는 데에는 두 가지 방법이 있다. 첫 번째는 다음에 있는 언어적 표현을 테이프로 만들어 하루에 두 번 듣고 훈련하는 것이다. 혹은 한 번에 한 세트씩 언어적 표현을 암기하여 모든 주제를 훈련 속에 포함할 수 있을 때까지 연습하라. 일정하게 고요한 흐름을 유지하면서 혼잣말로 천천히 반복하라.

일반적으로 각 표현을 천천히 네 번 반복하고(5초쯤 걸린다) 3초쯤 멈추어라. 예를 들면, 첫 세트의 처음 세 가지 언어 표현을 사용하여 이렇게 말하면 된다. '내 오른팔이 무거워. ……내 오른팔이 무거워. ……내 오른팔이 무거워. ……내 오른팔이 무거워. ……' 약 30초쯤 걸릴 것이다. 그런 후에 '내 왼팔이 무거워. ……내 왼팔이 무거워. ……내 왼팔이 무거워. ……내 왼팔이 무거워. ……' 라고 말한다. 그리고 나서 '양팔이 무거워. ……양팔이 무거워. ……양팔이 무거워. ……양팔이 무거워. ……' 라고 한다. 이 세트를 마치는 데 4분이 채 걸리지 않을 것이다. 만약, 한 번에 한 세트를 암기하는 데 집중한다면 한 회기에 20분까지 반복하거나 하루 중 한두 세트씩 짧게 여러 번 연습을 할 수 있다. 만약, 언어적 표현을 녹음한다면 각 표현 사이에 약 30초의 간격을 두어 소리 내지 않고 반복하라.

소리 내지 않는 언어적 표현으로 언급하고 있는 신체 부분에 '수동적으로 집중하라.' 는 말은 어떤 기대나 판단을 하려고 하지 말고 그냥 무슨 일이 일어나는지 바라보기만 하라는 뜻이다. 수동적 집중이란 것이 쉬거나 잠들라는 말은 아니다. 자신의 경험을 분석하지 않은 채 깨어 있으라는 뜻이다. 이런 편안한 태도는, 경험하는 특정 면에 집중하여 그것에 흥미와 목적 지향적인 노력을 할 때 생

신체를 정상화하기 위한 자율훈련 언어 표현

◎ 세트 1
내 오른팔이 무겁다.
내 왼팔이 무겁다.
양팔이 무겁다.
오른발이 무겁다.
왼발이 무겁다.
양발이 무겁다.
팔다리가 무겁다.

◎ 세트 2
오른팔이 따뜻하다.
왼팔이 따뜻하다.
양팔이 따뜻하다.
오른발이 따뜻하다.
양발이 따뜻하다.

◎ 세트 3
오른팔이 무겁고 따뜻하다.
양팔이 무겁고 따뜻하다.
양발이 무겁고 따뜻하다.
팔다리가 무겁고 따뜻하다.
나에게 숨을 불어넣는다.
심장이 고요하고 규칙적으로 뛴다.

◎ 세트 4
오른팔이 무겁고 따뜻하다.
팔다리가 무겁고 따뜻하다.

나에게 숨을 불어넣는다.
심장이 고요하고 규칙적으로 뛴다.
명치가 따뜻하다.

◎ 세트 5
오른팔이 무겁고 따뜻하다.
팔다리가 무겁고 따뜻하다.
나에게 숨을 불어넣는다.
심장이 고요하고 규칙적으로 뛴다.
명치가 따뜻하다.
팔다리가 따뜻하다.
이마가 시원하다.

 마음을 고요하게 하기 위한 자율훈련 언어 표현

이 표현들은 신체 작용보다는 정신적 작용에 초점을 두고 있다. 앞에서 언급한 여섯 가지 표준 주제를 위한 자율훈련 언어 표현의 효과를 강화하기 위한 것들이다. 다음에 그 예가 있다.

나는 고요하며 이완하고 있다.
나는 아주 고요하다.
내 온몸은 고요하고, 무거우며, 편안하고, 이완하고 있다.
내 마음은 고요하다.
나는 주위에 대한 생각에서 떠나 고요하고 평화롭다.
내 생각은 안으로 향하고 편안하다.
나는 마음속 깊이 이완되어 있고 편안하고 고요하다는 심상을 경험할 수 있다.
나는 내면에 고요함을 느낀다.

기는 적극적 집중과는 반대다. 적극적 집중은 새로운 요리법을 준비하고 있거나 차를 수리할 때와 같은 어떤 구체적인 일을 할 때 필요한 것이다. 수동적 집중은 이완에 필수다.

처음부터 완벽한 수동적 집중을 할 수는 없을 것이다. 마음은 이리저리 돌아다닌다. 그건 당연하다. 이런 경우에는 그냥 가능한 빨리 언어적 표현으로 돌아오기만 하면 된다. 게다가 '자동방출(autogenic discharges)'이라는 정상적이긴 하지만 마음을 산란하게 하는 초기 증상을 경험할 수도 있다. 예를 들면, 몸무게나 체온의 변화, '전류'가 흐르는 느낌, 비자발적 움직임, 경직, 통증, 불안, 울고 싶은 마음, 초조함, 두통, 메스꺼움 혹은 환각을 느낄지도 모른다. 때로는 환상적인 장면이나 축복감을 경험할 수도 있다. 유쾌한 경험이든, 그렇지 않든, 그것들을 느끼면 즉시 원래의 자율훈련법 표현으로 돌아오라. 이런 경험들은 그냥 지나가는 것이고 자율훈련법의 목적이 아니며 계속 훈련을 하면 서서히 없어진다는 것을 명심하라.

자율훈련법을 마칠 준비가 되었다면 '이제 눈을 뜨면 상쾌한 상태에서 깨어 있게 될 것이다.'고 스스로에게 말하라. 그러고는 눈을 뜨고 팔을 뻗었다 구부렸다 하면서 심호흡을 몇 번 하라. 일상 활동으로 다시 돌아갈 때에는 황홀경에서 빠져나온 것을 확인하라.

자율훈련의 언어적 표현의 각 세트 뒤에 마음을 고요하게 하는 한두 개 이런 구절을 첨가해도 좋다. 그러나 가장 좋은 결과를 얻기 위해서는 각 세트에 이것들을 삽입하라. 예컨대, 첫 세트는 다음과 같이 고칠 수 있다.

내 오른팔이 무겁다.
나는 고요히 이완되어 있다.
내 왼팔이 무겁다.
나는 고요히 이완되어 있다.
양팔이 무겁다.
나는 고요히 이완되어 있다.
오른다리가 무겁다.
나는 고요히 이완되어 있다.
왼다리가 무겁다.
나는 고요히 이완되어 있다.
양다리가 무겁다.
나는 고요하게 이완되어 있다.

**자율훈련의
수정 훈련** │ 여섯 가지 기본 자율훈련법 주제를 마친 후 구체적 문제를 다루기 위해 슐츠가 말한 '신체기관에 특별한 방식'을 기초로 하여 자율훈련 수정을 연습할 수 있다. 예를 들면, 당황스러워 얼굴이 붉어질 때마다 '내 발이 따뜻해.' 혹은 '내 어깨가 따뜻해.'와 같은 간접적 표현양식을 개발할 수 있다. 이렇게 하면 문제점에서 벗어나 다른 신체 조직에 수동적으로 집중을 할 수 있다. 동시에 얼굴을 붉혔던 혈액을 머리에서 이동시키게 된다. 또는, '내 이마는 서늘해.'와 같은 직접적 표현양식을 사용할 수도 있다.

신체 어느 특정 부위에 계속되는 근육통이나 긴장을 경험한다면 일반적인 이완을 가져오는 자율훈련 언어 표현을 먼저 사용하라. 그런 후 그 부위에 수동적으로 집중하여 따뜻한 이완감을 그곳에 투사하라. 반복하여 '나의 긴장 혹은 통증 부위가 따뜻하고 편안하게 이완되었다.' 라고 말하라.

두통이 있다면 두통이 시작할 때 가장 조이는 듯한 부위에 집중하라. 예를 들면, 어깨, 목 혹은 뒷머리라면 그 부위에 수동적으로 집중을 하고, '나의 긴장 부위는 따뜻하고 편안하게 이완되어 있다.' 고 반복해서 말하면서 따뜻한 이완감을 보내라. 가끔 '내 이마는 편안하게 서늘해.' 라는 표현을 삽입하라. '내 이마가 따뜻해.' 라는 암시는 혈관을 확장시켜 통증을 유발할 수 있으므로 절대로 사용하지 마라.

기침으로 고생하고 있다면 '내 목은 서늘하고, 가슴은 따뜻해.' 라는 표현을 사용할 수 있다. 천식에는 같은 표현에다 '나에게 숨을 불어넣고 있어. 숨을 불어넣어 나는 고요하고 규칙적으로 호흡할 수 있어.' 라는 말을 첨가하라.

자율훈련법의 끝 부분으로 나아감에 따라 매우 이완된 상태가 지속되면 암시가 잘 든다. 이때가 슐츠가 말한 '의도적 표현양식'을 사용할 때다. 다시 말하면 자신이 어려워하는 일을 해치우려 한다고 말하라. 만약, 금연을 하고 싶다면 '담배를 피우는 것은 나쁜 습관이므로 나는 담배를 끊을 수 있어.' 와 같은 말을 계속 말하라. 소식하고 싶다면 '나는 먹는 것을 조절할 수 있어. 좀 적게 먹어서 매력적인 사람이 될 거야.' 라고 말하라. 특별한 의도를 가진 표현들은 믿을 만한 것이어야 하고, 설득력이 있고 간결해야 한다.

◉ 주의할 점

① 여섯 가지 기본 자율훈련 주제를 연습할 때 팔부터 시작하라. 왼손으로 글씨를 쓴다면 왼팔부터 시작하라. '나의 왼팔이 무겁다.' 라고 네 번 반복하고는 다음 구절, '내 오른팔이 무겁

다.' 를 네 번 반복하고, 계속 진행하라.

② 언어적 표현으로 암시된 신체적 감각을 경험하는 것이 어렵다면 심상법을 시도해 보라. 따뜻한 물로 샤워나 목욕을 하고 있다든가, 손을 따뜻한 물이 담긴 그릇에 담그고 있다고 생각해보라. 따스한 태양 아래 앉아 있거나 가장 좋아하는 뜨거운 음료를 손에 쥐고 있다고 느껴 보라. 피가 손가락 끝에서 발가락까지 부드럽게 흐른다고 생각해 보라. 적절하게 폭신하고 따뜻한 담요를 덮고 누워 있다든지 해변의 따뜻한 모래 속에 누워 있다고 상상해 보라. 이마 위에 시원한 산들바람이 불어오고 있다거나 물수건이 있다고 상상하라.

③ 자율훈련법을 실험해 본 사람들 가운데 10% 정도는 결코 나른함이나 따뜻함이라는 기본 감각을 경험하지 못하는 수가 있다. 이것은 문제가 되지 않는다. 따뜻함과 나른함을 묘사하는 표현은, 당신이 직접 느끼든지 못느끼든, 단지 신체에 기능적인 변화를 일으키기 위해 사용한 것에 불과하다. 그냥 그 표현을 정확히 하고 있는지에만 집중하면 이 주일 안에 이완감을 경험할 수 있을 것이다.

④ 어떤 사람들은 자율훈련의 언어적 표현을 처음으로 연습할 때 모순적인 반응을 경험하기도 한다. 예를 들면 무거움이라는 표현을 반복하는 데 가벼움을 느낀다거나 따뜻함을 말하는 데 차가움을 느낀다. 이것은 신체가 그 표현에 반응하고 있다는 신호며 곧 이완될 것이다.

⑤ 주어진 주제 중 한 가지를 연습하는 중에 불쾌한 부작용이 생기거나 이를 경험한다면 다음 주제로 넘어 가고 훈련이 끝날 무렵에 당신을 힘들게 했던 표현으로 되돌아오라.

⑥ 심장박동 소리를 느끼는 것이 힘들면 등을 바닥에 대고 누워서 오른손을 심장 위에 놓아라. 심장소리를 느끼는 동안 불편하든지 괴롭다면 다음 주제로 넘어가고 훈련 끝에 심장으로 다시 돌아오든지, 아니면 건너뛰어라.

⑦ 궤양, 당뇨 혹은 복부기관의 출혈과 관련 있는 상황에서는 '나의 태양신경총(명치)은 따뜻하다.' 는 표현을 하지 마라. '나의 이마는 서늘하다.' 는 표현을 연습할 때 현기증이나 어지럼증이 나타나면 누워서 하라.

간단한 결합기법

이 장에서 제시하는 이완법은 이미 배운 기법들을 창조적으로 혼합한 것이다. 몇 가지 간단한 결합기법을 배우는 것은 세 가지 이유에서 도움이 될 수 있다. 첫째, 두 가지 이상의 이완법을 결합하면 상승작용을 일으킬 수 있다. 이 말은 개별적 이완법을 사용하였을 때의 효과보다 결합기법의 합쳐진 효과가 훨씬 더 크다는 것 때문이다. 둘째, 결합기법은 보다 깊은 이완감을 경험하게 한다. 각 기법은 이전 단계의 기법을 바탕으로 진행된다. 예를 들면, 즐거운 해변 광경을 심상화하는 데서 경험하는 이완감은 그 앞에 심호흡을 몇 번 한다면 더 깊어질 것이다. 또한, 심호흡과 해변 광경의 심상화 뒤에 무거움과 따뜻함의 자율훈련법을 결합하여 실시한다면 이런 이완기법들의 연결로 더 깊은 이완반응을 맛볼 것이다. 셋째, 이점은 시간의 단축이다. 10분 정도의 차 마시는 짧은 시간에 이런 결합기법 중 아무거나 쉽게 해 볼 수 있다.

여기에 제시한 결합기법들은 단지 예시일 뿐이다. 각각의 기법은 효과적이라고 판명된 것이지만 자유롭게 만들 수도 있다. 자신만의 독특한 결합을 시도해도 좋다. 다른 연결법을 실험해 보라. 당신은 독특한 욕구와 반응양식을 가진 독특한 사람이기 때문에 자기 자신에게 잘 맞는 간략한 이완결합기법을 만들 때까지 보태고, 삭제하고, 수정해 보는 노력이 있어야 할 것이다.

효과적인 징후 감소 여기서 제시한 간단한 결합기법들은 투쟁 혹은 도피증상과 스트레스로 인한 생리적 장애의 치료에 효과적임이 입증되었다. 스트레스가 작업과 관련된 것일 때 특히 도움이 되며, 긴장의 증가에 대처하는 것을 돕기 위하여 하루에도 여러 차례 자주 해 볼 필요가 있다. 따라서 산업체에서 당면하는 직업 스트레스를 대처하는 데 효과적이다.

숙달에 걸리는 시간 이전 장에서 제시한 기법들을 숙달했다면 이 결합기법은 즉시 효과적으로 적용할 수 있다. 그렇지 않다면 이 결합기법을 성공적으로 사용하는데 1~2주 정도 소요된다.

결합기법을 위한 지시사항

◉ 스트레칭을 하고 이완하라

① 크게 스트레칭을 하라. 팔에 힘을 주어 뒤로 당겨 가슴과 어깨를 쭉 펴라. 먼저, 발가락을 당신 쪽으로 향하여 쭉 당기고, 다

음엔 바깥쪽으로 뻗으면서 두 다리를 쫙 펴 힘을 주라.

② 한 손을 벨트 바로 위, 배에 올려 놓아라. 코를 통해 배로 느리고 깊게 숨을 들이마셔라. 편안하게 손이 위로 올라가게 하라. 같은 식으로 네 번 더 심호흡을 하라.

③ 연필 한 자루를 책상이나 탁자, 마루에 걸쳐 놓아라. 자신이 깊이 이완되면 그 연필이 떨어질 것이라고 자신에게 말하라. 연필이 떨어지는 소리가 5분간 치유의 무아지경에 들어갈 신호가 될 것이다(연필 부분을 생략하고 바로 넘어갈 수도 있다). 눈을 감고 자기최면에서 가장 도움이 되었던 단어나 구절을 스스로에게 말하라. 10에서 0까지 거꾸로 숫자를 헤아리면서 각 숫자마다 점점 더 이완될 거라고 말하라. 다 헤아린 후에 순서대로 다음의 네 구절을 반복하여 말하라.

'나는 점점 더 깊이, 깊이, 깊이 떠내려가고 있다. ……나는 점점 더 졸리고, 평화로워지고, 고요해져. ……나는 떠내려가고 졸리고, 졸리고 떠내려가고. ……나는 아래로, 아래로, 아래로, 완전한 이완으로 떠내려가고 있다.'

이때까지 연필이 떨어지지 않았다면 그냥 내버려 두라. 이제 당신은 5분간 평화로운 자기최면을 즐긴 것임을 기억하라.

④ 무아지경 동안, 당신만의 특별한 그 장소에 가서는 그곳에서의 독특한 이완감을 즐겨라. 진정으로 그곳의 광경, 소리, 감각을 경험하여라. 충분히 머물렀다고 생각되면 1부터 10까지 헤아려라. 수를 헤아리면서 이제 점점 깨어나고, 상쾌해지고, 정신이 맑아진다고 암시하라.

◉ 자율적 호흡법

① '스트레칭을 하고 이완하라 ②'에 나오는 심호흡으로 시작하라. 호흡을 할 때마다 횡경막이 확장되어 점점 더 이완감이 커지는 것을 느껴 보라.

② 해변을 심상화하라. 파도가 해변으로 밀려들고, 갈매기가 머리 위로 날아다니고, 양털구름이 떠 있는 안온한 광경을 바라보라. 파도 소리가 들린 후 고요함을 들어 보라. 파도소리, 고요함, 파도, 고요가 반복하는 것을 들어 보라. 바다 위에 갈매기 소리를 들을 수 있다. 이제 따뜻한 모래를 느껴 보라. 모래가 온몸을 따뜻하고 무겁게 덮고 있다고 상상하라. 팔과 다리에 모래의 무게를 느껴 보라. 따뜻함과 편안함으로 에워싸여 있는 자신의 모습을 느껴 보라.

③ 모래 장면을 심상화하면서 계속 심호흡을 하라. 호흡의 리듬을 느껴라. 숨을 들이마실 때는 '따뜻하다'라는 말을 하라. 몸 주위에 모래의 따스함을 느껴 보라. 숨을 내쉴 때는 '무겁다'는 말을 하라. 몸 위로 모래의 무게를 경험해 보라. 숨을 들이마실 때는 '따뜻하다'를, 내쉴 때는 '무겁다'를 생각하면서 계속 심호흡을 하라. 최소한 5분간 계속하라(만약, 곧 얕은 호흡을 하는 것이 더 편해졌다면 그렇게 하라).

◉ 멈추었다 호흡하기

① 정신을 어지럽히거나 염려가 되는 잡생각이 들 때마다 속으로 '그만'이라고 외쳐라. '그만'이라고 외치는 것으로 생각의 흐름을 끊어 주지 못한다면 손목에 고무밴드를 차고 '그만'이라고 소리치면서 동시에 고무밴드를 튕겨 보라.

② 주의를 집중하여 호흡으로 옮겨라. 느리고 깊은 복부호흡으로 시작하라. 손을 배 위에 얹고 호흡할 때마다 배가 팽창하는지 확인하라.

③ 이제 호흡을 헤아려 보라. 숨을 내쉴 때 1이라 말하라. 다시 내쉴 때는 2라고 말하라. 4까지 헤아려라. 4까지 가면 다시 1부터 시작하라. 가능한 마음을 비워 호흡을 헤아리는 것에만 집중하라. 이완감을 느낄 때까지 계속 진행하라. 걱정되는 생각이 들 때마다 이 훈련을 반복하라.

◉ 채널 바꾸기

① '멈추었다 호흡하기 ①'에 나오는 잡생각 끊기 방법을 사용하여라.

② 원치 않는 생각이 다시 돌아오는 것을 막기 위해서 앞서 연습하였던 심상화를 사용하라. 심상화는 별 어려움 없이 쉽게 유도할 수 있다는 점을 명심하라. 흥분시키는 성적 황홀감, 중요한 성취를 해내었을 때의 성취감, 기대하였던 휴가 장면, 당신만의 특별한 장소가 가지는 이미지 등을 사용하라. 이런 암시의 공통점은 자신이 정말로 좋아하는 어떤 일을 하는 것을 바라보는 것은 상상하기가 쉽다는 것이다(백일몽으로 이미 사용한 장면을 심상화해 보라.)

③ 심상화가 잘 되지 않으면 다음에서 골라 시도해 보라. 좋아하는 음악을 틀어라. 조깅이나 다른 활기찬 유산소운동을 하러 나가라. 무언가를 헤아려 보라(당신이 보게 될 소나타 자동차, 모자를 쓴 사람 등), 책이나 잡지를 집어 들거나 노래하거나 휘파람을 불어라. 중요한 것은 이런 활동들이 스트레스가 되는 생

각에서 주의를 다른 곳으로 옮기기에 충분하게 매력적인가 하는 것이다.

④ 만트라를 사용하라. 만트라를 사용하면 근본적으로 안전하고, 잘 되고, 어떤 스트레스도 잘 다룰 수 있다는 것을 상기하라. 스트레스에 대처하는 만트라는 '나는 괜찮아. ……나는 안전하고 평화로워. ……나는 나의 대처 능력을 믿어. ……내 주위에는 나를 지지하고 사랑하는 이가 많아. ……나는 몸과 마음을 이완할 수 있어. ……나는 나중에 계획을 세우고 결정할 수 있어, 지금은 이완할 거야.' 와 같이 일반적인 확신을 주는 것들이면 된다. 어떤 만트라는 특정한 상황에 대처하는 것을 발전시키는 것들이다. '이것은 단지 위경련이니까 걱정을 하지 않아도 돼. ……내 심장은 강하고 튼튼하다는 결과가 나왔어. ……이건 예전부터 있던 목의 통증이야, 항상 사라지곤 했어. ……항상 대출을 받을 수 있어. ……한계를 정하고 그녀에게 아니라고 말하기만 하면 돼. ……내 문제에 도움을 부탁할 수 있어. ……나도 실수할 수 있어. ……모든 걸 다 제시간에 마칠 필요는 없어. ……나도 때론 실망시킬 수도 있지만 그래도 우리는 서로 사랑하고 있어. ……내일 실행할 수 있는 계획이 있어. ……이건 다 투쟁 혹은 도피 증상일 뿐이야, 곧 사라질 거야. ……난 최선을 다했으므로 결과만 기다리면 돼.' 스트레스를 일으키는 생각이 다시 들 때마다 대처를 위한 만트라를 사용하라. 자주 만트라를 반복하라.

◉ 난 감사하고 있어

이 훈련은 날은 저물고 스트레스와 좌절감은 더욱 커져 갈 때 도

움이 된다. 또한, 잠들기 전에 이완하고 자신을 즐겁게 하는 데도
좋다.

① 앞에서 개략적으로 말한 점진적 근육이완을 위한 간단한 양식
을 먼저 사용하여라(첫째, 주먹을 쥐고, 이두박근을 조인다. 둘째,
이마와 얼굴을 호두처럼 찡그린다. 셋째, 등을 둥글게 하고 심호흡
을 한다. 넷째, 종아리, 허벅지, 엉덩이에 힘을 주면서 발을 앞으로
뻗쳐 발가락을 안으로 구부린다).

② 하루를 되돌아보고 감사할 만한 세 가지 일을 골라라. 꼭 대단
한 일일 필요는 없다. 예를 들면, 오늘 아침에 한 따뜻한 샤워,
당신을 도와준 동료, 당신을 안아 주고는 사랑한다고 말하는
아이, 아름다운 일출 등등에 감사할 수 있다. 잠시 이런 경험
들을 떠올리고 즐겨 보라.

③ 계속 그 날을 되돌아보라. 당신이 좋은 느낌을 가졌던 세 가지
일을 떠올려라. 중요한 성과일 필요는 없다. 예컨대, 정말 원
치 않았던 일에 대해 아니라고 말한 것, 운동하거나 이완할 수
있는 자신만의 시간을 가진 것 혹은 당신이 좋아하는 누군가
를 지지해 준 것 등에 기분이 좋을 수 있다. 잠시 이런 긍정적
순간을 다시 경험하도록 하라.

◉ 깊은 확신

① 손을 배 위에 얹고 '스트레칭을 하고 이완하라의 ②'의 느리
고도 깊은 호흡을 시작하라.

② 눈을 감고 긴장한 부분이 없는지 몸을 살피면서 심호흡을 계
속하라. 발가락부터 시작하여 위로 올라가라. 종아리, 허벅지,
엉덩이가 긴장하고 있지 않은지 살펴라. 어깨와 목, 턱, 뺨, 이

마를 살펴라. 이두박근, 팔뚝, 손에 긴장이 없는지 살펴라. 긴장된 부분을 찾으면 그것을 보다 잘 느낄 수 있게 약간 과장하라. 정확히 어느 근육이 긴장되었는지 살피고 자신에게 '나는 내(해당 근육 이름을 넣어)를 긴장시키고 있어. 자신에게 해를 입히고 있어. ……나는 내 몸에 긴장을 만들고 있어. ……지금부터 그 긴장을 내보낼 거야.' 라고 말하라.

③ '스트레칭을 하고 이완하라의 ③' 의 자기최면훈련을 사용하라. 자기최면 중에 사용할 확신을 주는 말을 선택하라. 확신을 암시해 주는 말은 다음과 같다.

- 나는 내 맘대로 이완할 수 있다.
- 긴장이 내 근육에서 빠져나가고 있다.
- 나는 평화와 고요함과 평온함으로 차 있다.
- 나는 라디오 소리를 낮추듯 긴장을 낮출 수 있다.
- 이완이 치유의 금빛처럼 내 몸을 흐르고 있다.
- 나는 평화로 가득 찬 내 중심과 닿아 있다.
- 이완은 항상 내 곁에 있다.

충분히 이완되었다면 10부터 1까지 거꾸로 헤아려라. 헤아리면서 자신이 점점 더 상쾌해지고 완전히 깨어 있음을 암시하라.

◎ 긴장 제거

① '스트레칭을 하고 이완하라 ②' 의 심호흡을 네 번하라.

② 눈을 감아라. 긴장을 색이나 모양으로 심상화하라. 이제 긴장의 색과 모양을 바꾸어라. 점점 더 크게 혹은 작게, 더 연하게 혹은 더 진하게 하라. 이제 자신이 그것을 집어 드는 모습을

그려 보라. 손에다 두고 바라보라. 공인 것처럼 한두 번 위아래로 던져 보라. 이제 긴장을 멀리 날려 보내기 위하여 뒤로 몸을 빼고 있는 자신을 그려 보라. 앞으로 돌진하면서 날려 버려라. 이것이 당신 손을 떠나 천천히 멀리 멀리 날아가는 것을 보라. 완전히 시야 밖으로 사라지는 것을 바라보라.

③ 이제 몸이 빛으로 가득 차 있다고 상상하라. 긴장 부위의 빨간빛, 이완 부위의 파란빛을 보라. 몸의 모든 긴장 부위에서 빨간빛이 파란빛으로 바뀌는 것을 상상하라. 이완의 파란빛으로 바뀔 때 경험하는 신체적 감각을 느껴 보라. 몸의 모든 빛이 파란색으로 되고 점점 더 진해지는 것을 보라. 파란색이 점점 더 진해지면서 더욱 이완되는 자신을 느껴 보라.

④ 이제 짧은 휴가다. 두 개의 일정표가 있다. 자신만의 짧은 휴가를 만드는 데 모델로 사용하라.

휴가 1 숲 속에 있는 자신의 모습을 그려 보라. 빛은 밝게 알록달록 빛나고 있다. 길고도 기분 좋은 산책을 하면서 안전하고도 평화로운 느낌을 갖는다. 주위 공기는 시원하고도 상쾌하다. 태양이 나뭇잎 사이로 비추며 땅 위에 밝은 햇빛의 자국을 만든다. 나는 맨발로 걷고 있다. 발 밑으로 느껴지는 나뭇잎과 이끼는 부드럽고 시원하다. 새소리와 나뭇잎 사이로 부드러운 바람소리를 듣는다. 그 소리는 나를 행복하고도 편안하게 해 준다. 걷고 있으면 근육이 점점 더 부드러워지고, 무거워지고, 이완된다. 나뭇잎과 이끼로 된 숲길의 카펫은 너무나 편안하여 눈을 감고 쉬고 싶다. 이제 부드러운 거품 소리를 내는 작은 시냇물을 바라본다. 시냇물 옆에는 부드러운 풀밭

이 햇볕을 받아 빛나고 있다. 쉬기에 적당한 장소라 주저앉아 부드럽고 따뜻한 풀 위를 뒹굴어 본다. 졸졸거리는 시냇물 소리, 새 소리, 부드러운 바람소리를 듣는다. 너무나 깊이 이완해서 발끝에서 머리까지 모든 부분이 편안하고 나른하다.

휴가 2   바다가 보이는 해변의 별장에 와 있다고 그려 보라. 따뜻하고 부드러운 침대에 누워 있고, 떠오르는 태양 빛이 침실 벽을 비춘다. 깊은 호흡을 하고, 근육이 얼마나 이완되었는지 살펴보라. 바깥에서는 갈매기 소리와 리듬을 타는 파도소리가 들린다. 파도가 밀려왔다 나갔다 한다. 잠이 오고, 무겁고, 고요하다. 열린 창문으로 불어오는 소금기 머금은 바닷바람을 느낄 수 있고, 모래와 파도와 푸른 하늘을 보기 위해 몸을 굴려 본다. 심호흡을 하면 이완은 점점 더 깊어진다. 안전하고 자유롭고 느긋하며 미래 시간은 가능성으로 가득함을 느낀다.

◎ 호흡 헤아리기

① 간단한 확신어('깊은 확신의 ③'에 나오는 확신어)나 대처 만트라('채널 바꾸기의 ④'의 만트라)를 기억하라. 확신어나 대처 만트라가 7, 8 단어가 넘지 않도록 하라. 상황에 맞는다고 여겨지는 말을 만들어라.

② 이완을 하기 전에 점진적 근육이완의 짧은 형식을 사용하라.

③ '스트레칭을 하고 이완하라의 ②'에 나오는 심호흡을 네 번 하라.

④ 다시 호흡을 정상적으로 하라. 각 호흡에 집중하고 숨을 내쉴 때 호흡을 헤아려라. 네 번째 호흡에 이르면 4라고 헤아리지 말

고 확신어나 대처 만트라를 말하라. '하나, 둘, 셋, 나는 실수할
수 있지만 괜찮아, 하나, 둘, 셋, 나는 실수할 수 있지만 괜찮아.'

◉ 통제하기

① 편안하게 눈을 감고 호흡을 바라보라. 호흡만을 살피도록 하
라. 숨을 내쉴 때마다 '하나' 라고 속으로 말하라.
② 충분히 이완되었다면 호흡에서 스트레스를 일으키는 힘든 상
황으로 관심을 돌려라. 자신이 그런 상황을 성공적으로, 확신
에 차서 다루는 것을 상상해 보라. 성공하기 위한 적절한 말과
행동을 하는 것을 상상해 보라. 미소 지으며 똑바로 서 있거나
앉아 있는 자신을 보라. 이제 확신을 하지 못하여 잠깐 주저하
거나 작은 실수를 하는 모습을 심상화하라. 그러나 당신은 그
런 후 계속하여, 그 일을 확신에 차서 마무리하고 만족해한다.
스스로에게 '나는 이것을 조절할 수 있어, 내 통제하에 있어.'
라고 상기하다.

◉ 자신을 받아들이기

① '깊은 확신의 ②' 의 신체주사를 사용하라.
② '자율적 호흡법의 ③' 의 자율적 호흡법을 몇 분간하면서 이완
하라.
③ 깊이 이완하였다면 자신에게 다음을 암시하라. '나는 해야만
한다를 내려놓는다. ……나는 자신의 인간적인 면을 모두 받
아들여야 한다. ……나는 호흡하고, 느끼고, 내가 할 수 있는
최선을 다한다.' 는 말을 내 자신에게 좀 더 맞거나 실제적인
만트라로 다시 고쳐라. 당신이 자신을 받아들인다는 기본 메
시지만 담겨 있으면 모두 효과적일 것이다.

17

의료 장면에서 명상과 이완의 적용: 의료명상의 과학적 근거

동양의 제 종교, 특히 불교에서 체계적으로 발달한 명상은 삶의 고뇌를 근본적으로 되돌아보아 고뇌의 원인을 끊고, 고뇌 없는 이상세계(Nirvana)로 가기 위한 심리적 수행법이다. 따라서 명상수행은 가장 오랜 전통을 가진 심리치료의 한 형태라 할 수 있다. 특히, 최근에 이르러 동양의 여러 심리적 수행법, 이른바 도(道)에 대한 과학적 관심이 증가하고 대체의학의 중요 내용으로 심신(心身)수련, 즉 명상이 주목받기 시작하면서 명상에 관한 과학적 관심과 연구가 급증하기 시작하였다.

1975년 허버트 벤슨(Herbert Benson)이 '이완반응(Relaxation Response)'이라는 간단한 명상법을 서양의학에 소개한 이래 명상이 스트레스로 생긴 온갖 질병의 예방과 치료에 유용할 것으로 기대하기 시작하였다. 이완반응이란 명상수행 동안 나타나는 심리적·생리적 반응으로 부교감신경계의 활동이 높아져 생리적 저대사 상태와 심리적으로 안정감과 평온함이 나타나는 것으로 스트레스에 따른 교감신경계 반응을 차단하는 것이 특징이다.

현대 심리학과 의학에서 명상의 심리적 · 생리학적 의미를 과학적으로 연구하기 시작한 계기는 앞서 본 벤슨의 『이완반응』 출간 이후다. 미국에서 명상에 관한 과학적 연구가 활발하게 이루어진 배경에는 미국 연방정부기관인 국립보건원(National Institute of Health: NIH) 산하의 대체의학연구소(Office of Alternative Medicine: OAM)에서 명상의 연구를 위해 공식적으로 연구비를 지원하였기 때문이다. 이것은 명상과 관련한 연구 주제가 과학적 기준과 방법을 통해 연구할 수 있다는 것을 의미한다. 최근 명상의 과학적 연구에 관한 대중적 관심을 반영하는 지표로서 2003년 8월 3일자 '타임' 지가 표제어(cover story)로 '명상의 과학(Science of meditation)'을 다루었다는 점을 주목할 수 있다.

최근 명상에 관한 과학적 논문과 임상적 적용에 관한 서적들이 많이 출판되고 있다. 여기서 대표적 연구자를 보면 다음과 같다.

하버드 의대의 벤슨(H. Benson; 1975, 1985, 1990, 2003)과 보리센코(J. Borysenko; 1989, 1996), 캘리포니아대 샌프란시스코 의대의 오니시(D. Ornish; 1990, 1996), 매사추세츠 대학 의료원의 카밧진(Kabat-Zinn; 1990, 1994), 미국치매예방재단의 칼사(S. Khalsa; 1997, 2001), 듀크 대학의 윌리암스(R. Williams; 1994)와 쾌니히(Koenig; 2001) 등이 여기서 주로 언급할 주요 내용이다. 이 장에서는 앞에 언급한 대표 연구자들의 최근 저서를 중심으로 명상의 신경과학적 근거, 명상의 심신의학적 적용 그리고 명상의 치유기제 등으로 나누어 살펴보겠다. 이 장의 내용은 2004년 한국심리학회지 건강에 "스트레스 관련 질병 치료에 대한 명상의 적용"이란 장현갑의 논문 내용을 옮긴 것이다.

명상의 신경과학적 증거

수년 전까지만 하더라도 어떤 어려운 수학 문제를 푸는 사람을 보면서 뇌 속에 어떤 일이 일어나고 있는가에 대해 막연하게 상상할 수밖에 없었다. 왜냐하면 당시의 신경과학자들은 인간의 뇌는 고도로 복잡한 시냅스 구조물과 수지상돌기 그리고 축색돌기 등으로 얽혀 있어 이 구조물들을 통해 어떤 메시지가 이리저리 왔다 갔다 하다가 궁극적으로 어떤 의미 있는 생각이나 통찰이 일어날 것으로 추측할 수밖에 없었기 때문이다.

그러나 지금은 상상도 할 수 없었던 새 기술이 개발되었다. 창의적인 생각이 머리에 떠오르기 시작할 때 나타나는 뇌 속의 사건들을 낱낱이 기록할 수 있는 방법들이 개발되었다. 창의적 생각뿐만 아니라 명상과 같은 뇌의 휴식이나 이완상태에도 뇌 속에 일어나는 사건들을 낱낱이 알아볼 수 있는 뇌 영상기록 기법이 발달한 것이다. 여기서는 명상 동안 일어나는 두뇌의 활동을 뇌파 기록을 통해 알아본 연구들과 기능적 자기공명영상장치(functional Magnetic Resonance Imaging: fMRI)를 통해 알아본 최근의 연구들을 중점적으로 살펴볼 것이다.

명상 동안의 뇌파 | 뇌는 전기적 활동에 의해 작동한다. 매순간 뇌에 있는 신경원들은 전기적 임펄스를 나타낸다. 이러한 개별적 임펄스는 규칙적인 형태로 조직되는데, 이를 뇌파(brain wave)라 부른다. 뇌파도 다른 물리적 파형과 같이 속도, 빈도, 강도가 다르다. 일반적으로 다음과 같은 4종류의 뇌

파 유형이 있다.

첫째, 베타파(beta wave: β파)는 빠른 주파수를 가지며, 대체로 눈을 뜨고 생각하고 활동하는 동안 나타나는 뇌파로서 정상적 인지기능이나 불안과 관련 있는 정서상태에서 나타나는 뇌파다.

둘째, 알파파(alpha wave: α파)는 느린 주파수를 가지며, 이완상태에서 나타나는 뇌파다. 일반적으로 알파파가 나타나지 않으면 불안과 스트레스를 경험하고 있다고 추측한다. 알파파 출현은 쾌적하고 편안한 기분상태와 관련이 있다.

셋째, 세타파(theta wave: θ파)는 베타파보다 두 배에서 네 배 정도 더 느리며 각성과 수면 사이에 있는 명상상태를 반영한다. 흔히 세타파를 경험할 때 사람들은 선의식(subconscious)상태에서 정보에 접근하며, 이때에는 흔히 과거 속에 있는 영상을 보며, 백일몽을 꾼다. 또한, 깊은 개인적 통찰을 경험하기도 하고, 창의적인 생각이나 창의적인 문제해결력이 솟아오른다. 세타파는 유쾌하고 이완된 기분과 극단적인 각성과도 결합된 뇌파다.

넷째, 델타파(delta wave: δ파)다. 이 뇌파는 매우 느린 뇌파로 불규칙적이며, 수면에 들었을 때 나타나는 뇌파다.

앞에서 본 것처럼 가장 각성한 인지상태를 지칭하는 뇌파가 세타파며, 이것은 명상 동안 나타나는 특정한 뇌파다. 세타파는 명상하는 동안에만 전적으로 나타나는 뇌파가 아니다. 하루를 통해 여러 순간 나타날 수 있다. 명상을 오랫동안 수행한 명상가들은 비록 명상을 하지 않는 동안에도 세타파를 경험할 수 있다. 대체로 명상을 오랫동안 수련하면 할수록 마음대로 세타파를 파생시킬 수 있다. 많은 명상가들은 자신을 향해 의식의 초점을 옮기기만 해도 세타파를 보일 수 있다고 한다.

　일반인들도 통찰이 일어나거나 창의적 생각을 하는 순간 세타파를 경험할 수 있다. 실험에 의하면 사람들이 어떤 어려운 문제로 시달리고 있다가 갑자기 해결책이 발견되어 난관을 돌파할 때 세타파가 나타난다고 한다. 이런 현상은 골치 아프게 오랫동안 끌어오던 문제가 해결되어 긴장이 이완되어 일어나는 현상이다. 이러한 세타파 발생 현상은 난관돌파, 통찰발견 또는 문득 깨침과 같은 직관이 나타날 때 일어나는 현상이라고도 할 수 있다. 최근에는 이 세타파의 출현은 뇌 속의 산화질소(Nitric Oxide: NO) 발생과 밀접한 관련이 있는 것으로 알려져 있다.

　명상은 세타파를 발생시켜 인지기능을 높여 주는 것 외에 신체적 실행 능력도 탁월하게 잘 수행할 수 있도록 해 준다. 스포츠 경기에서 대기록을 수립한 사람들은 운동경기 도중 명상적 상태에 이른다고 한다. 이런 명상적 상태를 '변경된 의식대(The zone of altered consciousness)'라고 부른다. 운동경기 도중 세타파 발생 상태에 이르면 고통, 피로감, 실패에 따른 공포감 등이 사라지고 최정상 상태의 쾌감을 수반한다.

　지금까지 살펴본 것처럼 명상상태에서는 강력한 정신적 · 신체적 힘을 얻게 된다. 이 힘은 스트레스를 무력화하며 정신적 · 신체적 기능을 잘 수행할 수 있도록 해 준다. 그러므로 명상은 심신의 기능을 크게 향상하여 삶의 적응과 건강에 유익하게 작용할 것으로 확신할 수 있다.

**명상 동안의
뇌 영상**

최근에는 기능적 자기공명영상기록 (fMRI)장치가 개발되어 명상이나 이완 또는 일반적인 휴식상태에서 일어나는 두뇌 활동의 신비를 과학적으로 밝힐 수 있게 되었다. 즉, fMRI 장치는 특정한 순간순간 혈액이 뇌의 여러 부위로 흘러가는 모습을 정확하게 보여 줌으로 순간순간 어느 부위의 뇌가 활동하는가를 알아볼 수 있도록 해 주는 영상장치다.

최근 벤슨은 이완반응이란 고전적 개념을 더 넓혀 본격적 명상 단계에 이르면 '안정과 동요'라는 서로 모순적 상태가 동시적으로 뇌에서 일어난다(paradox of calm commotion)는 사실을 fMRI 연구를 통해 설명하고 있다.

이른바 안정동요라는 이 패러독스는 서로 상반하는 두 가지 심리적 사건(안정과 동요)이 동시에 나타난다는 것인데, 실제로 명상수행 동안 이런 심리적 모순상태 같은 것이 동시에 뇌 속에서 일어난다는 것이 fMRI를 통해 밝혀진 것이다. 벤슨은 시크(Sikh) 교도들이 명상을 하고 있는 동안 보여 주는 뇌 활동을 측정하여 1999년 11월 23일자의 『New York Times』와 2000년 5월호의 『Neuro Report』에 발표하였다.

3단계로 나누어 진행된 이 연구를 살펴보면, 첫 단계는 실제 실험에 들어가기 전 예비 단계다. 이때, 연구자는 피험자들에게 실제와 유사한 실험 상황에서 명상을 하도록 요구한다. 그러나 이 실험 상황은 평소 명상을 해 오던 조용한 상태에서 정좌하는 경우와 다르다. 이때는 fMRI 기계가 작동하면서 발생하는 철커덕거리는 기계 소리, 피험자 주변을 서성거리며 움직이는 실험기사들의 발자국 소리와 그 밖에 실험실에서 들려오는 전형적인 소음 등을 전혀 차단

하지 않은 자연스러운 실험실 상황을 모사한 상태에서 명상하도록
한 것이다.

둘째 단계는 실험 단계다. 명상 동안의 뇌 활동을 과학적으로 측
정하기 위해 미리 설정해 둔 실험 절차에 따라 명상을 하도록 한다.
즉, 첫째 절차는 6분간의 통제기간이다. 이때, 피험자는 고양이, 개,
새와 같은 동물 이름을 최대한 많이 기억하도록 하여 생각을 모으
게 한다. 이 단계에서 본격적인 명상수행 단계에 들어간다. 이 단계
에서는 조용히 숨을 들이쉴 때마다 '세트 남(Sat Nam)' 이란 만트라
를 읊조리도록 한다. 이 만트라는 이들이 평소 명상을 할 때 즐겨
사용해 온 종교적 의미의 구(句)다. 숨을 내쉴 때는 다른 의미의 만
트라, 즉 '와해 구루(Wahe Guru)' 라는 만트라를 읊조리도록 한다.
이런 방식으로 수행하면 자신들이 갖고 있던 본질적인 깊은 믿음과
수행적 행동을 결부하여 생리적·정신적으로 유익한 일이 일어난
다고 믿는다. 환언하면 명상적 이완반응과 종교적 신념체계가 서로
결합하여 부가적인 유익함을 발생한다. 이 본격적인 명상 단계가
몇 분이 지나면 몇 가지 변화가 두드러지게 일어난다. 처음에는 호
흡이 느려지고 조용해지다가 곧 뇌와 신체에 놀라운 변화가 일어난
다. 다시 말해 이 명상 시기에는 전반적인 뇌 부위의 활동은 낮은
상태가 되는데, fMRI상에 나타난 이 결과로는 이러한 낮은 활동을
일으키는 원천이 어디인지 확인할 수 없다. 이러한 조용한 마음작
용(뇌의 낮은 활동)이 뇌 속의 어떤 특정 부위의 자극으로 파생한 것
일 수도 있고, 뇌 바깥의 독립된 '마음차원(mind dimension)' 에서
기인한 것일 수도 있다. 한편, 뇌가 전반적으로 평온해짐과 동시에
마음의 초점을 잡도록 하는, 즉 집중을 일으키도록 하는 특정 뇌 부
위 기능은 오히려 활성화된다. 또한, 명상을 하는 동안에는 혈압,

심장박동 등의 자율신경활동을 조절하는 뇌 부위인 변연계와 뇌간 부위의 혈액 흐름은 유의미하게 증가된다.

셋째 단계로 명상이 끝날 무렵 fMRI상에 두드러진 현상이 일어난다. 즉, 피험자들이 이제 명상을 그만두고 눈앞에 설치된 스크린에 있는 한 점을 3분 동안 응시하도록 요구받으면 명상 동안 조용한 뇌 활동을 보였던 모습이 갑자기 활동적으로 바뀐다.

지금까지 일어난 상황을 요약하면 명상 동안에는 전반적으로 뇌 활동은 줄어들지만, 주의집중과 관련 있는 뇌 부위와 자율신경계 활동을 조정하는 뇌 부위에는 활동성이 높아진다. 다시 말해 전체적인 뇌 활동은 안정상태를 보이지만 주의집중과 자율신경계 조정 중추는 활성상태를 보인다. 명상상태에서 정상상태로 되돌아오면 앞서 명상상태의 안정된 뇌 활동이 역동적인 뇌 활동으로 바뀌게 된다.

언뜻 보기에는 이러한 안정동요(calm commotion)란 현상은 서로 모순이 되는 것처럼 보일지 모른다. 그러나 안정과 동요란 두 차원은 개인의 건강과 안녕을 유지하는 데 중요한 요건이 된다. 특히, 명상을 통해 이런 안정동요의 경지를 경험해 본 사람은 고혈압, 불면증, 우울증, 월경 전 통증 징후, 암, AIDS 징후를 경감한다고 하는 임상보고가 계속되고 있다.

벤슨는 2003년 4월에 출판한 그의 저서 『Breakout Principle』에서 건강에 유익하고 생산적인 역동성(healthful and productive dynamism)은 명상 도중 통찰과 같은 브레이크아웃(breakout)이 일어날 때 나타난다고 하였다. 좀 더 자세하게 설명하면, 브레이크아웃이 일어나는 단계란 과거부터 지속해 온 정신적 또는 정서적 타성을 깨뜨리는 순간이다. 타성을 깨뜨리는 방아쇠를 당기는 데에는 산화질소(Nitric Oxide: NO)라는 기체성 물질이 매개한다. 벤슨은 브레이크아웃이 발생하면 뇌 활동에는 다음과 같은 사태가 일어난다고 한다.

뇌의 전반적 활동성은 조용해지지만 혈압, 심장박동, 호흡의 조정과 관련 있는 뇌 부위의 활동성과 주의집중, 공간-시간 개념의 각성이나 의사결정의 조정과 관련 있는 뇌 부위의 활동성은 증가한다.

이처럼 명상하는 동안 평소 머리를 아프게 하던 어려운 난제가 풀리는 통찰적 상황이 발생하여 난관을 돌파하는 순간에 이르면 대부분의 뇌 부위의 활동은 줄어들면서 특정 부위의 뇌, 예컨대 주의나 각성 담당 뇌 부위나 부교감신경계의 작용을 담당하는 뇌 부위의 활동성은 증가하는 '안정동요'의 상황이 일어난다. 이것은 선(禪)에서 오랫동안 언급되었던 선의 경지, 즉 마음은 별처럼 또렷하면서도 몸은 고요하기 이를 데 없다고 하는 이른바 '성성적적(惺惺寂寂)'이란 경지를 과학적으로 입증하는 것이라 할 것이다.

다니엘 골만(Daniel Goleman)은 최근 망명 티베트 정부의 정치 지도자인 달라이 라마(Dalai Lama)와 저명한 미국 심리학자와 신경과학자 몇 사람이 협동으로 연구하였던 실험결과를 신문에 보도하였다('당신의 좌측 뇌를 학습하라', New York Times, 2003. 2. 4일자). 2000년 3월 달라이 라마와 만난 이들 과학자들은 사람들이 해로운 정서를 더 잘 통제할 수 있는 방법을 5일 동안 토론하기 위해 인도의 달람살라로 갔던 사람들이다.

이들 중에는 위스콘신 대학교의 감성신경과학 연구소의 소장인 리차드 데이비드슨(Richard Davidson)이 포함되어 있다. 데이비드슨은 최신형 fMRI와 EEG 분석기를 사용하여 감정에 관한 뇌의 결정점(brain set point for mood)을 확인하였다. 즉, fMRI 자료에 의하면 사람들이 불안이나 분노, 우울과 같은 불쾌한 감정을 느낄 때 활성을 보이는 뇌 부위는 뇌의 정서중추의 중요 부위인 편도체(amygdala)와 스트레스 동안 심한 경계심을 불러내는 우측 전전두엽피질(prefrontal cortex)에 집중된다. 이와는 반대로 사람들의 감정이 낙관적이고, 열정에 차 있고 기력이 넘치는 긍정적 감정상태일 때는 평소 조용하던 좌측 전전두엽피질이 갑자기 활기를 띠게 된다. 데이비드슨은 좌우 전전두엽피질 간의 기저 수준 활동성을 판독함에 따라 개인의 전형적 기분 정도를 쉽게 알아볼 수 있다고 생각하였다. 즉, 좌우 전두엽피질의 활동 비율을 알아보면 매일의 기분 상태를 정확하게 알아볼 수 있다는 것이다. 다시 말해, 이 비율이 오른쪽 반구의 활동성 쪽으로 기울어질수록 불행과 고민이 더 많아지고, 왼쪽 반구 활동성으로 기울어지면 보다 행복해지고 열정에 찬다는 것이다.

데이비드슨은 수백 명의 자료를 모아 종(鐘)의 모습을 닮은 곡선 분포도(bell curve distribution)를 작성하였는데, 대부분의 사람들은 좋은 기분과 나쁜 기분이 적절하게 섞여 있다. 극단적으로 심하게 오른쪽으로 기울어져 있는 사람은 비교적 소수지만 이들은 임상적으로 우울이나 불안장애를 보이는 사람이 많고, 반대로 왼쪽으로 심하게 기울어져 있는 사람들은 골치 아픈 기분은 거의 없고, 설사 그런 일이 있더라도 쉽사리 회복되는 낙천성을 보이는 쾌활한 사람들이다.

데이비드슨은 티베트 고승을 상대로 좌우 반구 활성 비율을 검사해 볼 기회를 가졌는데, 검사한 175명의 스님 모두가 극단적으로 좌반구 쪽으로 기울어져 있었다. 데이비드슨은 인도의 달람살라에서 달라이 라마와 과학자들이 함께 만난 자리에서 이런 놀라운 발견을 보고하였다. 이 보고를 받은 달라이 라마는 만약 그것이 사실이라면 그런 이로운 점을 얻게 된 것이 불교수행을 통해 얻어진 것이란 것을 과학적으로 밝힐 수 있는지 물었다.

그런데 이 의문을 풀 수 있는 연구가 나왔다. 데이비드슨은 매사추세츠 대학 의료원에서 마음챙김 명상(mindfulness meditation)법을 바탕으로 스트레스 완화 클리닉을 만든 카밧진과 협동으로 이 의문을 해결하려 하였다(마음챙김과 카밧진에 관해서는 장현갑·변광호 등이 쓴 『삶의 질을 높이는 이완·명상법』의 제6장을 참고할 것). 이 클리닉에서는 모든 종류의 만성병 환자에게 그들의 징후를 보다 잘 조정할 수 있게 마음챙김 명상법을 가르친다. 마음챙김 명상법은 원래 불교수행 37도품(道品) 가운데 사념처(四念處) 수행에서 나온 것으로 지금은 미국뿐만 아니라 많은 다른 나라의 병원과 임상에서 환자들에게 널리 가르치고 있는 마음수행법이다(한국의 경우 가톨릭 의과대학 강남성모병원에서도 이 프로그램을 도입하였다).

카밧진과 데이비드슨은 이 명상법을 스트레스가 심한 한 바이오텍기업에서 일하는 직원들에게 일주일에 3시간씩 2달간 실시하게 하였다. 비교집단은 같은 회사에서 같은 일을 하는 직원이지만 실험집단보다 같은 수행을 두 달쯤 늦게 시작한 집단으로 삼았다. 두 집단 모두 수행 전과 수행 후 두 차례에 걸쳐 몇 가지 검사를 받았다.

이 피험자들은 그 전에 불교에 관해 알지 못하였고, 어떤 불교수행에도 참여한 적이 없는 초심자들이다. 그러나 결과는 처음부터 좋은 조짐을 보였다. 즉, 마음챙김 명상을 수련받기 전에는 이들 피험자의 감정 결정점 비율이 주로 오른쪽으로 기울어져 있었고, 동시에 심한 스트레스를 받는다고 불평하였다. 그러나 수행이 끝나자 이들의 감정 비율은 긍정적인 영역인 왼쪽으로 옮겨 갔고 동시에 기분도 개선되었다. 또, 하는 일에 보다 열성적이고 불안 없이 참여할 수 있었다고 보고하였다.

요컨대, 감정 결정점이 적절한 수행(8주간의 마음챙김 명상) 끝에 우측 뇌에서 좌측 뇌 쪽으로 옮겨갈 수 있었다. 마음챙김 명상상태에서 사람들은 그들의 감정과 생각을 올바르게 바라보아 감정과 생각이 불쾌한 방향으로 움직이려 할 때마다 이를 떨쳐 버리는 수련을 하게 된다. 데이비드슨은 이러한 현상은 불쾌한 감정을 일으키는 변연계의 편도체에서 올라오는 메시지를 억압하는 좌측 전두엽 피질에 있는 일련의 신경원을 활성화하기 때문일 것이라고 가설화하였다.

이 회사 직원들을 대상으로 한 또 하나의 유익한 발견이 있다. 즉, 깨어 있는 마음을 챙기는 명상이 면역기능을 강화한다는 점이다. 즉, 데이비드슨에 의하면 이 명상을 한 사람은 독감 바이러스 주사를 맞고 난 후 혈액 속 독감항체의 양을 측정하였을 때 면역체계가 강화되었으며, 명상을 한 사람은 독감에 걸리더라도 증상이 경미하다는 것이다. 감정의 결정점이 왼쪽으로 많이 기울어질수록 면역 측정치가 더 많이 상승하였다. 정좌명상을 하든 신체주사를 하든 또는 요가를 하든 마음챙김 명상에서는 지금 이 순간 나타나는 감각과 생각을 좀 더 밀착해서 바라보도록 훈련시킨다.

명상과 산화질소 분출　┃　사람들이 힘겨운 일로 시달리고 있거나 삶의 문제로 고통받고 있을 때, '그만 잊어버려라.', '손을 떼라.', '집착을 버려라.', '마음을 비워라.',

'내려놓아라.' 등의 충고를 한다. 언뜻 보기에 이런 충고는 쓸모없는 것처럼 보일지 모르지만 최근의 과학적 증거에 의하면 이렇게 집착을 버리는 것이 문제해결이나 난관 돌파를 위한 창의성 발견에 큰 도움을 준다고 한다.

집착을 버린다는 것은 지금까지 상투적으로 해오던 정신적·정서적 패턴을 완전히 벗어던지는 것이다. 이런 타성적 사고에서 벗어나 새로운 세계로 나간다는 것이다. 벤슨은 이를 '브레이크아웃 (breakout)'이라 불렀다. 한국의 전통적 선(禪)에서는 오랫동안 풀렸던 난제가 풀리는 순간, 즉 화두가 깨쳐지는 순간을 '깨침', '돈오', '견성' 또는 '한소식' 등으로 표현하는데, 이 순간이 브레이크아웃과 유사할 수 있을 것 같다.

이러한 내면사고의 세계가 극적으로 방향을 전환한다는 것은 어두운 내면세계에서 광명의 세계로 나오는 것에 비유할 수 있다. 이처럼 인생진로의 전면적 노선 수정을 결단케 하는 '대혁신적 변혁' 또는 '난관 돌파', '깨달음', '돈오' 등은 기본적으로 유사한 뇌 변화의 과정일 것으로 추리할 수 있다. 최근의 연구에 의하면 이런 난관 돌파가 일어나게 하는 기본 기제는 뇌와 신체 부위에서 발생하는 일련의 신경학적·생화학적 과정에서 찾을 수 있을 것이란 근거가 제시되고 있다.

최근의 연구에서는 산화질소가 명상 동안 일어나는 세타파 출현과 관계 있으며, 창의성이나 직관 또는 통찰 같은 것은 기존적 사고 또는 타성적 사고의 틀이 깨어지는 것과 밀접한 관련이 있다는 과학적 증거들이 제시되고 있다.

산화질소에 의한 가장 중요한 작용은 인간의 뇌와 몸속에서 일어난다. 산화질소란 작은 분자는 우리 몸속에서 거의 제한받지 않고 활동할 수 있는 물질이다. 산화질소는 기체 확산성 조절자(gaseous diffusable modulator)로 작용하는 활성산소기(radical)로, 메시지를 운반하는 물질이며, '휙휙' 바람처럼 불어 가는 가스로 온몸과 중추신경계를 흘러 다닌다.

최근 벤슨 등은 산화질소는 스트레스와 관련된 질병의 치유와 밀접한 관련이 있다는 논문들을 개관하고 다음과 같은 결론을 내렸다.

- 산화질소는 뇌의 시냅스 사이에서 신경전달물질로 작용하여 기억과 학습을 증진한다. 산화질소는 신경조절전달자(neuro modulatory transmitter)로 작용하여 뇌를 보다 효율적으로 작용할 수 있도록 신경전달물질의 기능을 돕는 역할을 한다.
- 산화질소는 도파민과 엔도르핀과 같은 신경전달물질의 방출을 촉진하여 안정감을 증진하고, 최상의 신체적 쾌감을 경험하도록 돕는다. 예를 들면, 조깅 주자들이 경험하는 'runner's high'라든지, 운동선수, 연주자, 연설가들이 최고 수준의 수행 시 느끼는 '절정감'과 같은 심리적 경험들이 산화질소와 관계 있다.
- 산화질소는 온몸에 걸쳐 혈류이동을 조정하며, 중풍 발생과 관련 있는 뇌 부위의 혈행을 개선하고, 산소 부족을 치료하는 데 도움을 준다.
- 산화질소는 에스트로겐의 투여 효과를 높인다. 특히, 폐경 후 우울증 치료에 효과적이다.
- 산화질소는 혈관을 확장하며, 심장의 혈액 흐름을 개선한다. 특히, 심장우회수술을 받은 환자의 회복에 중요하다.
- 산화질소는 남성의 성적 무력증을 개선하고, 면역계통을 강화

한다.

• 산화질소는 이완반응이 일어나는 생화학적 기초를 제공하여 플라시보(placebo) 효과를 극대화한다.

이처럼 산화질소는 스트레스 관련 질병의 진행과정에 관여하는 것으로 밝혀졌다. 산화질소는 스트레스 때 분비되는 노르에피네프린의 활동과 교감신경계의 반응성을 낮추어 이완반응을 야기한다. 그러나 산화질소의 분출이 소량일 때는 몸에 유익한 이완반응을 보여 주지만 대량으로 분출될 때는 병적·생리적 기제로 작용하게 된다. 명상 동안의 이완반응은 스트레스 반응과 반대되는 것이기 때문에 저수준의 산화질소 생성 분출과 관련 있어 신체의 기능을 보호하고 개선하는 작용을 한다.

명상의 심신의학적 적용

의료명상 ▓   인도 출신으로 미국 마취, 통증의학 전문의이면서 요가 수련가인 칼사(Khalsa)는 명상을 의료 장면에 사용할 수 있다고 강력히 주장하는 사람이다. 그는 최근 『의학으로서의 명상(Meditation as a Medicine)』이란 책을 저술하고, 의료명상(Medical Meditation)이란 이름으로 질병의 치료와 예방에 활용할 수 있다고 주장하고 있다. 그는 명상이 노화를 방지하고 삶을 젊게 해 주기 때문에 명상을 다방면에 걸쳐 의료 장면에 적용할 수 있다는 것이다. 비록, 명상법의 종류에 따라 그 효과 정도가 다소 차이가 있지만 명상은 근본적으로 내분비기관의 퇴화를 저지하고 활성화하기 때문에 노화를 방지하고 회춘할 수 있다는 것이다.

이처럼 명상은 시상하부, 뇌하수체, 송과선과 그 밖의 내분비선을 회춘하게 한다. 왜냐하면 명상수련 활동에는 내분비선의 자극운동이 많이 포함되어 있고, 교감신경계 흥분에 의한 스트레스 반응에 대한 강력한 대응반응인 부교감 이완반응을 야기하기 때문이다. 바로 이런 이유로 명상의 과학적 의미를 가장 먼저 연구한 벤슨은 명상의 심리적·생리적 반응의 특성을 스트레스 반응과 정반대인 이완반응이라고 불렀다.

모든 명상훈련은 스트레스 반응을 통제하는 데 유효하다. 그러나 명상의 형태에 따라 효과에 있어서는 차이를 보인다. 칼사는 일반적으로 요가와 명상이 서로 결합된 명상 형태일수록 내분비기관의 활성을 회춘시켜 젊음을 유지하는 데 효과적이라고 주장한다. 칼사는 의료적 수단으로 사용되는 의료명상의 형태로 다음과 같은 것을 들고 있다.

- 기도(prayer)
- 심상법(visualization)
- 수피명상(Sufi meditation)
- 유도심상(Guided Imagery)
- 마음챙김 명상(Mindfulness Meditation)
- 이완반응(The relaxation response) : 삼마타(三昧)명상
- 초월명상(Transcendental Meditation)
- 선(禪)불교 명상(Zen Buddhist mediation)
- 미국 원주민 명상(Native American Mediation)
- 태극권과 기공 같은 운동명상(Movement mediation, including tai

chi & Qi gong)

앞에 열거한 여러 형태의 명상법들에 포함되어 있는 공통적이고 중심적인 요인은 '생각을 멈춘 채 이완하는 것이다(relaxation, with a suspension of thought).' 이런 이완반응을 유지하면 스트레스 반응과는 정반대의 생리적 효과를 야기할 수 있다.

의료명상에는 위에 든 명상법 외에 또 하나의 핵심요인인 요가가 가세할 때 그 효과가 더욱 커진다. 요가에는 여러 종류가 있으며, 형태에 따라 수행상 강조하는 점이 다르다. 대표적인 요가 수행법으로 타인에게 보시할 것 강조하는 카르마(Karma)요가, 신의 사랑에 초점을 두고, 만트라와 같은 진언을 유성이나 무성으로 읊조리는 것을 강조하는 박티(Bhakti)요가, 신체의 자세 수련을 통해 균형을 이루려는 하타(Hatha)요가, 호흡, 운동 그리고 정신적 초점 수련을 강조하는 라자(Raja)요가, 호흡, 운동 그리고 정신적 초점, 손가락 모양, 무드라 수행 등을 통해 하위 차크라에서 상위 차크라로 에너지를 불러내고 균형화하는 것을 강조하는 쿤달리니(Kundalini)요가 등의 형태가 있다.

이런 많은 명상법과 요가법 가운데 오늘날 미국을 중심으로 현대의학에서 대체의학, 보완의학 또는 통합의학의 수단으로 많이 사용되는 대표적인 명상법 몇 가지와 이들 명상법이 건강에 미치는 영향을 과학적으로 연구한 중요 증거들을 살펴보자.

이완반응의 심신증 치료 적응

1994년 미국 국립보건원(NIH) 산하 대체의학연구소(OAM)에서 발간한 명상연구에 관한 총람 보고서에 따르면 지난 25년간 명상에

관한 과학적 · 의학적 연구는 벤슨과 그의 동료들에 의해 연구된 이
완반응 연구가 대부분이었다고 소개하고, 명상에 관한 일반적인 연
구 추세는 이완반응에 관한 연구가 대체의학 분야에서 주류를 이루
며, 이완반응 연구가 주류 의학 쪽으로 서서히 이행하고 있다고 언
급하였다.

원래 이완반응명상은 박티요가에서 유래한 초월명상(TM)에서
종교적인 의미를 가능한 제거하고, 과학적 · 의학적 의미를 강조한
명상법이다. 의료명상의 대가인 칼사는 벤슨이 이완반응명상을 의
료 장면에 소개하여 현대인이 처한 스트레스를 효과적으로 관리할
수 있도록 하였기 때문에 '현대의학의 십자군(Saint soldier)' 이라고
부른다고 하였다. 사실 명상이 의료 장면에 적용된 계기는 벤슨의
이완반응명상법이 하버드 의대 부속병원에 도입되었던 1975년 이
후의 일이다.

벤슨 등이 주로 연구해 온 이완반응이란 조용한 장소에 가만히
앉아, 마음은 깨어 있으면서, 어떤 특정 낱말이나 구절(mantra)에 의
식을 집중하고 숨을 내쉴 때마다 이 만트라를 암송하는 수련법을
말한다. 이런 이완반응명상을 하루 두 차례에 걸쳐 한 번에 20분씩
실천하면 다음과 같은 심리학적 · 생물학적 변화가 일어난다. 즉,
산소 섭취의 현저한 감소, 스트레스 호르몬 분비의 현저한 감소, 혈
중 백혈구 생성을 포함하는 면역체의 기능 항진, 안정된 뇌파활동
이 특징적으로 일어난다.

그리고 이러한 생물학적 변화에 따라 전반적으로 건강이 개선되
는데, 그 중요한 변화로서는 두통이 경감하고, 협심증으로 인한 통
증이 줄어들며, 혈압을 낮추어 고혈압 치료에 도움을 주며, 마음의
장벽을 극복하여 창의성을 발휘할 수 있고, 불면증을 이길 수 있으

며, 과다호흡증후군의 발작을 예방할 수 있고, 요통을 덜어 주며, 항암 치료의 효과를 증진하고, 공황발작을 제어하며, 콜레스테롤 수준을 낮추고, 불안과 우울증을 개선하며, 메스꺼움, 구토, 설사, 변비, 조급증 등의 증상을 개선하며, 전반적으로 스트레스를 감소시켜 내적인 평화와 정서적 균형을 이루는 데 도움을 준다(보다 자세한 내용은 이 책의 제5장과 제13장의 내용을 참고하라).

마음챙김 명상의 심신의학 활용　마음챙김 명상이란 불교의 마음수행 37도품(道品) 가운데 가장 먼저 강조하는 사념처 명상을 말한다. 이 명상법은 1980년 카밧진에 의해 스트레스 감소 훈련 프로그램으로 처음 의료 장면에 도입되었고, 최근에는 미국만 하더라도 200여 중요 의료원에서 스트레스 관련 질병 치료에 적용하고 있다.

이 명상수련에서는 명상수련에 참여한 사람들이 특정한 만트라(mantra)나 이미지에 주의를 집중하지 않는다. 그 대신 자신의 마음이 수시로 배회하는 것을 관찰하면서, 마음이 배회할 때마다 그 순간 나타나는 생각과 의식에 마음을 모아 깨어 있도록 한다.

이 명상법을 임상에 적용한 카밧진에 따르면 '마음챙김(mindfulness)'이란 "하는 일에 끌려가지 않고 순간순간 하는 일에서 존재의 양식으로 느끼도록 학습하는 것이다."라고 하였다. 쉽게 말해서 이 명상법은 위파사나 명상법을 의료 장면의 치료에 적용한 명상법이다. 카밧진이 강조한 8주짜리 마음챙김 명상법의 프로그램 내용을 보면 신체주사(보디스캔), 호흡명상, 정좌명상, 요가, 걷기명상을 공식수련 명상으로 삼고, 먹기명상, 자비명상 등 비공식 명상을 통해 일상생활을 하는 동안 무슨 일을 할 때나 지금하고 있는 일에 마음이 깨어 있도록 강조한다. 이런 명상수행과 더불어 평소의 마음가짐과 행동, 태도 7가지를 특별히 강조하는 데, 첫째 판단하지 말 것, 둘째 인내심을 가질 것, 셋째 처음 시작할 때의 마음가짐을 가질 것, 넷째 믿음을 가질 것, 다섯째 지나치게 애쓰지 말 것, 여섯째 수용할 것, 일곱째 내려놓을 것이다.

많은 실험들에 따르면 깨어 있는 마음명상을 하면 심리학적·생물학적으로 많은 변화를 야기한다고 한다. 예를 들면, 카밧진 등은 건선피부병을 가진 환자를 대상으로 전형적인 의학치료인 자외선치료만 받게 한 집단과 자외선치료를 받는 동안 자신의 호흡과 신체감각에 초점을 두는 깨어 있는 마음명상을 동시에 실천한 명상집단의 치료 효과를 서로 비교하였다. 이 명상집단의 피험자들은 치료 횟수가 거듭되면서 자외선이 자신의 피부세포를 뚫고 들어와 건선세포를 분해하고 용해하는 것을 시각적으로 영상화하도록 하였다.

비록, 두 집단이 똑같은 양의 자외선치료를 받았음에도 불구하고 12주간의 치료를 끝낼 무렵 명상집단의 피부는 비명상집단의 피부에 비해 훨씬 빨리 깨끗하게 치료되었다. 명상집단의 피험자 13명 가운데 10명이 40회 시행 끝에 깨끗한 피부를 보였는데, 비명상집단의 피험자는 10명 가운데 단 두 명만이 깨끗한 피부를 보였다.

이와 유사한 치료를 피부암 환자에 적용한 연구도 있다. 명상을 실천한 집단은 비명상집단에 비하여 멜라토닌(melatonin)이란 호르몬이 현저하게 많이 분비되었다고 한다. 멜라토닌의 생성 정도는 스트레스 지각의 정확한 지표가 되므로 명상집단의 환자가 비명상집단의 환자에 비해 스트레스를 덜 느끼는 것으로 추론할 수 있다. 따라서 명상을 실천한 사람은 스트레스를 경감시켜 수명 기간을 연장하고 삶의 질을 높일 수 있을 것으로 기대할 수 있다.

마음챙김 명상은 공황발작을 감소하고, 불안 수준을 낮추며, 만성통증을 완화하며, 두통의 발생 빈도를 줄이고, 약물이나 알코올 중독 치료의 반응률을 개선시키며, 비만증을 치유할 수 있다는 등의 연구들이 있다.

초월명상의 활용 　초월명상(Transcendental Meditation: TM)은 미국에 가장 먼저 소개되어 가장 많은 연구가 이루어진 명상의 형태다. 초월명상은 박티(Bhakti)요가에 기원을 둔 것으로 1959년 인도의 요기이자 과학자인 마하리시 마헤시(Maharish Mahesh)에 의해 미국에 도입되었다.

　초월명상에 관한 과학적 연구는 1970년대 중반부터 본격적으로 이루어져 2000년 당시까지 잘 통제된 연구 약 600편이 출판되었다고 한다. 미국 국립보건원 대체의학연구소의 자료집에 따르면 초월명상은 다음과 같은 효과가 있다고 소개하고 있다(Khalsa, 2001).

　초월명상은 불안을 감소시키고, 만성통증을 낮추며, 노화를 저지하고, 콜레스테롤 수준을 낮추고, 인지기능을 높이며, 약물남용을 줄이고, 혈압을 낮추며, 외상 후 스트레스 증후군을 개선하고, 입원기간을 단축시킨다.

　초월명상 연구들 가운데 특히 흥미를 끄는 한 연구로 초월명상이 노화를 저지하는 데 효과가 있다는 것이다. 이 연구에 의하면 초월명상을 수련한 노인들의 생물학적 나이는 실제 나이보다 훨씬 더 젊어진다고 한다. 즉, 혈압, 시력, 청력 등의 생물학적 기능을 지표로 볼 때 적어도 5년 이상 초월명상을 수련한 노인들은 초월명상에 참여하지 않은 노인들에 비해 생리학적으로 12년이나 더 젊었다고 한다. 단기간 초월명상에 참여한 노인도 비참여 노인에 비해 5년이나 더 젊어졌다고 하였다.

또 다른 통제된 연구들 가운데는 하버드 대학의 심리학자들의 연구가 있다. 이 연구에서는 초월명상을 시작한 노인들을 대상으로 자료를 얻었다. 즉, 초월명상을 시작한 지 얼마 지나지 않아 수련자들은 비수련자들에 비해 건강상 여러 가지 유익한 변화의 증거가 나타났으며, 수련자들은 더 오래 생존하였다고 한다. 이러한 긍정적 변화는 이 연구가 끝나 10년이 지난 후 재조사를 하였을 때까지도 그 효과가 여전히 지속되었다고 한다.

초월명상 수련자들의 건강이 개선되었다는 또 다른 연구를 보면 전반적으로 초월명상 수련자는 비수련자에 비해 병원 이용 빈도가 의미 있게 감소하는데, 특히 나이가 많은 노인층에서 그 효과가 극대화된다고 한다. 이 연구는 초월명상의 항노화 효과를 2,000명의 초월명상 수련자와 같은 수의 비수련자를 대상으로 5년에 걸쳐 연구하였는데, 초월명상집단은 비초월명상집단에 비해 모든 원인에 의해 병원에 입원하는 입원율이 56% 감소하였으며, 심장병으로 입원하는 입원율이 87% 감소하였다. 또, 암으로 인한 입원율은 57%, 신경계통의 질병(알츠하이머병 포함)에 의한 입원율은 88% 감소, 코, 인후, 폐질환으로 인한 입원율은 73% 감소하였다고 한다.

최근 뉴욕에 있는 세계 최고의 암치료센터인 슬론 케터링 기념 암센터에서는 암으로 입원하고 있는 환자들에게 초월명상과 유사한 만트라 수행의 집중명상을 시켰더니, 명상을 한 환자들은 통증이 완화되었고, 혈압과 심장박동률이 낮아졌으며, 불안과 우울이 개선되었고, 인지기능이 좋아졌다고 보고하였다. 이 프로그램을 관찰하였던 우드슨 메렐(Woodson Merell)은 "명상이야말로 건강을 위해 가장 강력한 도구가 된다."고 언급하였다.

**의료명상의
통합적 적용** 여러 형태의 명상법들이 건강 증진에 미
치는 상대적 효과를 평가한 연구들도 있
다. 칼사에 따르면 가장 먼저 의료 장면에 도입된 벤슨의 이완반응
명상법은 심상법이나 바이오피드백과 같은 명상 특성이 적은 심리
적 개입방법들 보다 효과가 큰 것으로 밝혀졌다. 그러나 이완반응
법은 카밧진에 의한 마음챙김 명상법보다는 효과가 적고, 마음챙김
명상법은 만트라수행을 중요 수행으로 하는 초월명상이나 칼사가
창안한 쿤달리니수련을 강조하는 의료명상(Medical Meditation)보다
는 효과가 더 적다고 논평하였다.

칼사가 창안한 의료명상이란 요가와 명상을 서로 결합한 것이다.
많은 연구들에 따르면 '명상이란 치유적 양식(healing modality)이
고, 요가는 생물학적 치료(biologically therapeutic)'로 간주한다. 그
러므로 의료명상이란 이 두 성질을 서로 합친 것으로 통합의학적
성격을 갖는다. 통합의학의 기본 신조는 두 개 이상의 치료 접근법
을 하나로 통합하면 단일방법 또는 개별적 방법에 의한 것보다 효
과가 더 클 것이란 것이다.

이런 신조에 부합하는 과학적 증거가 Bringham and Women's
Hospital에서 이루어진 연구다. 이 연구에서는 복합적 의료명상을
단일방법의 기본 명상법과 비교하여 뇌에 미치는 영향을 비교하였
다. 이 연구는 의료명상 연구에 관한 최고의 학자와 심신의학치료
분야의 최고의 대가에 의해 공동으로 연구되었다. 이 연구 결과에
의하면 기본적인 단일명상만을 실천하면 뇌의 아주 좁은 영역에서
만 활동이 일어나지만 복합적 의료명상이 부가되면 변연계의 편도
체, 해마, 뇌교와 같은 뇌의 심부에 있는 해부학적 구조들도 활동에
참여한다는 사실을 fMRI를 통해 확인할 수 있었다고 한다.

복합적 의료명상이 강력한 치유의 힘을 갖고 있다는 또 다른 예를 칼사의 연구에서 관찰할 수 있다. 이 연구에서는 AIDS 환자를 대상으로 복합적 의료명상과 마음챙김 명상의 효과를 비교하여 어떤 명상법이 AIDS 환자의 자기효능감(self-efficacy)의 질을 더 높일수 있는가를 알아보려고 하였다. 여기서 말하는 자기효능감의 질이란 자기 자신이 처한 환경에 대해 적절하게 영향을 미칠 수 있을 것이란 지각을 의미하는데, 이런 효율적 지각감은 AIDS 환자뿐만 아니라 모든 종류의 질병에서 회복하려는 사람들에게 중요한 것이다. 이 연구를 주도한 칼사는 자기효능감이 높아지면 AIDS 환자의 면역기능도 높아지고, 사회적 관계에서 만족감도 높아지고, 긍정적인 건강 행동에도 보다 적극적으로 참여하게 된다고 하였다. 이러한 자기효능감의 질적 변화는 AIDS 환자의 생존력을 높이는 강력한 지표가 된다. 칼사는 복합적 의료명상은 마음챙김 명상에 비해 보다 역동적으로 영향을 미치며, 보다 강력한 자기효능감을 높인다고 하였다.

효능감에 있어서 이런 명상법 간의 차이를 하버드 대학교 의과대학의 벨록은 다음과 같이 논평하고 있다.

> 어떤 사람들은 모든 종류의 명상법들이 갖는 효과가 모두 같을 것이라고 생각할 수 있다. 다시 말해, 만약 스트레스를 완화하려고 하거나 자신의 내적 힘을 개발하기 위해 어떤 한 가지 방법의 명상법을 훈련하고 있다면 비록 다른 방법의 명상법으로 훈련한다 하더라도 그 효과가 같을 것으로 믿을 수 있다. 그러나 보다 자세하게 연구해 보면 이런 생각은 잘못된 것이다.

지금까지 우리는 여러 가지 형태의 명상법이 스트레스 완화나 스트레스에 기인하는 갖가지 질병의 치유에 유용하게 적용할 수 있음을 알아보았다. 지금 세계 도처에 유명 메디칼센터에서는 의료 장면에 명상법을 도입하였거나 도입하기 위한 야심 찬 계획이나 연구들을 진행하고 있다. 대표적인 예를 보면 다음과 같다.

하버드 의대 부속 베스이스라엘디콘스(Beth Israel Deconess) 병원에서는 각종 호흡명상법과 이완명상법의 효능을 비교하는 연구를 하고 있고. 의료명상이 심장박동률에 미치는 영향을 다각도로 연구하고 있다. 예컨대, 스트레스원에 대한 일련의 반응으로 심장박동률의 변화, 심전도에 의한 심장근육의 긴장도, 뇌파의 변화, 신진대사율의 변화, 암 환자의 치유과정에 관한 연구, 불면증, 만성통증 등을 연구하며, 호르몬 분비 생리학에 미치는 명상의 효과를 연구하고, 이들 환자들을 교육하기 위한 교육자료와 프로그램을 개발하고 있다.

버지니아 의과대학 내분비교실에서는 항노화에 미치는 명상의 영향을 시상하부 활동과 뇌하수체 기능 등에 미치는 영향을 중점적으로 연구하고 있다. 애리조나 대학의 심리학과와 의과대 내과교실 그리고 치매예방재단이 연합하여 명상이 인지기능과 기억기능에 미치는 영향을 연구하고 있다. 또, 캘리포니아 대학교 샌프란시스코 의대 부속의료원에서는 명상이 당뇨병에 미치는 영향을 연구하고 있다.

명상의 치유기제와 명상의학의 전망

오니시나 카밧진과 같은 심신의학 전문가에 따르면 질병이란 전체와 부분의 관계가 단절되어 부분이 전체에서 고립될 때 일어난다고 한다. 이처럼 질병은 단절에서 기인하며, 건강은 연결성과 관련 있다는 모형을 애리조나 대학교 심리학과의 개리 슈왈츠(Gary Schwartz)가 제시하였다. 슈왈츠의 이론은 체계이론(system theory)에 근거를 두고 있는데, 모든 생명체는 보다 낮은 하위체계와 보다 높은 상위체계와의 상호조절에 의해 기능한다고 주장한다. 만약, 하위체계에 의해 작용하는 조절기제나 외적 체계에 의해 작용하는 조절기제가 서로 연결되어 있지 않다면 체계적인 질서를 보여 줄 수 없다는 것이다. 슈왈츠는 이 조절에 관여하는 심리생물학적 과정을 서로 연결하기 위한 수단으로 '자기 자신에 대한 주의(self-attention)'라는 개념을 제시하였다. 그에 의하면 이 개념은 보다 큰 의미의 항상성(greater homeostasis)과 안정성(stability)이라는 개념으로 표현되어야 한다고 한다.

만약, 이러한 조절과정에 단절이 생기면 질서정연하게 작용하던 시스템에 이상이 발생한다. 예컨대, 억압(repression)에 의해 자기 자신에 대한 주의에 장애가 생기면 유기체 내에서 일어나는 다양한 심리신경적 과정, 즉 심신(心身)과정에 단절이 일어난다. 슈왈츠에 의하면 부주의(disattention)는 단절을 낳고, 단절은 부조절 (disregulation)을 가져오고, 부조절은 장애(disorder)를 낳고, 무질서는 질병(disease)을 불러오게 된다고 한다. 역으로 치유 입장에서 보면 주의는 연결성을 이루고, 연결성은 조절성을 불러오고, 조절은 질서를, 질서는 평온함(ease)을 낳고 보다 일상적인 말로 건강을 가져오게 한다.

슈왈츠는 사람들은 여러 이유 때문에 자신의 몸에서 나오는 불편한 신호를 잘 포착하여 다루지 못한다고 주장하였다. 신체에서 오는 경고신호에 대해 주의를 기울이지 못하는 것은 매우 흔한 일이다. 슈왈츠에 의하면 억압과 같은 방어기제를 잘 사용하는 사람은 신체과정의 정보에 부주의하기 쉽다고 주장한다. 따라서 억압을 많이 하는 사람일수록 뇌파, 근전도 그리고 심혈관계의 흥분성이 지나치게 증가하여 심리학적·생리학적 장애를 보인다는 증거를 제시하였다. 이 발견은 방어가 많을수록 혈류역학적 흥분성(hemodynamic arousal)이 높고, 심혈관계의 흥분성도 높다고 하며, 억압이나 방어가 심한 사람은 불안이 낮은 피험자에 비해 신체적 질환도 더 많다.

슈왈츠의 이론은 적절한 상황하에서 행동적·생리적·인지적 정보들에 대한 자기탐지력(self-monitoring)이 증가하면 다양한 수준의 자기조절 능력이 상승한다고 주장한다. 이 주장은 미묘한 수준의 몸, 감각, 마음, 진리에 대한 인식능력의 증가를 수행의 근본으로 삼는 불교의 사념처 명상과 유사성을 보여 준다. 다시 말해 사념처 수행을 통해 수행자의 내관능력이 증가한다는 것은 곧 자기 자신의 몸, 감각, 마음에 관한 탐지력의 증가에 따른 자기조절력의 증가와 스스로의 대처능력 그리고 나아가 건강 증진과 개인적 성장이 이루어지는 것임을 의미하는 것이다.

대부분의 사람들은 자신의 몸이나 자신의 사고과정에 대해 민감하지 못하다. 만약, 사념처 명상을 통해 자기 자신의 신체나 마음에서 들려오는 미세한 정보를 파악하고, 이때 일어나는 각각의 사건에 대해 주의를 기울여 보려고 할 때 이러한 주의집중이 얼마나 어려운 일인지 알게 될 것이다. 만약, 호흡과 자세와 마음이 완전한 조화(調息, 調身, 調心)를 이룬다면, 이들 사이에 연결감을 느끼고 깊은 이완상태에서 우리의 몸과 마음이 하나가 된다는 일체감을 느끼게 될 것이다. 이러한 연결감은 어떤 특정 대상에 주의를 기울이는 수련과정이 없고서는 불가능한 것으로 명상수련을 통해 학습할 수 있는 것이다.

명상을 통해 치유가 일어난다는 것은 곧 삶을 보는 견해가 근본적으로 달라지는 것과도 관련 있다. 명상수행을 통해 자기 자신을 전체에서 떨어져 나와 있는 개별적 존재라는 생각에서 자신이 전체적 세계와 서로 연결되어 있다는 전체 속의 한 존재라는 관점으로 바뀌게 되면 치유가 일어난다. 명상을 하면서 자기 자신을 하나의 전체로 본다거나 자신을 보다 큰 전체, 즉 우주와 연결되어 있는 존재로 체험하면 자신이 갖고 있는 작은 문제나 고통이 얼마나 덧없으며 무상한 것인가를 바로 알게 된다. 따라서 인생의 고통을 과거와 다른 시각으로 바라보게 되어 작은 문제의 집착에서 벗어나 치유가 저절로 일어나는데, 이것이 바로 자기치유라 할 것이다.

개별적·고립적 시각에서 전체적·연결적 시각으로 관점이 바뀌게 되면 비록 직면하고 있는 문제나 고통 그 자체는 바뀌지 않고 그대로 있다 하더라도 이를 보는 시각이나 다루는 방법에 있어 현격한 변화가 일어난다. 이런 변화는 자신의 문제나 고통이 통제 불능 또는 고립무원이라는 절망적 관점에서 자신의 문제나 고통을 있는 그대로 수용하고, 이를 통제 가능한 방향으로 바꾸어 놓을 수 있다는 낙천적 견해로 바뀌게 된다. 이처럼 문제나 고통에 대한 근본적인 태도 변화와 심리적 지각 변화가 일어나면 신체적 징후가 감소하거나 신체 조건이 동시에 개선된다. 이처럼 문제에 대한 관점이 바뀌면서 마음이나 신체에 일대 변화가 일어나는 것이 바로 치유다. 이것을 명상을 통한 자기치유라 할 것이며, 명상이 온갖 부조절, 단절에서 기인하는 유기체의 질병을 치유하는 근본 이치라 할 수 있을 것이다.

명상이 잘 진행되면 전혀 새로운 방식으로 사물을 보게 된다. 이런 지각적 변화는 돌발적이고도 극적인 모습을 보일 때도 있는데, 이런 극단적 경험의 클라이맥스가 바로 깨달음이라고 할 수 있다. 그러나 대부분의 경우는 명상 동안 보다 깊은 이완감을 경험하면서 동시에 자기 자신에 대한 견해가 서서히 바뀌게 되는 것이 일반적이다. 일반적으로 사람들은 자기 자신을 보잘것없는 개별적 존재로 봐왔지만 명상 경험이 쌓이면서 자기 자신을 거대한 우주와 연결되어 있는 소중한 존재로 보게 된다. 이런 지각 변화는 개별적 존재로 자기를 보는 견해에서 전체적 존재로 자기를 보는 극적인 계기를 만든다. 이런 변화가 이루어지면 비록 스트레스와 고통이 엄습해 온다 하더라도 사태를 보다 안정되고 균형 잡힌 시각으로 보는 능력이 커지게 된다. 이런 의미에서 명상에 의한 치유를 인지행동치료(Cognitive behavioral therapy)로 볼 수도 있다. 실제로 마음챙김 명상을 근저로 하며 우울증을 치료하는 최신 전문서가 세갈(Segal) 등(2002)에 의해 등장하고 있다.

명상을 통해 주의를 집중하는 능력이 늘어나면 이에 비례하여 치유력이 증가한다. 우리의 마음은 과거에 겪었던 일에 대해 백일몽을 즐긴다거나 다가오지도 않은 미래의 일에 대해 미리 걱정하면서 대부분의 시간을 보낸다. 명상은 과거나 미래에 빼앗긴 마음을 지금 현재라는 순간에 묶어 두는 것이다. 어떤 형태의 에너지든 어느 한 곳에 집중하면 힘이 생긴다. 비유하자면 보통 전구는 다양한 파장의 다양한 빛을 내는데, 이것은 마치 우리의 뇌가 동시에 다양한 생각(번뇌, 망상)을 하는 것과 같다. 그러나 레이저 광선은 단일 파장의 광선만 발사함으로 엄청난 힘을 갖는다. 마찬가지로 오직 하나의 생각에만 마음을 집중하는 명상도 엄청난 정신적 힘을 보여

줄 수 있다. 따라서 레이저 광선이 질병 치유에 유용하게 쓰이듯 명
상을 통한 주의집중력의 증가도 엄청난 치유의 힘이 될 수 있는 것
이다.

치유가 일어나는 과정은 사람에 따라 차이가 있다. 치유란 언제
나 사람에 따라 고유하게 진행되는 개인적 경험을 수반한다. 우리
는 개개인이 건강하거나 또는 질병을 갖고 있거나 자기 나름대로
독특한 삶을 경험해 왔고, 또 개별적 방식에 따라 이를 극복해 왔
다. 따라서 사람마다 자기에게 보다 적합한 명상법이 따로 있고, 명
상 체험도 독특할 수 있다. 명상수련은 참다운 자기 존재를 찾아가
는 길이며, 그 이상의 특이한 것은 아니다. 명상을 통해 존재에 이
르는 길로 몰입해 가면 저절로 치유가 이루어진다. 무언가를 얻기
위해 명상을 한다면 치유 효과가 없다. 무엇보다 중요한 것은 존재
의 영역에 그대로 머물러 있도록 하는 것, 이것이야말로 치유의 본
질인 것이다.

미국 국립보건원 산하 대체의학연구소의 심신개입위원회의 책
임자로 있는 래리 도지(Larry Dossey)는 현대의학의 발달을 3단계로
나누었다. 첫 번째 시기는 1860년부터 1950년까지 발달된 기계론
적 의학의 시기로, 이때는 특정 질병의 원인과 이를 치료하는 기적
의 약물 개발에 중점을 둔 시기였다. 이 시기의 의학이 오늘날 서양
의학의 전통을 잇고 있다. 두 번째 시기는 1950년대 이후 산업화가
고도화되면서 스트레스에 의한 각종 신체질병이 극성을 부리면서
등장한 심신의학(Mind-body medicine)의 시기다. 이 시기에는 스트
레스의 대처기법이나 낙천적 태도, 긍정적 신념과 같은 심리적 요
인이 신체질병의 발병과 치료에 중요한 역할을 한다는 점이 인식되
는 시기였다. 이런 맥락에서 앞서 본 명상법이 심신증 환자의 치료

에 각광을 받게 되었다는 것은 극히 자연스러운 것이다. 세 번째 시기는 기(氣)신체 의학(Telesomatic Medicine)의 시기라고 하는데, 이것은 A라는 기공사가 B라는 환자에게 기(氣)를 보내어 질병을 치료한다거나 환자의 신체를 떨어진 곳에서 기를 통해 질병 부위를 진단하는 의학과 같은 기의 의학이 일반화되는 시기다. 기의 의학은 신체를 기계론적으로 보고 마음을 신체라는 기계에서 파생되는 것으로 보는 전통의학의 견해에 심각한 문제를 제기하는 것이다.

이런 도지의 견해를 전제로 한다면, 21세기 의학은 명상수련을 통해 기가 쌓여 자기치유력이 증가하는 심신의학의 시기가 더욱 발전할 것이며, 나아가 명상수련을 통해 기 에너지의 축적을 극대화함으로 자기치유력을 높이고, 나아가 이런 기를 자기 내면이나 타인 간에 유통시켜 질병을 치료하는 기의 의학 또는 기의 심리학이 중심이 되는 제3 시기의 의학이 만개할 것으로 전망된다. 따라서 오늘날 대체의학에 대한 기대와 열망은 21세기 의학의 중심과제가 될 것임을 짐작하게 한다. 최근 명상의 한 방법으로 '기도의 의학적 힘'에 관한 연구가 쾌니히(Koenig)에 의해 단행본으로 출간되고 있는 것은 바로 기도와 같은 영성적인 에너지가 신체질병의 치유에 적용될 수 있다는 과학적·의학적 근거를 제시함으로 이런 전망이 현실화되고 있다는 조짐을 보여 주는 것이라 하겠다.

명상수련의 실천적 지침

명상을 실천하려 할 때 여러 가지 궁금한 의문이 생긴다. 예컨대, 언제 하는 것이 좋으며, 어느 곳에서 하는 것이 좋은지? 또는, 명상을 하다가 잠이 오면 어떻게 해야 하며, 다른 사람들에 대한 생각이 떠오르면 또 어떻게 해야 하는지 등 잡다한 문제들이 생긴다. 다음에는 명상을 실천할 때 알아두어야 할 몇 가지 지침에 관해 내용들이다.

**명상수련의 시간은
어느 때가 가장 좋은가**

명상수련은 은행에 일정한 금액의 돈을 붓는 정기적금과 같다고 할 수 있다. 매일 일정한 시간을 정해 두고 규칙적으로 실시하는 것이 가장 좋다. 그러나 어떤 사람은 저녁 먹기 전에 하는 사람도 있고 또 잠자기 직전에 하는 사람도 있다. 보다 중요한 것은 가장 의식이 또렷할 때와 다른 사람의 간섭을 덜 받는 시간대를 찾아하는 것이 좋다. 식사 후에는 혈액순환이 뇌에서 장으로 옮겨 가기 때문에 명상을 하지 않는 것이 좋다. 일반적으로 취침 전에는 너무 졸려 명상하기가 힘들기 때문에 누워서 명상을 하면서 잠자리에 들면 숙면을 취할 수 있다. 잠자다가 깨어나 다시 잠이 잘 들지 않을 때라도 명상을 하면 쉽게 잠이 온다. 비록, 다시 잠이 오지 않는다 하더라도 명상을 하면 충분한 휴식을 얻을 수 있기 때문에 이득이 크다.

명상의 바른 자세는 척추를 곧게 세우고, 자세를 똑바로 하면 명상은 쉽게 할 수 있다. 잠이 오는 동안 명상을 하게 되면 자연히 자리에 누워서 하게 될 것이다. 누우면 쉽게 잠이 오기 때문에 누워서 하는 명상은 권장할 만한 자세가 아니다. 의자에 앉아서 할 경우에는 편안한 안락의자보다는 등받이가 바로 서 있고 손잡이가 붙어 있지 않은 의자를 사용하는 것이 좋다. 그리고 두 발을 바닥에 붙이고 두 손을 두 무릎에 올려놓고 하는 것이 좋다. 방바닥이나 마루바닥에 앉아서 하는 경우가 가장 좋은 자세인데 방석을 반으로 접어 엉덩이에 받쳐 넣고 등을 곧게 세워 앉아서 한다. 가장 좋은 자세는 가부좌 자세지만 초보자는 이 자세를 취하기가 어렵기 때문에 한쪽 발을 다른 쪽 무릎 밑에 넣고 앉아서 하는 이른바 반가부좌 자세를 권한다.

운동을 할 경우, 운동 전에 하는 것이 좋을까 운동 후에 하는 것이 좋을까 일반적으로 명상하기 전에 운동하는 것이 좋다. 운동을 통해 에너지가 온 몸에 퍼져 나갔기 때문에 마음과 몸을 자연스럽게 회복하기 위해서 운동 후 명상상태에 들어가는 것이 좋다. 운동을 하였든 또는 운동을 하지 않았든 간에 명상하기 전에 근육 속에 저장되어 있는 긴장을 이완하는 것이 좋다. 따라서 가벼운 몸 뻗기나 요가 동작을 하고 정좌명상이나 호흡명상으로 들어가는 것이 바람직하다.

명상을 할 때마다 잠이 온다. 잘못된 것은 아닌가

외관상으로 잠을 자는 것과 명상을 하는 것이 비슷해 보인다. 오랫동안 명상수련을 한 사람도 명상시간 가운데 약 20% 정도를 수면으로 보낸다고 한다. 그러나 50% 이상 수면을 취한다면 명상을 한 것이 아니라 잠을 잔 것이라 할 것이다. 처음 몇 주간은 꾸벅꾸벅 조는 경우가 대부분이다. 근육이 이완되고, 마음이 편안해지면 수면에 빠지게 되는 것은 자연스러운 일이다. 중요한 것은 신체적으로 이완되어 있으면서도 동시에 정신적으로 각성되어 있는 이른바 성성적적(惺惺寂寂)의 상태를 유지하도록 하는 것이 가장 중요하다. 실내온도가 너무 덥지 않고, 자세를 똑바로 세우고 앉아 있는 한 의식은 깨어 있는 상태로 유지할 수 있다. 그러나 너무 지쳐 있거나 자신을 지나치게 강하게 밀어붙이려고 하면 수면에 빠질 수밖에 없다. 이런 경우에는 자신의 몸에서 나오는 신호에 귀를 기울인다거나 명상하기 전에 미리 잠을 자 둠으로써 명상 동안 각성을 높일 수 있다.

정서적 아픔을 처리하려는 것도 잠들기 위한 또 하나의 이유가 된다. 많은 초보 명상자들은 불안이 점진적으로 증가하는 것 같기 때문에 아무것도 하지 않고, 어디에도 가지 않고, 한 곳에 앉아 있는 것을 싫어한다. 우리는 불안이나 공포가 일어나면 계속 움직이는 동작을 취함으로써 공포를 감소하려 한다. 예컨대, 답답함을 느낀다든지, 초조함을 느낄 때 우리는 친구에게 전화를 걸고, 책을 읽고, TV를 보고, 간식을 먹고, 산보를 하고, 그 외에 무슨 짓을 해서라도 답답함과 초조함을 소산시키려고 한다. 그러나 우리가 명상을 할 때는 그렇지 않다. 공포를 완화하는 방법을 학습하고 나면 비록 움직이지 않고 가만히 앉아 공포를 의식하면서도 잘 이겨낼 수 있다. 이런 수련법의 실행은 평소 우리의 삶이 불안으로 인해 많이 시달려 왔기 때문에 처음에는 낯설게 느껴지고 불편하지만 계속하면 쉽게 실천할 수 있는 것이다.

**명상이 나를 지치게 한다.
혹시 너무 힘들게 하는 것은 아닌가**

명상이란 흔히 '지나치게 애쓰지 않으려고 하는 것(effortless effort)'이라고 한다. 얼핏 모순된 말같이 생각되지만 명상이란 단지 존재하는 상태일 뿐 무엇을 하려고 애쓰는 행위가 아니다. 마음이 흔들리면 가만히 주시만 하면 된다. 결코 자신이 좋지 않은 명상자라고 판단하지 마라. 계속 지켜만 보게 되면 드디어 명상이란 아무것도 하지 않는 상태라는 사실을 알게 될 것이다. 좋은 명상 태도란 오직 그 자리에 앉아서 무언가 하려고 애쓰지 않는 마음자세를 유지하는 것이다.

**나의 마음이 너무나 많이
흔들리고 있기 때문에 나는 명상과 관련 없는
그 무엇을 하고 있는 것은 아닐까**

흔히 명상할 때 흔들리는 마음은 어린아이가 어머니 곁을 떠나 꽃향기를 맡으러 이리저리 꽃을 따라 다니는 모습에 비교할 수 있다. 어머니는 아이들의 호기심을 보고 즐거워하고 있으면서도 혹시 아이들이 넘어지지 않고 제대로 걸어 다닐 수 있을지 염려한다. 아이들이 호기심을 가지고 이리저리 뛰어 다니는 것은 잘못된 일이 아니라 아이들의 정상적인 행동이다. 방황하는 마음이란 어떤 외부 대상에 초점을 맞추었다가 다시 본래의 마음자리로 되돌아오는 것을 반복적으로 되풀이하는 것이다. 이것은 어떤 대상에 대해 주의 집중과 마음을 놓아 버리는 해방감을 훈련하는 일종의 마음 근육을 강화하는 훈련이라 할 수 있다.

많은 사람들은 자신을 제외한 다른 사람들은 명상 중 모두 안정된 축복 속에 있고, 그들은 흔들림 없이 일관되게 오직 하나에만 의식을 집중하고 있을 것이라고 생각하고 자기 자신만 그렇지 못하다고 생각하며 괴로워한다. 앞에서 이미 언급한 바처럼 명상 중 방황하는 마음은 자연스러운 것이다. 문제는 어머니 품에서 떨어져 나갔다가 다시 되돌아오는 아기를 부드럽게 감싸 안아 주는 어머니와 같이 방황하고 있는 우리의 마음이 본래의 자리로 돌아온 것을 부드럽게 맞이해야 할 것이다. 초보 명상가들을 대상으로 한 연구들에 따르면 비록 명상 중 마음이 방황하고 있다고 생각할 때도 생리학적으로 양호한 효과가 나타난다는 점이 드러났다. 일주일에 3일 하루 10~20분씩만 명상수련을 계속한다면 비록 명상하는 동안 당신의 마음이 바깥으로 방황하고 있다 하더라도 생리학적으로 유익한 이완반응 효과가 나타난다는 것이다.

나에게 가장 알맞은 명상법 찾기

만법귀일(萬法歸一)이란 말이 있다. 이 말은 일만 가지 방법이 오직 하나로 귀일한다는 것이다. 명상하는 방법도 참으로 다양하다. 어떤 사람은 정좌명상을 하고, 또 어떤 사람은 염주를 굴리면서 특정 주문을 반복해 외우며 기도하고, 또 어떤 사람은 요가를 하고,

자비명상(Lovingkindness Meditation)

이 명상법은 어떤 명상의 끝에 해도 좋고 이것만 단독으로 해도 좋다.
때때로 축복해 주고 싶은 사람이 있을 때는 이 자비명상을 하라.

처음 몇 번 크게 내려놓는 호흡을 시작하고 나서
단전호흡이나 천지인(天地人)호흡에 초점을 맞추어
마음을 가라앉혀라.
그대의 머리 조금 위에 사랑과 빛을
폭포수처럼 쏟아 붓고 있는
찬란한 별이 하나 있다고 상상하라.
이 빛이 그대의 머리 정수리로 들어와 몸을 씻어 내려갈 때
그대의 심장이 빛나기 시작한다.
그대 심장에서 이 광명은 더욱 넓게 펼쳐나가
그대 몸 전체가 발광체로 비춰진다.
모든 존경과 사랑을 담아
자신에게 자비의 축복을 보내라.

그대가 평화의 존재라면
그대의 마음은 열릴 것이리라.
나는 나 자신의
참된 성품(본성)의 광명을
깨닫게 되리라.
나는 치유가 이루어지며,
나는 모든 생명을
치유하는 근원이 되리라.

태극권을 하고, 도보명상을 하기도 한다. 이 모든 경우가 곧 공식적 명상(formal meditation)인데, 이 명상들은 삶의 모든 순간을 마치 명상을 하고 있는 것처럼 하는 훈련이다(명상법에 대한 자세한 내용은 제3부의 명상법을 참고하라).

다음에 언급할 몇 가지 명상법들은 땅과 하늘과 나를 연결하는 천지인(天地人)호흡을 통해 의식집중과 마음챙김을 동시에 이루려고 하는 본격적 명상의 보조적 명상법들이다. 이 명상법들 가운데 마음에 드는 것이 있으면 골라서 이를 실천하도록 하라. 본격적인 수련에 들어가기 앞서 며칠 동안 예비적인 적응훈련을 하라. 어떤 새로운 일이라도 적응하는 데는 시간이 필요하다.

다음에는 마음속에 한두 명의 사랑하는 사람을 불러온다. 이 사람들을 가능한 한 자세히 살펴보면서 사랑의 광명이 이들의 몸에 도달하고, 이 빛이 몸속을 씻어 내려 그들의 가슴에서 빛이 발광하는 것을 상상해 보라. 이 빛은 더더욱 밝아지며, 신(神)의 빛과 합쳐져 더욱 밝은 발광체로 바뀌고 있음을 상상해 보라. 그리고는 이들을 축복해 주어라.

그대가 평화의 존재라면
그대의 마음은 열릴 것이리라.
그대는 자신의 참다운 본성의
빛을 보게 될 것이다.
그대는 치유되며,
그대는 모든 생명을 치유하는
근원이 되리라.

이러한 축복의 말은 당신이 해 주고 싶은 사람에게 가능한 한 많이 하여 축복해 주어라.

이번에는 당신이 미워하는 사람을 생각해 보고, 이제부터 그들을 용서해 줄 마음의 준비가 되어 있다고 생각해 보자. 그 사람의 몸속으로 빛을 받아들이게 하여 그들이 갖고 있는 온갖 부정과 잘못된 생각을 씻어 내리도록 하라. 앞서 자신이나 자신이 사랑하는 사람에게 하였던 것과 똑같이 축복해 주어라.

그대가 평화의 존재라면,
그대의 마음은 열려 있을 것이다.
그대는 당신 자신의 본성의 빛을
깨닫게 되리라.
그대는 치유되며,
그대는 모든 생명을 치유하는
근원이 될 것이다.

저 광대무변한 공간 속에서 별처럼 반짝이는 작은 보석과 같은 아름다운 한 천체가 서서히 다가오고 있다고 생각하라. 빛으로 감싸인 지구, 녹색의 대륙, 푸른 대양, 백색의 모자를 쓰고 있는 양극, 두 발 달린 짐승, 네 발 달린 짐승, 헤엄치는 물고기, 날아가는 새, 이 모든 생명이 어울려 살아가는 지구를 상상하라. 지구는 대립의 천국이다. 밤과 낮, 선과 악, 질병과 건강, 가난과 부자, 위와 아래, 남과 여……. 이 모든 대립적인 존재를 축복으로 안고 가는 것이다. 이 지구는 참으로 광대하고 원만하다.

지구에 평화가 있다면
모든 사람의 가슴은 자기를 위해서나
남을 위해서 열려 있을 것이다.
모든 사람은 그들 자신의 본성의 빛을
깨닫게 되리라.
모든 생명체는 축복받으며, 모든 생명체에게
서로 축복해 줄 것이다.

도보명상   당신은 너무나 바빠 조용히 앉아서 명상할 수 없을 때가 자주 있을 것이다. 특히, 와병 중이거나 어떤 새로운 일거리가 생겼을 때 그러할 것이다. 여러 해 동안 필자는 국선도나 하타요가가 필자의 흩어진 마음을 다스리는 데 가장 이상적인 명상법이라 생각하고 이를 실천한 적이 있었다. 그 후 필자는 태극권과 같은 동적 명상과 좌선과 같은 정적 명상을 동시에 수련하는 기공(氣功)도 몇 년간 실시해 본 적이 있다. 그러나 불행히도 몇 년 전 엄청나게 큰 교통사고로 다리를 다친 후 재활과정에서 베트남 출신의 세계적인 명상가인 틱낫한(Thich Nhat Hahn) 스님이 가르친 명상에 관심을 가지게 되었고, 지금은 매일 아침 5km를 도보명상하고 있다. 여러분도 도보명상을 배워 보자.

걸을 수 있는 장소를 먼저 선택하라.
먼저 호흡과 걷는 감각에 주의를 기울인다.
당신의 발이 움직이는 것을
−즉, 한 발을 들어올리고 이를 앞으로 내밀고 땅에 내려지는 전 과정을−
또렷하게 의식하라.
걸을 때 느끼는 신체적 감각뿐만 아니라 온몸에
느껴지는 아름다운 그 무엇을
또렷하게 의식하라.
의식하는 것의 25%는 호흡에 주목하고,
나머지 75%는 보고, 듣고, 느끼고, 냄새 맡는 등의
공간적 의식에 주의를 기울여라.
정좌명상과 마찬가지로 망상이 일어나기 시작하면
호흡과 마음챙김에 주의를 되돌려라.

참고문헌

변광호 · 장현갑(2005). 스트레스와 심신의학. 서울: 학지사.

장현갑(1990). 명상과 행동의학: 스트레스 대처를 위한 자기 조절기법으로서의 명상. 영남대학학생생활연구소, 학생생활연구, 21, 1-26.

장현갑(1996). 명상의 심리학적 개관: 명상의 유형과 정신생리학적 특징. 한국심리학회지: 건강, 1, 15-33.

장현갑(2002). 명상을 통한 자기치유. 오홍근 · 전세일 · 전홍준 (편). 새로운 의학 새로운 삶. 서울: 창작과 비평사.

장현갑(2003a). 대체의학적 치료로서의 명상: 명상의 심신 의학적 의미. 심리치료. 3, 119-145. 서울여자대학교 특수치료대학원.

장현갑(2003b). 명상수련에 따른 뇌 변화와 스트레스. 마음을 움직이는 뇌, 뇌를 움직이는 마음, 2003 한국심리학회 심포지움 자료집.

장현갑(2004). 스트레스 관련 질병 치료에 대한 명상의 적용. 한국심리학회지: 건강, 9, 471-492.

장현갑 · 변광호 · 허동규 · 김종성 · 안상섭 · 추선희(2005). 삶의 질을 높이는 이완 · 명상법. 서울: 학지사.

장현갑 · 강성군 (1996). 스트레스와 정신건강. 서울: 학지사.

장현갑 · 김교헌 · 장주영(2005). 마음챙김 명상과 자기치유(상 · 하).

Kabat-Zinn, J. (1990). *Full Catastrophe Living: Using the Wisdom of your Body and Mind to Face Stress, Pain, and Illness.* 서울: 학지사.

장현갑·장주영(2003). 요가와 명상 건강법. Ornish, D. (1990). *Dr. Dean Ornish's Program for Reversing Heart Disease.* 서울: 석필.

장현갑·장주영·김대곤(2003). 과학명상법. Benson, H. (1985). *Beyond the Relaxation Response.* 서울: 학지사.

Robert, A., David, F., & Nicholas, C. (1991). *Psychoneuroimmunology.* Academic press.

Achrerberg, J., & Laulis, G. F. (1978). *Imagery and disease.* Institute for Personality and Ability Testing.

Amundson, M. E., Hart, C. A., & Holmes. T. A. (1986). *Manual for the Schedule of Recent Experience* (SRE). Seattle, Wash.: University of Washington Press.

Benson, H. (1995). The Relaxation Response. In D. Goleman, & J. Gurin (Eds.), *Mind Body Medicine.* new York: Consumer Reports Books.

Benson, H. (1997). *Timeless Healing: The Power and Biology of Belief.* New York: Fireside.

Benson, H. (2003). *Breakout Principle.* New York: Simon & Schuster, Inc.

Benson, H., & Stuart. (1992). *The Wellness Book: The Comprehensive Guide to Maintaining Health and Treating Stress-Related Illness.* Secaucus, N. J.: Birch Lane Press.

Bernhard, J. J., Kristeller, J., & Kabat-Zinn (1988). Effectiveness of Relaxation and visualization techniques as an adjunct to phototherapy and photochemotherapy of psoriasis.

Journal of the American Academy of Dermatology, 19, 572–573.

Borysenko, J. (1993). *Minding the Body, Mending the Mind.* New York: Bantam Doubleday Dell Publications.

Borysenko, J., & Borysenko, M. (1996). *Power of Mind to Heal.* New York: Bantam books.

Boyers, J. (1999). *Coping Style auetionnaire.* Kaiser-Permanent Medical Center and Health Styles. Santa Clara Calif.

Cousins, N. (1990). *Head First: The Biology of Hope and Healing Power of the Human Spirit.* New York: Viking Penguin.

Davis, M., Eshelman, E. R., & Mckay, M. (2000). *The Relaxation and Stress Reduction: Workbook.* Oakland: New harbinger Publications. Inc.

Dossey, L. (1993). *Healing Words: The Power of Prayer and the Practice of the medicine.* San Fransisco: Harper & Collins.

Esch, T., Fricchione, G., & Stefano, G. B. (2003). The therapeutic of the relaxation response in stress–related disease. *Medical Science Monitor, 9,* 23–34.

Esch, T., Stefano, G. L., & Benson, H. (2002). Stress–related disease–a potential role for nitric oxid. *Medical Science Monitor, 8,* 103–118.

Farhi, D. (1996). *The Breathing Book.* New York: Henry Holt.

Friedman, M., & Ulmer, D. (1985). *Treating Type A Behavior and your Heart.* New York: Fawcett.

Goldstein, J., & Kornfield, J. (1987). *Seeking the Heart of Wisdom.* Boston: Shambala Publications.

Goleman, D. (1990). *The Meditative Mind: The Variety of Meditative Experience.* Los Angeles: Tacher.

Goleman, D., & J. Green, eds. (1995). *Mind Body Medicine: How to Use Your Mind for Better health*. Yonkers, N.Y.: Consumer Reports Books.

Harp, D., & Feldman, N. (1996). *The Three-Minute Meditator*. Oakland, Calif.: New Harbinger Publications. (this book is particularly recommended as an excellent introduction to meditation practice.)

Hendricks, G. (1995). *Conscious Breathing: Breathwork for Health, Stress Release and Personal Mastery*. New York: Bantam Books.

Hewitt, J. (1990). *The Complete Yoga Book*. New York: Shocken Books.

Holmes, T. H. (1986). *The Schedule of Recent Experience*. The univesity of Washington Press. Seattle, Washington.

Kabat-Zinn, J. (1995). The Mindfulness Meditation: Health benefits of an ancient buddist practice. In D. Goleman, & J. Gurin (Eds.), *Mind Body Medicine*. New York: consumer Reports Books.

Kabat-Zinn, J. (1995). *Wherever You go, There You Are: Mindfulness Meditation in Everyday Life*. New York: Hyperion.

Kabat-Zinn, J., Massion, A., Kristeller, J., Petterson, L., Filetcher, K., Pbert, L., Lenderking, W., & Santorelli, S. F. (1992). Effetiveness of a meditation-based stress reduction program in the treatment of anxiety disorders. *American Journal of Psychiatry, 149*, 936-943.

Khalsa, D. S. (1997). *Brain Longevity*. New York: Warner Books, Inc.

Khalsa, D. S. (2001). *Meditation as medicine*. New York: Simon & Schuster, Inc.

Kiecolt-Glasser, J. K., & Glasser, R. (1992). Psychoneuroimmunology: Can Psychological Interventions Modulate Immunity? *Journal of Consulting and Clinical Psychology, 60,* 569-75.

Knaster, M. (1996). *Discoverting the Body's Wisdom.* New York: Bantam Books.

Kobasa, S., Maddi, S., Puccetti, M., & Zola, M. (1985). Effectiveness of hardiness, Exercise and Social support as Resources against illness. *Journal of Psychosomatic Research,* 29, 505-533.

Koening, H. G. (2001). *The Healing Power of Faith.* New York: Touchstone.

Kornfield, J. (1993). A Path with Heart: *A Guide through the Perils and Promises of Spiritual Life.* New York: Bantam Doubleday Dell.

Lazarus, R. S., & Folkman, S. (1984). *Stress Appraisal and Coping.* New York: Springer Publishing.

LeShan, L. (1984). *How to Meditate.* New York: Bantam Books.

Linden, W. (1990). *Autogenics: A Clinical Guide.* New York: Delta

Lorig, K., Holman, H., Sobel, D., Laurent, D., Gonzalez, V., & Menor, M. (1994). *Living a Healthy Life with Chronic conditions.* Palo Alto, Calif.: Bull Publishing.

Lowen, A. (1976). *Bioenergetics.* New York: Viking-Penguin.

Martin, P. R. (1998). *The Healing Mind: The Vital Links between Brain and Behavior, Immunity and Diseas.* Dunne Books.

Mason, L. J. (2001). *Guide to Stress Reduction.* Berkley: Celestial Arts.

Ornish, D. (1997). *Love and Survival: The scientific basic for the healing power of intimacy.* New York: Harper Collins.

Ornstein, R., & Sobel, D. (1990). *Healthy Pleasures*. Cambridge, Mass.: Perseus Press.

Ornstein, R. (1999). *The Healing Brain*. New York: Major Books.

Pelletier, K. R. (1984). *A Holistic Approach to Preventing Stress Disorders*. New York: P. Smith.

Pelletier, K. R. (1992). *Mind as Healer, Mind as Slayer*. New York: Delacorte.

Perls, F., & Perls, F. S. (1973). *The Gestalt Approach and eye Witness to Therapy*. New York: Science and Behavioral Books.

Peurifory, R. Z. (1992). *Anxiety, Phobias, and Panic*: *Taking Charge and Conquering Fear*. Citrus heights, Calif.: Life Skills.

Rabin, B. (1999). *Stress, Immune Function and Health: The Connection*. New York: Wiley-Liss.

Sapolsky, R. M. (1998). *Why Zebras Don't Get Ulcers: A Guide to Stress, Stress-Related Diseases, and Coping*. New York: W. H. Freeman.

Salzberg, S., & Kabat-Zinn, J. (1997). Mindfulness as medicine. In D. Goleman (Ed.), *Healing emotions: Conversation with the Dalai Lama on mindfulness, emotion, and health*. Boston: Shambhala Pub.

Scheller, M. D. (1993). *Growing Older, Feeling Better*. Palo alto, Calif.: Bull Publishing.

Schwartz, G. E. (1983). Disregulatory theory and disease: Application to repression, cerebral disconnection cardivascular disorder Hypothesis. *International Review and Applied Psychology, 32*, 95-118.

Schwartz, G. E. (1989). Disregulation theory and psychosomatic disease: A system approach. In S. Cheren (Eds.), *Psychosomatic medicine: Theory, research and practice.* New York: International University Press.

Segal, Z. V., Williams, M. G., & Teasdale, J. D. (2002). Mindfulness-Based Cognitive Therapy for Depression. New York: Guilford press.

Selye, H. (1978). *The Stress of Life.* New York: McGraw-Hill.

Sobel, D. S., & Orstein. R. (1997). *The Healthy Mind, Healthy Body Handbook.* Los Altos, Calif.: DRx.

Thich, N. H. (1987). *Being Peace.* Berkeley, Calif: Parallax Press.

Thich, N. H. (1992). *Touching Peace.* Berkeley, Calif.: Parallax Press.

Travis, Carol. (1989). *Anger: The Misunderstood Emotion.* New York: Simon & Schuster.

찾아보기

인 명

내 용

❖ 저자 소개 ❖

장현갑
서울대학교 심리학과 및 동대학원 졸업(심리학박사)
서울대학교 심리학과 교수
가톨릭대학교 의과대학 및 서울대학교 의과대학 연구교수(신경과학연구)
뉴욕 주립 발달장애연구소 및 애리조나 대학교 객원교수(건강심리연구)
한국생물 생리심리학회 회장, 한국건강심리학회 회장
사단법인 한국심리학회 회장, 건강심리전문가
현재 영남대학교 심리학과 교수,
　　　가톨릭대학교 의과대학 통합의학교실 외래교수,
　　　조선대학교 환경보건대학원 대체의학과 초빙객원교수
　　　2001년부터 Who's Who in the World, Who's Who in the Medicine and
　　　Healthcare, Who's Who in Science and Engineering에 등재

변광호
가톨릭대학교 의과대학 및 대학원 졸업(의학박사)
한국 및 미국 소아과 전문의
미국 워싱턴 주립 대학교 의과대학 면역학 연구교수
이화여자대학교 의과대학 뇌신경과학과 주임교수
KIST부설 유전공학연구소 및 한국생명공학연구소 소장
대한면역학회 회장, 한국분자세포생물학회 회장
대한 스트레스학회 회장
현재 한국뇌신경과학회 회장
　　　가톨릭대학교 의과대학 통합의학교실 주임교수

몸의 병을 고치려면
마음을 먼저 다스려라

2005년 3월 19일 1판 1쇄 발행
2010년 1월 15일 1판 3쇄 발행

지은이 • 장현갑 변광호
펴낸이 • 김 진 환
펴낸곳 • ㈜ **학 지사**
        121-837 서울시 마포구 서교동 352-29 마인드월드빌딩 5층

대표전화 • 02) 330-5114   팩스 • 02) 324-2345

등록번호 • 제313-2006-000265호

홈페이지 • http://www.hakjisa.co.kr
커뮤니티 • http://cafe.naver.com/hakjisa

ISBN 978-89-5891-082-4 03180

정가 13,000원

 마인드플러스 심리상담센터 　센터소장 심리학박사 장문선

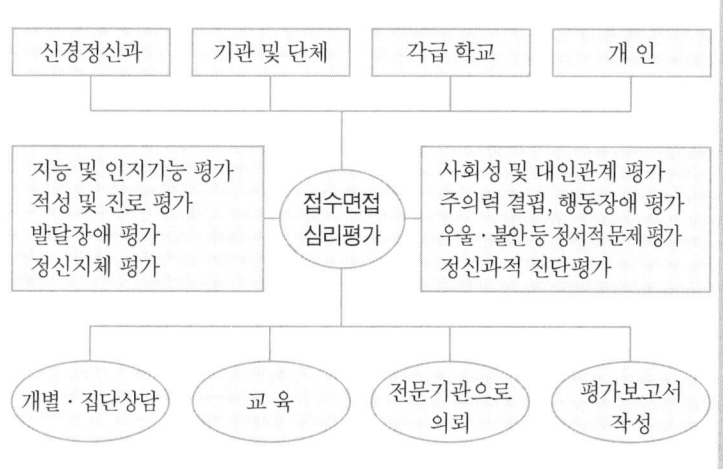

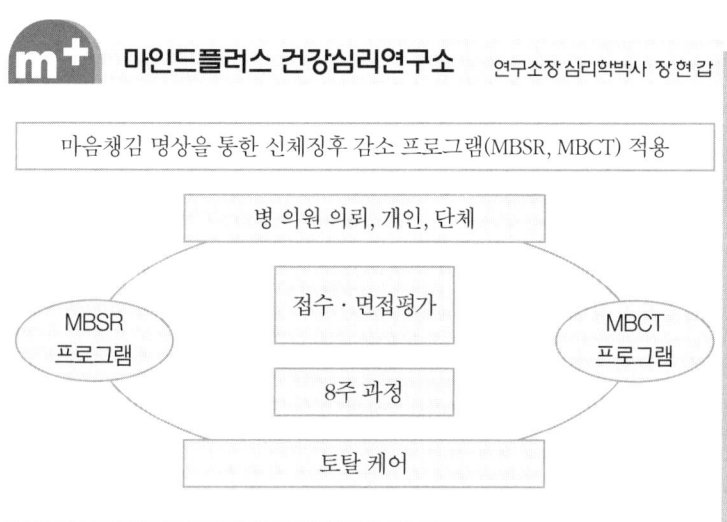

대구시 중구 대봉1동 108-8 한빛빌딩 3층
TEL. (053)253-2705   FAX.(053)254-2705
http://www.mindplus.co.kr